JN060647

日本国際政治学会編

ヘルスをめぐる国際政治

国　際　政　治

複写される方へ

本誌に掲載された著作物を複写したい方は，(社) 日本複写権センターと包括複写許諾契約を締結されている企業の従業員以外は，著作権者から複写権等の行使の委託を受けている次の団体より許諾を受けて下さい。著作物の転載・翻訳のような複写以外の許諾は，直接本会へご連絡下さい。

〒107-0052　東京都港区赤坂9-6-41　乃木坂ビル
学術著作権協会
TEL: 03-3475-5618　FAX: 03-3475-5619
E-mail: kammori@msh.biglobe.ne.jp

本誌の電子ジャーナルについて

本誌に掲載された論文を、自らの研究のために個人的に利用される場合には、電子ジャーナルから論文の PDF ファイルをダウンロードできます。独立行政法人・科学技術振興機構 (JST) の以下の URL を開き、『国際政治』のサイトにアクセスしてご利用ください。なお、刊行後２年間を経過していない新しい号については、会員のみを対象として限定的に公開します。

J-STAGE　http://www.jstage.jst.go.jp/browse/kokusaiseiji

目次

序論　ヘルスをめぐる国際関係論……………………………栗栖薫子…一
グローバル・ヘルス・ガバナンスにおける「二重の断片化」…………赤星聖…七
――HIV／AIDS、新型コロナウイルス感染症、エボラウイルス病――
往来制限をめぐる科学的な国際協調…………………小松志朗…二四
――アフター・コロナのWHOの役割――
国際関係における「健康」の規範と目標をめぐるグローバルヘルス外交……勝間靖…四一
――「健康への権利」からSDGsとUHCへ――
グローバル・ヘルスレジームにおける調査・検証権限の制度的考察……秋山信将…五八
――不拡散レジームとの比較において――
ワクチン接種の政治力学……………………………玉井隆…七四
――ナイジェリアにおけるポリオ根絶イニシアティブを事例に――
人間の安全保障と感染症パンデミックの政治過程…………西村めぐみ…九〇
プラネタリー・ヘルスの危機と新たな開発原病…………土佐弘之…一〇七
――〈健康／病気〉の政治に関する一考察――
〈独立論文〉
ソ連による日本の分割占領と海峡管理計画…………………麻田雅文…一二三
――新史料からの再検討――

〈書評論文〉
文民保護と保護する責任の二十年……………………………………小　林　綾　子…一四〇
——強制から非強制措置へ、介入から予防へ——
上野友也著『膨張する安全保障——冷戦終結後の国連安全保障理事会と人道的統治』
西海洋志著『保護する責任と国際政治思想』
東南アジア大陸部における人びとの戦争史……………………………谷　口　美代子…一五〇
下條尚志著『国家の「余白」メコンデルタ 生き残りの社会史』
瀬戸裕之・河野泰之編著『東南アジア大陸部の戦争と地域住民の生存戦略——避難民・女性・少数民族・投降者からの視点』
〈書　評〉
イワン・クラステフ／スティーヴン・ホームズ著、立石洋子訳
『模倣の罠——自由主義の没落』……………………………………遠　藤　　乾…一六一
網谷龍介著
『計画なき調整——戦後西ドイツ政治経済体制と経済民主化構想』……坪　郷　　實…一六四
西谷真規子編著
『国際規範はどう実現されるか——複合化するグローバル・ガバナンスの動態』……堀　井　里　子…一六八
編集後記……………………………………………………………………………一七三
英文目次・要約……………………………………………………………………1

日本国際政治学会編『国際政治』第211号「ヘルスをめぐる国際政治」（二〇二三年一一月）

序論　ヘルスをめぐる国際関係論

栗栖薫子

はじめに

二〇二〇年初頭から世界大に拡大した新型コロナウイルス（以下、ＣＯＶＩＤ―19と略記）感染症は、少なくとも続く数年間にわたって、従来の社会のあり方に大きな変化をもたらしたことは言うまでもない。その罹患者数、死者数においてきわめて大きな人間社会における衝撃となっただけでなく、開発途上国のみでなく、先進諸国も含めたすべての諸国がその影響を免れ得なかった。

ＣＯＶＩＤ―19感染症の拡大を受けて、日本でも主要な研究機関や学会がパンデミックを題材にした特集号を組んだ。日本国際問題研究所は、「焦点：感染症と国際社会」（第六九五号、二〇二〇年一〇月）に始まり[1]、複数号にわたって随時、機関誌『国際問題』を通じて重要な課題をとりあげてきた。国際法学会による「ＣＯＶＩＤ―19特集号」（『国際法外交雑誌』第一二〇巻第一号・第二号合併号、二〇二一年八月）なども、一例である。これらに掲載された重要な先行研究では、パンデミックと国際協調、社会や国家の類型による危機対応の差異、社会に対する監視の問題など重要な論点が分析されており、その多くは直近の政策的関心が強いことも特徴であった[2]。

一　ＣＯＶＩＤ―19パンデミックは国際関係にどのような影響を及ぼしたのか

国外の研究動向に目を向けても同様の傾向が見られる。ＣＯＶＩＤ―19感染症の世界的拡大を受けて、二〇二〇年に *International Organization* 誌はＣＯＶＩＤ―19パンデミック特集号を公刊した。今回のパンデミックは、国際関係の諸側面――社会、経済、政治――における基本的な構造やアクターの利益を、大きく変化させる（transform）様な決定的なインパクトを持つのであろうか。その場合には、どのようなインパクトなのだろうか。これは、国際関係論の基本的なとらえ方にかかわる問いである。国際関係論のいわゆる大きな論争に即していえば、COVID―19パンデミックは国際システムのパワー分布を変化させるようなインパクトをもつのか（リアリズム）、アクターの利益構造を大きく変容させるものなのか（リベラリズム）。あるいは、世界大の危機となったパンデミックにより、新たなグローバルな規範が形成されたり、エージェントによる規範の受容を促進したりといった変化が生じつつあるのであろうか（コンストラクティビズム）。

前述した *International Organization* 誌の特集号において Drezner は、一六四八年、一八一五年、一九一四年、一九四五年、二〇〇八年という重大な岐路（critical juncture）を列挙したうえで、二〇二〇年がそのような岐路の一つとして位置づけられるべきなのかという問いを発した[3]。すなわち、COVID―19によるパンデミックがなければ見られなかったであろう、新たなパターンが国際政治において観察されるのかという検討を行った。Drezner の立場は、二〇二〇年はこれらの重大な岐路と同列に並べるような危機ではないというものであった。言い換えれば、これまでと比較して、国家間のパワー分布や利益構造には根本的な変化はない（business as usual）という見方であろう。同特集号の所収論文は、パンデミック発生から一年以内の論考であるため現状分析については制約があろうが、Drezner の議論は特にその問題設定において示唆的である。この点については、さらなる研究が必要であろう。

対して、COVID―19パンデミックによる国際関係への一定のインパクトを認める立場がある。今回のパンデミックにおける国境封鎖や都市のロックダウンなど、国家のパワーが強化されることで、既存の主権国家体制の構造を再強化した側面があると論じる論者もある[4]。世界保健機関（以下、WHO）の政策的な影響力の限界が指摘されているが、すでに新興国の台頭等により動揺しつつあった多国間制度に対して、COVID―19パンデミックがどのような影響を及ぼしたのかについては今後のさらなる分析が待たれよう。

また、国際システムの根本的な構造やゲームのルールには大きな変化がないにしても、国際関係のあり方には変容がみられるという立場がある。例えば、先に紹介した Dresner 自身も、国家のソフトパワーには影響を及ぼした可能性を指摘している[5]。COVID―19感染症への政府の対応能力は、国内向けに政府の正統性を示す指標であると同時に、ソフトパワー時代の大国間競争において、対外的に政策能力の優劣を示す指標として機能し、意図的にプロパガンダの一手段としても用いられた。関連して、Fazal は、COVID―19感染症によってヘルス外交への注目が以前よりも高まり、ヘルスをめぐる外交上の競争が強まってきたことを指摘した[6]。ヘルス外交は、他国の市民の健康状況の改善を目指した国際協力のみでなく、国際的影響力をめぐる争いという一面を持つ。

これまで検討してきた研究はパンデミックが国際関係に影響を与えるかというものであったが、他方、既存の国際制度や現在進行形の国際システム構造の変化が、パンデミック対応にいかに影響したのかを分析している研究もある。例えば、主権国家体制という構造的制約により、各国政府がとりうる政策に対するWHOの権限が限定されていることは言うまでもない。さらに、**Feldbaum** と **Michaud** はグローバルなヘルス危機について、米中競争という背景において、多国間主義よりも二国間の直接支援の方が優先され、グローバルなリーダーシップが欠如していることなどが、パンデミックへの対応において制約となってきたと指摘する。[7]

二　本特集号の射程

編集時期において、COVID―19感染症が現在進行形の課題であったことから、本特集号は、COVID―19感染症を含むパンデミックの問題だけでなく、幅広くヘルス（健康：人間が身体的・精神的に良好で健全な状態）をめぐる国際政治・国際関係を題材としている。ヘルスという分野を、国際政治学・国際関係論では、いかに分析可能なのだろうか。あるいは、ヘルスという分野は、国際政治学・国際関係論において、新しい研究課題、分析概念、説明モデルを必要とするのであろうか。

ヘルスと国際関係という分野において、日本国内では、例えば、詫摩による『人類と病――国際政治から見る感染症と健康格差』は歴史的分析であり、城山による『グローバル保健ガバナンス』は国際行政・グローバルガバナンスという観点からの分析であり、重要な先行研究となろう。[8] とはいえ、ヘルスと国際関係という分野は、これまで国際関係論の理論と実証分析において、主要な研究テーマとなってきたとは言い難く、今後のさらなる発展が望まれる。

ヘルスをめぐる国際関係を扱った研究は、特に本特集号との関連から、おおむね次のように分類できる。第一に、ヘルス分野の国際的な、あるいはグローバルな規範形成と普及についての研究である。多国間のグローバルヘルス外交を対象とし、どのような多国間外交を通じて、あるいは、企業やNGOなど政府以外のアクターの参画も含めて、ヘルス分野の国際規範が形成され、普及したのかという問いを扱っている。本特集号では、勝間靖による「国際関係における「健康」の規範と目標をめぐるグローバルヘルス外交――「健康への権利」からSDGsとUHCへ――」は、健康への権利という人権をもとにしながら、ユニバーサル・ヘルス・カバレッジ（UHC）という保健規範がいかに形成され、開発など関連分野との相互作用を経て、いかに普及していったのかを、多国間協議における規範的主張の変遷をもとに分析している。

第二に、ヘルスをめぐる国際規範の実施をめぐる研究である。ヘルスに関連する政府、国際機関、その他のアクターが関わる政治プロセスの特徴は何であろうか。そのような政治プロセスは、ヘルス分野の規範の実施と有効性においてどのような影響を与えているのであろうか。**Davies and Wenham** は、WHO加盟国が、途上国の感染症パンデミックに十分に対応できなかった要因分析を行った。WHO加盟国は、国際健康規則修正により感染症発生の報告、監視制度を強化するなど規範を制度化したが、それが十分に実行されなかったのは開発途上国の遵守能力の欠如によると論じた。[9]

他方、既存の国際制度の特徴が、パンデミック対応にいかに影響したのかを分析することも可能である。本特集号に掲載されている、赤星聖による「グローバル・ヘルス・ガバナンスにおける「二重の断片化」――HIV／AIDS、新型コロナウイルス感染症、エボラウイルス病――」は、保健をめぐる国際機関間の政治を行政学的な観点から扱う。赤星の論考は、既存の国際機関間の構造や国際機関間の関係のパターンが、COVID―19感染症の対応とその帰結に少なからぬ影響を及ぼしたと論じている。複雑で断片化したグローバル・ヘルス・ガバナンスの特徴を要因として、同ガバナンスにもたらされる結果を、COVID―19を含む三つの感染症に関する事例分析を通じて明らかにしている。

国家主権の制約により、各国政府がとりうる政策に対するWHOの権限は限定的である。本特集号に掲載されている秋山信将による「グローバル・ヘルスレジームにおける調査・検証権限の制度的考察――不拡散レジームとの比較において――」は、国際レジームにおける「遵守の実効性」と「結果の実効性」という二つの概念を対置させ、国際保健レジームと大量兵器不拡散レジームとの対比を行っている。そして、国際機関であるWHOが国家主権を超えて介入することは実効的に難しく、世界的な保健レジームが「結果の実効性」を確保することが困難であることを指摘している。

第三に、これと関連したテーマとして、国際保健をめぐる規範形成における専門家の役割に着目した研究がある。国際的なヘルス・レジームは、科学的・技術的専門知識に依拠するが、科学的解決を成功裏に進めるためには政治的な解決もまた必要としている。本号に掲載されている小松志朗による「往来制限をめぐる科学的な国際協調――アフター・コロナのWHOの役割――」は、国家は他国に対して不必要な渡航宣言を課してはならないとする国際保健規則の中の「渡航制限に関する制限規則」をとりあげ、従来はウイルスの国際的拡散に対処する効果的な手段として、国境閉鎖が推奨されていなかったことに着目する。しかし、COVID―19感染症の事例では、疫学的研究の進展によって、渡航制限のプラス効果が主張されるようになった。その場合、WHOにどのような権限を与えるのかが課題であり、保健分野の専門家と社会科学分野の専門家との知識共有がいっそう必要となっている。(10)

第四に、国際的なヘルス政策が、ローカルな社会においてどのように実行されるのかには、地域研究からのアプローチが必要である。例えば、医学的に効果が検証された予防接種であっても、各国の社会の文脈においてその実施は必ずしも容易ではない。本特集号の、玉井隆による「ワクチン接種の政治力学――ナイジェリアにおけるポリオ根絶イニシアティブを事例に――」は、保健制度が十分に発達していない開発途上国における、国際機関、政府、地域社会、個人の複雑な政治力学を描いている。この中では、非常に興味深いミクロな相互作用のプロセスが分析されている。

これまでの論稿が実証主義的アプローチを採用していたのに対して、解釈主義的アプローチを採用することで、ヘルスをめぐる国際関係の背後に存在する権力構造を暴き出そうとする研究もある。

このような研究のうち、第五に、パンデミックへの社会の反応を分析したものとして、「他者化（othering）」の問題や、安全保障化（securitization）プロセスを扱う一連の研究がある。ＣＯＶＩＤ―19感染症が蔓延することで、社会において外国人であること、あるいはエスニックな外見をもとに市民への差別や暴力が増加したこと、他方で、接触確認アプリのような人の移動の管理・監視装置の幅広い導入、監視カメラの偏在によるプライバシーの侵害が生じたことなど記憶に新しい[11]。Dionneらは歴史上の感染症事例とＣＯＶＩＤ―19の事例をあわせて「他者化」の問題として分析している[12]。また、本特集号における、西村めぐみによる「人間の安全保障と感染症パンデミックの政治過程」は安全保障化をテーマに論じており、政府や製薬会社と結びついた一部の専門家集団による発話行為を通して感染症が安全保障化されたとする。さらに、その過程では、人間の安全保障というよりは、既存の巨大な利権構造を強化することにつながったと主張している。

第六に、ヘルスをめぐる国際関係を、フーコーの視点などを用いて批判的に分析する諸研究がある。例えば、本特集号において、土佐弘之による「プラネタリー・ヘルスの危機と新たな開発原病――〈健康／病気〉の政治に関する一考察――」は、新興感染症パンデミックを自然に対する過剰な採取主義がもたらした予期せぬ帰結としての、「新人世」の帰結であると論じる。また、パンデミックによって引き起こされるバイオ・セキュリティの政治が、「不平等視線による権力関係」や、社会的分断を促進しているという。

三　本特集号で扱えなかった課題と今後の展望

なお、これら以外にも、今回の特集号では明示的に扱っていないが、重要な問題群がある。一つには、国家の対外政策としてのヘルス外交である[13]。パンデミックのような危機における外交はどのような要因によって、どのようなプロセスで形成されるのであろうか[14]。このような政府によるヘルス外交の展開を説明する要因・プロセスの分析は今回の特集号では明示的に扱われていないが、今後の研究の進展が待たれる。

また、感染症対応の特徴、成功失敗を、社会のありかたや政治体制から説明する研究も関心を呼んでいる。例えば、JonesとHameiriは、先進諸国がなぜ感染症パンデミックへの対応に成功したとはいえないのかという問いを、国家のレジームの特徴から分析した[15]。そして、規制緩和と財政の健全性を求め民営化を重視するネオリベラル秩序が、感染症パンデミックの抑止に否定的な影響を与えたと論じた。こうした比較政治的な観点からの研究は今回の特集号に所収されていないが、国際関係論と比較政治学の双方にまたがる論点を提供しうる。

本号では以上七本の論文を掲載しているが、これまで見てきたように、ヘルスをめぐる国際関係の研究は、さらなる展開が今後も待たれるところである。その上で、既存の国際関係論の主要な概念や理論とのコミュニケーションだけではなく、保健・医療などの専門分野の研究者との対話も重要となろう。

(1)「焦点：新型コロナウイルスに揺れる新興経済国」第六九七号、二〇二〇年一二月、「焦点：パンデミック後を見据える世界と日本」第六九八号、二〇二一年一―二月、「焦点：パンデミックの国際法問題」第六九九号、二〇二一年三月など。

(2) 例えば、詫摩佳代「感染症と国際協調――新型コロナウイルスへの対応には何が必要か?」『国際問題』第六九五号、二〇二〇年一〇月、五―一四頁。

(3) Daniel Drezner, "The Song Remains the Same: International Relations after COVID-19," *International Organization* 74 (supplement) December (2020): E18–35.

(4) David Levy, "COVID-19 and Global Governance," *Journal of Management Studies* 58-2 (2021): 562–566.

(5) Drezner, "The Song Remains the Same," E26.

(6) Tanisha Fazel, "Health Diplomacy in Pandemical Times," *International Organization* 74 (supplement) December (2020): E78–97.

(7) Harley Feldbaum and Joshua Michaud, "Health Diplomacy and the Enduring Relevance of Foreign Policy Interests," *PLOS Medicine* 7-4 (2010): 1–6.

(8) 詫摩佳代『人類と病――国際政治から見る感染症と健康格差』中央公論新社、二〇二〇年、城山英明『グローバル保健ガバナンス』東信堂、二〇二〇年。

(9) Sara Davies and Clare Wenham, "Why the COVID-19 Response Needs International Relations," *International Affairs* 96-5 (2020): 1227–51.

(10) Davies and Wenham, "Why the COVID-19 Response Needs International Relations" も参照。

(11) Edward Newman, "Covid-19: A Human Security Analysis," *Global Society* 36-4 (2022): 431–454.

(12) Kim Yi Dionne and Fulya Felicity Turkmen, "The Politics of Pandemic Othering: Putting COVID-19 in Global and Historical Context," *International Organization* 74 (supplement) 2020: E 213–30.

(13) Toda Takao, "Japan's Leadership in Human Security During and After the COVID-19 Pandemic," *Asia-Pacific Review* 27-2 (2020): 26–45.

(14) Simon Rushton and Jeremy Youde, eds., *Routledge Handbook of Global Health Security*, Routledge, 2014 には、ヘルスと安全保障、ヘルスと外交との関係を理論的に論じた論考が所収されている。

(15) Lee Jones and Shahar Hameiri, "COVID-19 and the Failure of the Neoliberal Regulatory State," *Review of International Political Economy*, published online 2021.

(くるす　かおる　神戸大学)

日本国際政治学会編『国際政治』第211号「ヘルスをめぐる国際政治」（二〇二三年一一月）

グローバル・ヘルス・ガバナンスにおける「二重の断片化」

――ＨＩＶ／ＡＩＤＳ、新型コロナウイルス感染症、エボラウイルス病――

赤星　聖

はじめに

二〇一九年末に始まった新型コロナウイルス感染症（以下、コロナ）の蔓延は、パンデミック条約作成の議論や世界保健機関（ＷＨＯ）改革の必要性など、グローバル・ヘルス・ガバナンス（ＧＨＧ）の変革を求める動きを促している。[1] その理由のひとつに挙げられるＧＨＧの特徴とは「断片化（fragmentation）」であろう。ＧＨＧは、「混雑し、複雑で、断片化した分野（a crowded, complex and fragmented field）」であるとされ、[2] 安全保障や経済発展、人権など他レジーム、および、各レジームに参加するアクターの調整・協力が求められる。[3] 他方、ＧＨＧを牽引してきたＷＨＯ内部でも断片化の問題を抱えている。ＷＨＯは、各地域事務所の自律性が歴史的に強化されてきた経緯もあり、本部（headquarters）の意向が必ずしも地域事務所によって実現されるわけではない。[4]

グローバル・ガバナンスの断片化は、ヘルス分野に留まらず、さまざまな争点領域であまねく観察されるものである。[5] しかし、ＧＨＧに見られるように、断片化には、他争点領域・アクターとの関係、および、当該ガバナンスの中心となる組織内部の関係という二つの側面があるにもかかわらず、ほとんど区別されずに議論されてきた。したがって、本稿は、前者を「水平的断片化」、後者を「垂直的断片化」と呼び区別したうえで、[6] この「二重の断片化（double fragmentations）」がどのような帰結を生むのか、ＧＨＧの事例分析を通して解明することを目的とする。

結論を先取りすれば、負の側面が強調されることの多い断片化だが、WHO内の一部局が本部から離れて一定の自律性を持ち、他争点領域のアクターと協力することで、ヘルス課題に対処したという事例が存在する。国家間対立を契機としてWHO自体が政治問題化したり（コロナ）、WHO本部の当該問題に対する関心が小さい場合に（HIV／AIDS、以下、エイズ）、この協力関係が構築される可能性がある。他方で、むしろトップダウンで調整を行った場合、他アクターとの協力が不調に終わることもあった（二〇一四～一六年、西アフリカ地域におけるエボラウイルス病危機、以下、エボラ）。

以下では、まずグローバル・ガバナンス論の観点から、本稿の分析枠組みである「二重の断片化」について検討する（第一節）。その後、GHGの特徴を素描したうえで、事例選択の理由や分析手法など研究設計を説明し（第二節）、エイズ、コロナ、エボラという三つの感染症対応事例の過程追跡を行うことで、二重の断片化概念の有用性を検討する（第三節）。最後に、本稿の議論をまとめ、GHGにおける二重の断片化の分析から導かれる理論的示唆を提示する（おわりに）。

一　分析枠組み

(1) グローバル・ガバナンスにおける「断片化」

現代のグローバル・ガバナンスには、多争点性、多主体性、多層性、多中心性という四つの特徴があるとされる(7)。すなわち、複数の争点領域が併存・重複し（多争点性）、各争点には複数のアクターが関与し（多主体性）、効果的な問題解決のためにはグローバルからローカルに至るまで各レベルの調整が必要となり（多層性）、権威は特定のアクターに集中するのではなく分散して存在する（多中心性）。

「断片化」は、これらの特徴を持つグローバル・ガバナンスを描写する概念のひとつである。断片化は、「制度的特徴（組織、レジーム、暗黙の規範）、構成員（公私）、空間的広がり（二国間からグローバル）、主題（特定の政策から普遍的関心事）において異なる国際制度のパッチワーク」として定義され(8)、上述の四つの特徴とも符合する。なお断片化は、否定的な側面が強調されるが、正の影響を導く可能性があることも指摘される中立的な概念である(9)。他方、広く引用されるこの定義は、総花的であり分析概念としては使いづらい。そこで、断片化を、他争点領域で活動するアクターとの関係に関する水平的断片化と、組織内の階層関係に着目した垂直的断片化に分類した先行研究に従い(10)、それぞれの特徴を整理する。

水平的断片化については、負の効果として、国家が自らに都合のよいレジームを選択する「フォーラム・ショッピング」が生じることで全体として一貫した対応が取りにくくなりやすい(11)。また、私的権威の台頭など多中心性の帰結として、強制性の高いレジーム形成や階層的な調整の実現が困難であるため、アクターの行動を変えることが不確実であること、また、関与するアクターが共通目標を見失い対立するリスクがあることが指摘される(12)。

他方、断片化した諸レジームが緩やかにつながり、知識の蓄積や試行錯誤を通した学習を促進する場として機能することで、問題解決のための新たな知識を生み出す可能性もある。[13] ただし、この正の効果は自動的に実現するものではなく、比較優位に基づき機関間で役割分担を行うなど、ガバナンスに関与するアクター間の意識的な調整活動が必要となる。[14]

次に、垂直的断片化は特定の組織内部の動向に着目する。ＷＨＯをはじめとする国際機構は官僚機構としての特徴を持つが、予算や価値をめぐって組織内の部署間で対立が生じることがある。[15] さらに、地域・国事務所の自律性が高い場合には、本部との情報共有や調整が不調に終わる場合もある。[16] たとえば、二〇一六年に国際連合（国連）の関連機関となった国際移住機関は、予算やスタッフなど本部の資源が小さく、地域・国事務所が本部から一定の自律性を持つ組織であるとされる。[17] このように、国際機構も全体として一枚岩ではなく、「集合的（collective）」アクターであるとみなすことができる。[18]

(2)　「二重の断片化」

このように現代のグローバル・ガバナンスは、水平および垂直双方のレベルにおいて断片化している。しかし、前項で指摘した先行研究の多くはこれらのうち片方に着目し、この二つが相互に連関するメカニズムを想定していない。本稿では、国家から特定の争点領域における調整権限を移譲された国際機構を「調整機関」と呼び、[19] 調整機関が直面する水平的および垂直的断片化を「二重の断片化」として概念化する。このような調整機関には、国連人道問題調整事務所（ＯＣＨＡ）や国連開発計画（ＵＮＤＰ）などがある。対立や重複を回避し、一貫した政策を実現するために、調整機関には、自らの組織内で一貫性を担保するとともに（垂直的断片化への対応）、重複する他争点領域に関与するアクターとの調整も必要になる（水平的断片化への対応）という二つの戦略が同時に求められる。

この二重の断片化はさまざまな帰結を生むことが想定される。[20] その中で本稿が着目するのは、調整機関は一枚岩ではなく、各部署や地域・国事務所など複数の下位アクターから構成される集合的アクターであり、それら下位アクターが、他争点領域で活動する別機関と自律的に協力する可能性である。これは、二重の断片化がトランスガバメンタル関係と類似したメカニズムを発生させることを意味する。[21] すなわち、調整機関の本部が加盟国の政治的対立で機能不全になった場合、あるいは、本部と下位アクターの選好が異なる場合、下位アクターが自発的に組織を超えた別機関との協力関係を構築し、グローバル課題に対処する可能性を示すものである。たとえば、アンドノバ（Liliana B. Andonova）は、国連環境計画（ＵＮＥＰ）がＮＧＯや企業との協力を拡大していることについて、当初それは組織全体の方針ではなく、ＵＮＥＰの一部局であり一定の自律性を持った技術・産業・経済局が「実験的」に開始したものであり、本部が率先したものではなかったと論じている。[22]

この協力関係の例として、ある国際機構に属する国際官僚は、意見を同じくする国家には情報を提供し、対抗する国家には名指し非難することにより、他の国際機構の意思決定手続きに影響を与え、間接的にその行動を変える「介入」を行うことがある。[23] 国連食糧農業機関は、ウルグアイ・ラウンドの農業交渉（とくに補助金改革）において、食糧安全保障が脅かされうる低所得国の交渉力を高めるべく、それらの国々にさまざまな支援を行い、関税および貿易に関する一般協定の意思決定手続きに間接的に影響力を行使した。また、ＵＮＤＰの設立過程では、冷戦下で政治問題化した開発支援をめぐって、国家（とくにアメリカ）の介入を防ぎ組織の自律性を高めるために、国連社会経済局が外部のエコノミストや他の国際機構と協力し、開発支援を求める途上国の賛同を勝ちとることで、その制度設計やガバナンス運営に影響を及ぼしたとされる。[24]

このように、二重の断片化は、国際機構内の下位アクターと他機関との組織を超えた協力という、グローバル・ガバナンスにおける新たなアクター間協力の可能性を描写・分析することができる概念であるといえよう。

二　研究設計

本稿は、「アブダクション」[25]と呼ばれる方法を用いて、二重の断片化という概念、および、それがもたらすメカニズムを提示することを主な目的とする。[26]前節では、グローバル・ガバナンス論に関する既存理論を基礎としつつ、いくつかの具体例を素描しながら、二重の断片化概念とそのメカニズムを導き出した。さらに、このように構築された二重の断片化概念を、ＧＨＧという事例を用いてその妥当性を検討し、同概念を精緻化する材料を提示することで、今後の研究の積み石（building blocks）となることを想定している。[27]

(1)　事例選択の理由――ＧＨＧの特徴

それでは、ＧＨＧにおいて二重の断片化は観察されるのであろうか。まずは水平的断片化について検討する。確かに、ＷＨＯが中心となって予防接種や治療薬を開発し、ポリオやマラリアといった特定の疾病への介入を行ってきたように、ＧＨＧは専門知識の比重が高い分野である。[28]しかし、ＷＨＯは同憲章において「国際保健事業の指導的且つ調整的機関として行動する」役割を与えられ、[29]さらに、一九九八年に事務局長となったブルントラント（Gro Harlem Brundtland）は開発とヘルス分野との連結を図り、それまで利益相反行為への懸念から消極的だった製薬会社との協力を促進するなど、パートナーシップの拡大を図った。[30]つまり、もはやＷＨＯや医療専門家のみからなる「ヘルスに関する聖域（health sanctuaries）は存在しない」のであり、[31]ヘルス分野における最大の出資機関である世界銀行をはじめとする国際機構、ゲイツ財団などの財団、人道支援に関わる赤十字や国境なき医師団に代表される非政府組織、エイズ・結核・マラリア対策のための資金提供機関であるグローバルファンドといったパブリック・プライベート・パートナーシップ（ＰＰＰ）のようにさまざまなアクターが関与している。[32]

他方、ＧＨＧにおける垂直的断片化はどのように評価できるのであろうか。ＷＨＯは、地域事務所が事務所長や予算の決定権限を持つなど、歴史的に分権的な構造が強化されてきた。[33]ＷＨＯ設立以前から存在していた汎アメリカ衛生事務所（現、汎アメリカ保健機構）は、一九四九年、自らの自律性を維持することを認めさせたうえで

WHOの地域事務所としての役割を果たすことに合意し、地域事務所に認められた自律性は経路依存的に強化されていった。ブルントラントは「WHOはひとつ（WHO as One）」改革を企図したものの、大きな成果をあげることはできなかったとされる[34]。すなわち、WHOは単一アクターではなく、複数の下位要素（地域・国事務所など）から成る「集合的」アクターなのである[35]。

このようにGHGは二重の断片化が観察される典型的な事例である。概念構築を目的とするアブダクションにおいては、「最も重要」か「最も典型的」な事例を選択することで、構築された概念の外縁が不明瞭になることを防ぐという戦略をとる[36]。上述のようにGHGは、水平的および垂直的双方ともに断片化の度合いが高い事例であり、二重の断片化概念の妥当性を検討するうえで適切であるといえる。

(2)　方法論

本稿は、二重の断片化の典型例であるGHGの事例内分析として、エイズ、コロナ、エボラという三つの感染症対応事例を扱い、その類似点や相違点のパターンを探索する[37]。この三つはGHGにおいて保健大臣が担当する技術的課題という認識を越えて、大統領・首相が担うハイレベルの政治課題としてみなされ、国際の平和と安全の維持に関連する国連安全保障理事会（安保理）決議が採択された「最も重要」な事例群である[38]。

エイズとコロナは、ヘルス分野に留まらない社会的な影響を及ぼした感染症であり、GHGにおける水平的断片化が観察しやすい。エイズは、人権への考慮や国際開発、安全保障上の脅威との関係[39]、コロナは、感染症対策と経済対策の両立、人の移動の制限といった人権保障との緊張関係などがある。その中で、エイズは「エイズに関するグローバル・プログラム（GPA）」、コロナは「WHO保健緊急事態プログラム（WHE）」といったWHO内の下位アクターを通して、他機関との協働が見られた。なお、エイズは一九九〇年代、コロナは二〇二〇年代と国際的な議論になった時代背景や感染症の特徴が異なるが、この両事例を分析し、その中で類似点が観察されれば、二重の断片化がもたらすメカニズムの妥当性はより強固なものになるといえよう[40]。

これに対し、エボラの事例では、人間の安全保障を基盤とする人道支援分野と、国家中心主義に基づいて運営されるヘルス分野の間に緊張関係が存在していた[41]。また、エボラに対するWHOの対応が遅れたのは、地域事務所の限定的な能力、および、本部と地域事務所の情報共有の不十分さが原因であったとされる。他方、エイズ、コロナ両事例と異なるのは、国連エボラ緊急対応ミッション（UNMEER）を設置し、WHO内部および他争点領域との間についてトップダウンで調整を行おうとした点である。つまり、本稿が提示しようとするWHO内の下位アクターと他機関との自律的な協働は生じにくいと想定される。

事例分析では、過程追跡を用いて[42]、「二重の断片化が、国際機構内の下位アクターと他機関の間の組織を超えた協力を促進する」というメカニズムについて、エイズ・コロナにおいてはそれが観察され、エボラにおいては観察されないことを確認する。過程追跡の際には、国連諸機関などが発表する各種報告書、事例に携わった人物の回顧録、実務家への聞き取り調査（主に二〇二一年九月）、二次資料を多面的に用いて、二重の断片性が引き起こす帰結とメカニズムについて、各事例内で生じる出来事の過程、連鎖、推論（processes, sequences, and conjectures）に関する証拠を分析する。(43)

三　事例分析

(1)　エイズ

a　GPAの特徴

エイズは当初WHOにおける優先課題だったわけではない。先進国を中心に感染者が見つかっていたエイズは、一九八〇年代後半になるとウガンダをはじめとするアフリカ諸国でも大きな課題とみなされるようになった。この状況を踏まえて、一九八七年一月、当時の事務局長であったマーラー（Halfdan Mahler）は、エイズをWHOの優先課題として掲げ、WHO内に設置した「エイズに関する特別プログラム（間もなくGPAに改組）」のトップとしてアメリカ人医師であるマン（Jonathan Mann）を指名した。(44)さらに、国連総会はWHOをエイズ対策の「主導機関」とした。(45)

GPAの特徴には以下の二つが挙げられる。第一に、GPAはWHO内で特別な地位を与えられていた。(46)GPAは、事務局長に直接報告を行う部署として設置され、WHO本体とは別枠で約二百名の職員を集めることができ、当初五百万ドルだった予算も、わずか二年で六千万ドルに拡大した。さらに、分権的組織であるWHOは伝統的に地域・国事務所が各国に対してアプローチをしていたが、GPAはその手続きを迂回し、直接各国政府にエイズ対策を働きかけた。すなわち、GPAは一定程度自律的に動くことができたのである。

第二に、GPAはエイズ対策に対して人権に基づくアプローチを採用し、エイズに感染した人々の強制隔離政策は意味がなく、感染者への偏見を解消するよう、NGOらとも協力して説得を行った。(47)このように、GPAによるエイズ対応は、NGOと協力しつつ、伝統的なヘルス領域を超えて社会・政治・経済という広範な影響に配慮したものであった。(48)

b　UNAIDSの創設

しかし、事務局長が中嶋宏に代わるとGPAの状況は変化した。そもそもGPAの自律的な活動は各地域事務所から反発を受けており、これまでWHOが注力してきたマラリアや結核に比較して、職員や予算が潤沢なGPAに対しては内部からの批判も大きかった。(49)中嶋から露骨に遠ざけられるようになったマンが一九九〇年にGPAを辞職すると、後任にはWHOの伝統的な官僚的アプローチを引き継ぐマーソン（Michael Merson）が着任した。

さらに、先述のように、エイズは単なるヘルス課題ではなく、人権をはじめとする複数の争点領域が重なる分野であることが認識されていた。しかし、人権配慮を軸とした社会的アプローチに中嶋は冷淡であり、NGOとの協力も停滞するなど、WHOがあまりに「医学的アプローチを適用し過ぎており（medicalised）」、「画一的（one-size-fits-all）」な方法をとっていると批判されるようになった[50]。国連児童基金（ＵＮＩＣＥＦ）が、「エイズは根本的に開発課題であり、貧困や不平等、文化、セクシャリティが複雑に絡み合っている」と主張したように[51]、女性や子どもの保護、エイズの感染予防推進、社会的スティグマなどの問題に取り組むため、ＵＮＩＣＥＦ、ＵＮＤＰ、国連人口基金（ＵＮＦＰＡ）、世界銀行、国連教育科学文化機関という五つの機関もまた独自のエイズプログラムを開始していた[52]。

しかし、このような乱立する各プログラムに不満を示したのがドナー国であった[53]。オランダやアメリカ、スウェーデンは、ＷＨＯを含む六つの国連機関に分かれて存在するエイズ関連プログラムをひとつの組織に統合するように主張した。しかし、具体的な制度構想については、簡素な組織を求めるイギリスと、エイズ問題全体を担当できる組織を求めるオランダというように、政府間では一枚岩になり切れていなかった。

この分裂を利用して、ＧＰＡと他の国際機構は、ドナー国が求める改革に反対し、国家からの介入を防ぐために互いに協力し合った[54]。国家は拠出金の削減をちらつかせるものの、エイズ対策のための枠組みは必要であったし、既存の国連機関を無視して国家が新機関を設置してもそれを機能させるのは難しいことから、国連諸機関はその脅しに信憑性はないと判断したのである。

ここで重要な役割を果たしたのが、ＧＰＡの副ディレクターであり、国連合同エイズ計画（ＵＮＡＩＤＳ）初代事務局長となるピオット（**Peter Piot**）であった。一九九四年、エイズ問題を担当する新国連機関の創設が国連経済社会理事会で決定されたが[55]、一向に議論が収束しない制度設計の問題を解決するためにもリーダーシップが必要であった。ＵＮＤＰ職員が「ＵＮＤＰとＵＮＩＣＥＦはあなた（筆者注：ピオット）を妨害するためにあらゆることを行うだろう」と述べ、ＷＨＯも別候補を推薦するなど[56]、選考過程は厳しいものであったが、ピオットが新組織の事務局長になることが決定し、ＧＰＡ職員を中心として、一九九五年に六国際機構の共同運営に基づくＵＮＡＩＤＳが設置された。ピオットは他の国際機構との議論の中で、意思決定における国家の影響力を相対化するために、ＵＮＡＩＤＳの意思決定にＮＧＯが参加することを目指した[57]。複数国からの反対もあり、最終的にＮＧＯに投票権は付されなかったものの、ＵＮＡＩＤＳは理事会にＮＧＯが参加できる現在でも唯一の国連機関であり、その「参加」自体が国家間の議論に影響を及ぼすことが期待されていた。

ＵＮＡＩＤＳ設立後、各自の利害を持つ国際機構との協調も徐々に進展していった[58]。国連薬物犯罪事務所（ＵＮＯＤＣ）との協力を通してエイズ感染を引き起こす可能性もある薬物使用問題の解決に取り組み、各国の開発支援を調整する常駐調整官やＵＮＤＰとの協力によって複数国でエイズ対策が進展し、さらに世界銀行やＵＮＩＣＥＦ、ＵＮＦＰＡも、ＵＮＡＩＤＳに協力的になっていった。六機関であったＵＮＡＩＤＳの協働機関は、現在では世界食糧計画、国連難民高等弁務官事務所、国際労働機関、ＵＮＯＤＣ、国連女性機関を加えた一一の機関による共同運営となった。現役のＵＮＡＩ

DS職員も「共同プログラム（joint program）」であることを強調するなど、機関間のパートナーシップが重視され、またグローバルファンドやNGOもUNAIDSの戦略策定に関与している。[59]

(2) コロナ

a　WHOに対する批判

二〇一九年末に中国・武漢で確認されたとされるコロナは、全世界で猛威をふるい、七億六千万人以上の感染者、六百五十万人以上の死者を出すなど（二〇二三年三月時点）[60]、大規模なヘルス危機となり、いわゆる先進国においても大きな被害を及ぼした点が特徴である。同問題は安全保障化し、各国は自らの生存を担保するための近視眼的な行動に走った。そのため、ワクチンや治療薬のアクセスに関する偏在が生じ、ウイルスの封じ込めが困難となるなど、コロナへの脅威は長期にわたり継続した。

その中で、GHGの中心であったWHOは大きな批判の的となった。とりわけ、初期封じ込めの失敗はWHO批判のひとつであったが、地域事務所の対応にその一因があったとされる。クラーク（**Helen Clark**）元UNDP総裁と、サーリーフ（**Ellen Johnson Sirleaf**）元リベリア大統領が共同議長を務めた独立委員会の報告書では、コロナの発生源とされる中国とWHOとの間の情報共有が遅れたことが指摘されている。[61]二〇一九年一二月三〇日、起源不明の肺炎事例に関する緊急速報が複数の機関から発出された。WHO西太平洋事務所（WPRO）はさらなる情報提供を中国に求めたものの、中国当局とWHOとの議論は翌年一月一一日に始まり、WHOミッションが武漢に入ったのは二〇日であった。WHOの内部告発によれば、WPROは中国の対応の遅れに対して「思い切った批判をすることなく（**not daring to criticize**）」、中国への早急な介入が必要であったにもかかわらず、WHOによる調査は早期に実現されなかったとされる。[62]

このWHOによる対応の遅れは米中対立にも利用された。当時のアメリカ大統領であったトランプ（**Donald Trump**）やその側近は、テドロス（**Tedros Adhanom Ghebreyesus**）事務局長をはじめとするWHOを批判し、ヨーロッパ諸国や日本はアメリカによる批判には与しないものの、改革の必要性は認めるなど、WHO自体が政治問題化したのである。

b　WHEを中心とした他機関との協力

困難に直面したWHOであったが、コロナ対応において重要な役割を果たしたのが、エボラ対応（後述）の反省を踏まえて、人道危機対応の経験があるUNICEFからサロマ（**Peter Saloma**）をWHO副事務局長として迎え、彼をトップとしてWHO内につくられた危機対応部署であるWHEであった。[63]「ファミリー」とも表現されるWHE[64]は、本部のWHEから直接予算をつけて地域・国事務所にWHEを設置し、同プログラムを通して各国からの報告を直接に本部にあげることによって、WHO内の整合性を図り、ヘルス危機をもたらすハザードに対する各国の予防能力向上を企図した。[65]つまり、地域・国事務所長にも情報は共有されるものの、それらの政治的介入を最小限にし、自律的かつ迅速な対応を目指してWHEは設置されたのである。

組織外では人道危機に対応するＯＣＨＡとのパートナーシップが強化された。ヘルス課題がもたらす人道危機対応のために、エボラ対応ＷＨＯ事務局長特別代表であったアイルワード（Bruce Aylward）が一時ＯＣＨＡに出向し、同機関との協働を深めた[66]。さらに、ＷＨＥにロジスティクスや食糧支援などを担当する人道支援関係者を参画させることで、同プログラムが人道支援、開発、平和構築など他争点領域とのネットワークハブとして機能することが期待された[67]。たとえば、人道危機下のヘルス課題に対応する国際機構やＮＧＯが集まるヘルスクラスターの主導機関はＷＨＯであるが、具体的な担当部署はＷＨＥである。

ＷＨＥは、コロナ対応においても他機関との協力の中心に位置づけられる。たとえば、ＷＨＥはグローバルな人道支援調整を議論するフォーラムである機関間常設委員会（ＩＡＳＣ）を通して他の人道支援機関とともに医療用酸素や防護服といった必要物資を調達・運搬するサプライチェーンシステムを構築した[68]。さらに、ＡＣＴアクセラレーター（Access to COVID-19 Tools Accelerator、以下、ＡＣＴ─Ａ）との協調も推進した。米中対立が先鋭化し、かつ迅速性が求められるコロナ対応において、ＵＮＡＩＤＳのように国家間の合意に基づく新たな国際機構を創設することは困難であった。そこで、ＷＨＯ、欧州委員会、フランス、ドイツ、ゲイツ財団などの有志アクターを中心としてつくられたＰＰＰがＡＣＴ─Ａである[69]。ＷＨＥは、ＡＣＴ─Ａ内のヘルスシステム部門と協力し、自らが持つ専門知識や各国政府と築き上げてきた関係を用いて、グローバルレベルでのコロナ対応計画である戦略的予防対応計画の策定を主導するとともに、各国におけるコロナ対応支援を行った[70]。戦略的予防対応計画は主にヘルス課題に対処するためのものであるが、持続可能な開発目標の原則である「誰一人取り残さない」を実現するために、ジェンダーへの取り組みや脆弱な立場に置かれた人々への支援が戦略的目的のひとつとして明示されている[71]。さらに同計画は、ＯＣＨＡが主導するグローバル人道対応計画や、ＵＮＤＰが取りまとめる国連社会経済枠組みとも調整されたものであり、全体として切れ目のないコロナ対応を想定したものとなっている[72]。

(3)　エボラ

a　ＷＨＯによる初期対応の失敗

罹患者の致死率が八割から九割ともされるエボラは、二〇一四年三月から一六年初頭にかけてギニア、リベリア、シエラレオネを中心とする西アフリカ地域において国境を越えた大規模な流行を見せ、症例は二万八千を超え、一万名以上の死者を出すなど深刻な人道危機となった。この危機に対してＷＨＯは迅速に対応できなかった[73]。二〇〇五年改正国際保健規則に基づいて、事務局長が感染症対策のために加盟国に出入国制限などの勧告を行うことができる「国際的に懸念される公衆衛生上の緊急事態（ＰＨＥＩＣ）」宣言の発出は二〇一四年八月にずれ込んだ。また、ＰＨＥＩＣ宣言までの対応もギニアやリベリア、シエラレオネへの少数の専門家派遣といった慣例に従ったものに留まった。

この対応の遅れにはいくつかの要因があった。第一に、WHOの活動はヘルス課題に対する政府への勧告や助言が主である。初めに症例が見つかったギニア政府が国際的な対応は不要であると考えたため、WHOはギニア政府の意見を尊重した[74]。第二に、WHO内部の問題が指摘される。西アフリカ諸国のヘルス課題はWHOアフリカ地域事務所（AFRO）による対応が想定されていたものの、先述のピオットが「あの事務所は本当に能力がない（That office is really not competent）。」と辛辣な評価を下したように[75]、人的・資金的な制約により十分に対応する能力が欠けていた。他方、AFROはギニアで発生した集団感染が国境を越える可能性を示唆していたものの、本部はギニア政府を刺激することを恐れ、PHEIC宣言の発出に躊躇し[76]、AFROに対する支援も四名の専門家派遣という小規模なものにとどまった[77]。

第三に、エボラ危機は一万名以上の死者が出る人道危機であったものの、人道支援機関との協力体制も構築できなかった。そもそも、WHO本部において、国際保健規則に関わる部署と人道・緊急対応に関わる部署とが独立し連携がとれていなかった[78]。さらに、エボラ危機勃発直前、ドナー国はWHOによる危機対応予算を半減し、その余波で緊急対応に従事する職員は九〇名から三六名に減らされるなど、WHOは緊急事態に対応できる能力が不十分であった[79]。また、OCHAのトップが議長を務めるIASCに、WHOは八月までエボラを議題として提起せず、議題が提起された後も両機関の情報共有は不十分であった[80]。

b　UNMEERの設置

この危機対応のために設置されたのがUNMEERであった。二〇一四年七月にAFROにエボラ地域対策調整センターが設置され、八月一二日にはナバロー（David Nabarro）がエボラに関する国連システム上級調整官に任命されたものの、感染拡大の規模は急速に悪化していった。そのため、WHO／AFROに代わって、他機関の活動に対してもより強固なリーダーシップを発揮し、危機に対応できる機関が期待されていた。

九月一七日、潘基文国連事務総長は総会および安保理にUNMEERの設置を意図する書簡を送付した[81]。翌日の安保理では、一三〇カ国の共同提案国を連ねた、西アフリカ地域におけるエボラ危機が「国際の平和と安全の脅威」を構成すると認定した安保理決議二一七七が全会一致で採択された[82]。一九日には国連総会決議六九／一がコンセンサスで採択され、UNMEERの設置が歓迎されるとともに、各国政府にはUNMEERへの十分な支援が要請された[83]。

潘事務総長が送付した上述の書簡によれば、エボラは単なるヘルス課題ではなく、政治・社会・経済・人道・ロジスティクス・安全保障といった側面を含む「多面的な」危機であるとされた。そのため、WHOが持つ能力や専門知識に依拠しつつも、世界銀行や国際通貨基金が持つ資源、国連諸機関の能力も重要であることが示された。そのうえで、UNMEERには国連事務次長級の特別代表を置き、「統一された運営構造（a unified operational structure）」の下で関連する国連諸機関の能力を強化することが想定されていた。すなわち、UNMEERは、国連総会・安保理で加盟国によって承認されたトップダウンの調整機関であった。

　しかし、国家の想定とは異なり、UNMEERが十分に機能したとは言い難い。UNMEERは、「あらゆるヘルス課題に関するWHOの主導性を確認すること（Reaffirm WHO lead on all health issues）」が原則のひとつとして示されるなど[84]、WHOを中心とした機関であり、WHOが感染症拡大阻止に対応し、UNMEERがロジや食糧支援などその他のアクターとの調整を担うという役割分担が示された[85]。しかし、人道支援調整を担当するOCHAはUNMEERによって迂回され、食糧安全保障や避難所運営といった人道および社会経済的側面に関する支援が十分に考慮されなかった[86]。とりわけ、UNMEER立ち上げ期には、そのトップダウン型の調整方法によって、NGOなど既に現場で活動していたアクターが議論から排除されてしまった[87]。すなわち、UNMEERの設置は、既存の枠組みに屋上屋を架したにすぎず、十分な付加価値をもたらさなかったのである。

おわりに

　ここまで分析してきた三つの事例を基にすれば、本稿が提示する二重の断片化概念とそのメカニズム――調整機関内の下位アクターと他機関との組織を超えた協力――について、GHGに関して言えば一定程度その妥当性が示された。

　まず、エイズ、コロナの事例については、GPAおよびWHEというWHO内で一定の自律性を持つ下位アクターが存在した。他方、両事例ともに、感染症対策というヘルス課題にとどまらず、人権や開発など他争点領域との協力が不可欠でもあった。国家間の一定の合意（エイズ）と大国間の対立（コロナ）というように国家の対応に違いはあるものの、GPAおよびWHEが他の国際機構やPPPとの協力関係を構築し、実務的にヘルス課題に取り組んできた。また、UNAIDSの場合には一一（当初は六）機関の共同運営かつ理事会へのNGO参加という形をとり、WHEが協力を進めるACT―Aも既存のPPPを活用したプログラムであるなど、両機関は水平的な調整方法を採用し、協力アクターの能力を十分に活かそうとした[88]。

　他方、エボラでは統一された危機対応のために、総会および安保理決議に基づきUNMEERが設置された。しかし、WHO内には、緊急事態対応部署の縮小により、自律的に活動できるGPAやWHEといった存在がなく、特別代表の下でUNMEERは統一的な行動をとることになった。しかし、トップダウンの調整方法を採用したものの、他機関との協力関係が既にあったGPAやWHEとは異なり、UNMEERによる機関間調整は円滑に進まず、NGOなどの人道支援機関が議論から排除されるなど、むしろ実務運営の困難さを生んでしまった側面があった。

　これら事例分析の結果からは、二重の断片化に関して以下四つの理論的示唆が導出できる。第一に、新機関・枠組みの運営にあたっては、必ずしも国家の意向に沿ったものとなったわけではなく、国際機構の自律的な活動が重要であった。[89] もちろん、ＵＮＡＩＤＳやＵＮＭＥＥＲといった新機関の設置には国家の合意が不可欠である。しかし、ＷＨＯ自体が政治問題化したコロナに見られるように、多国間主義の行き詰まりを国際機構の下位アクターと他機関との協力によって実務的に補完しようとした側面があり、そこには国際機構の自律性が観察できる。

第二に、二重の断片化がもたらす調整機関内の下位アクターと他機関との組織を超えた協力は、本部の統制を離れ、組織内の下位アクターの自律的な行動が可能になる条件のもとで生じた。エイズはＧＰＡと本部が対立したものの、ＧＰＡはＮＧＯと協力し、他の国際機構とも国家からの過度な介入を阻止するという共通の利害を有していた。コロナはＷＨＯ自体が政治問題化したために実務的な対応が必要となり、設置時から人道支援機関との協力が意識されていたＷＨＥが中心となって戦略的予防対応計画などの作成に当たった。他方、ＵＮＭＥＥＲには、ＧＰＡやＷＨＥといった他機関を「つなぐ」アクターが存在せず、トップダウンの指揮系統を突然付け足す形となった。

第三に、ＵＮＭＥＥＲのように、二重の断片化を解消しようとするトップダウンのアプローチは機能しない場合がある。つまり、権威が分散したグローバル・ガバナンスにおいては、ＵＮＭＥＥＲが想定した階層的なガバナンスではなく、ＧＰＡやＷＨＥの活動のように、協力する他アクターの裁量や自律性を一定程度認めたうえで、調整機関にはその能力を発揮できる条件を整えていくことが求められている。[90] もちろんその際には、どうガバナンス全体の一貫性を担保するのかという課題も残る。

第四に、調整される側の機関が自らの能力を十分に発揮できる条件を検討するうえで、調整機関が持つ能力・権威にも着目する必要があろう。たとえば、現場での人道支援調整に関する実践知を持つＯＣＨＡと、ヘルスに関する専門知識を持つＷＨＯでは、同じ調整機関でもその方法が異なる。アイルワードは、科学そして専門性に基づく戦略や計画策定こそがＷＨＯによる調整には重要だと述べた。[91] 他方、ＯＣＨＡが調整の前面に出ることは無く、[92] 事務的な補佐や多様なアクターの動員といった役割を重視する。このように調整機関の特徴によって、二重の断片化にどう取り組むかが変わってくる可能性は高い。

グローバル課題に多様なアクターが取り組む現代において、ＧＨＧに限らず、対立や重複を回避し、一貫した政策を実現するためには、アクター間で効率的・効果的な調整を行うことが肝要であり、調整機関への期待はますます大きくなりつつある。本稿はその役割を分析するひとつの枠組みを提示したものである。

（1）たとえば、ＷＨＯの権威が低下し、国家間協力が困難になっている状況を指摘したものとして、Stephanie Strobl, "Rethinking Institutional Independence: The WHO as a Challenged Institution," *Global Governance* 28-1(2022): 125–144。

（2）Gian Luka Burci and Andrew Cassels, "Health," in *Oxford Handbook of International Organizations*, edited by Jacob Katz

Cogan, Ian Hurd and Ian Johnstone (Oxford University Press, 2016), 447.

（3）詫摩佳代「保健医療――保健ガバナンスの構造と課題」西谷真規子、山田高敬編『新時代のグローバル・ガバナンス論――制度・過程・行為主体』ミネルヴァ書房、二〇二一年、二〇八―二一八頁。ヘルス課題をめぐる人権と自由貿易（特許保護）の間の規範衝突を論じたものとして、足立研幾「新たな規範の伝播失敗――規範起業家と規範守護者の相互作用から」『国際政治』一七六号（二〇一四年）、一―一三頁。

（4）Tine Hanrieder, *International Organization in Time: Fragmentation and Reform* (Oxford University Press, 2015).

（5）Frank Biermann, Philipp Pattberg, Harro van Asselt, and Fariborz Zelli, "The Fragmentation of Global Governance Architectures: A Framework for Analysis," *Global Environmental Politics* 9-4 (2009): 16–17.

（6）Erin R. Graham, "International Organizations as Collective Agents: Fragmentation and the Limits of Principal Control at the World Health Organization," *European Journal of International Relations* 20-2 (2014): 366–390.

（7）西谷真規子「現代グローバル・ガバナンスの特徴――多主体性、多争点性、多層性、多中心性」西谷、山田編『新時代のグローバル・ガバナンス論』一―一五頁。

（8）Biermann, et al., *op.cit.*, 16.

（9）*Ibid.*, 18–21. 断片化は、国際法分野でも議論されており、先法・後法の関係、一般法と特別法の関係といった調整の困難さが指摘される一方で、国際法の増加によって世界全体として法の支配が浸透するという正の側面も指摘されている。International Law Commission, *Fragmentation of International Law: Difficulties Arising from the Diversification and Expansion of International Law*, A/CN.4/L.682, 13 April 2006.

（10）Graham, *op.cit.*, 370–372.

（11）Marc L. Busch, "Overlapping Institutions, Forum Shopping, and Dispute Settlement in International Trade," *International Organization* 61-4 (2007): 735–761.

（12）山田高敬「多中心的グローバル・ガバナンスにおけるオーケストレーションと政策革新――企業と人権をめぐる実験」『年報政治学』六八巻一号（二〇一七年）、一一一―一一四頁：赤星聖「複合的なガバナンスにおける国際機構間関係――国内避難民支援を事例として」『国際政治』一九一号（二〇一八年）、一―一六頁。

（13）Elinor Ostrom, "Polycentric Systems for Coping with Collective Action and Global Environmental Change," *Global Environmental Change* 20 (2010): 552–553; 山田、前掲論文、一一五―一一七頁。

（14）Makiko Nishitani, "Collaborative Orchestration in Polycentric Global Governance for the Fight against Corruption," *Journal of International Cooperation Studies* 26-1 (2018): 47–51.

（15）Michael Barnett and Martha Finnemore, *Rules for the World: International Organizations in Global Politics* (Cornell University Press, 2004).

（16）Hanrieder, *op.cit.*

（17）国際移住機関職員へのインタビュー、二〇一三年二月一九日、スイス・ジュネーブ。同機関については、大道寺隆也「国際移住機関の変容と人権――国連『関連機関』化の規範的合意と実践的影響」『国連研究』二三号（二〇二二年）、一〇三―一二五頁。

（18）Graham, *op.cit.*, 367.

（19）赤星、前掲論文、三―四頁。

（20）たとえば、負の側面として、グローバル課題への効果的な解決にあたって、調整機関内での相互調整が不調に終われば、組織内での一貫性が担保されないため、他機関は同機関への期待を下げて調整活動に従わなくなる可能性がある。

(21) Anne-Marie Slaughter, *A New World Order* (Princeton University Press, 2004).

(22) Liliana B. Andonova, *Governance Entrepreneurs: International Organizations and the Rise of Global Public-Private Partnerships* (Cambridge University Press, 2017), 112–118.

(23) Matias E. Margulis, "Intervention by International Organizations in Regime Complexes," *Review of International Organizations* 16-4 (2020): 871–902.

(24) Tana Johnson, *Organizational Progeny: Why Governments are Losing Control over the Proliferating Structures of Global Governance* (Oxford University Press, 2014), 157–167.

(25) Jörg Friedrichs and Friedrich Kratochwil, "On Acting and Knowing: How Pragmatism Can Advance International Research and Methodology," *International Organization* 63-4 (2009): 709–711.

(26) John Gerring, "What Makes a Concept Good? A Critical Framework for Understanding Concept Formation in the Social Science," *Polity* 31-3 (1999): 357–393.

(27) Alexander L. George and Andrew Bennett, *Case Studies and Theory Development in the Social Sciences* (MIT Press, 2005), 75–76.

(28) Owain David Williams and Simon Rushton, "Private Actors in Global Health Governance," in *Partnerships and Foundations in Global Health Governance*, edited by Simon Rushton and Owain David Williams (Palgrave Macmillan, 2011), 14–15. グローバル・ガバナンスにおける専門家の役割については、山田高敬「専門家——知識と政治の相克」西谷、山田編『新時代のグローバル・ガバナンス論』四四—五七頁。

(29) WHO（外務省訳）「WHO憲章」第二条（a）。

(30) Marcos Cueto, Theodore M. Brown, and Elizabeth Fee, *The World Health Organization: A History* (Cambridge University Press, 2019), chap. 10; Andonova, *op.cit.*, 163–181.

(31) Colin McInnes, Adam Kamradt-Scott, Kelley Lee, Anne Roemer-Mahler, Simon Rushton and Owain David Williams, *The Transformation of Global Health Governance* (Palgrave Macmillan, 2014), 14.

(32) Tine Hanrieder, "Priorities, Partners, Politics: The WHO's Mandate beyond the Crisis," *Global Governance* 26-4 (2020), 538–541.

(33) Hanrieder, *International Organization in Time*, chap. 3.

(34) *Ibid.*, chap. 5.

(35) Graham, *op.cit.*, 367.

(36) Friedrichs and Kratochwil, *op.cit.*, 718.

(37) *Ibid.*, 714–720; Gary Goertz and James Mahoney, *A Tale of Two Cultures: Qualitative and Quantitative Research in the Social Sciences* (Princeton University Press, 2012), chap. 7.

(38) Sophie Harman, "COVID-19, the UN, and Dispersed Global Health Security," *Ethics & International Affairs* 34-3 (2020): 376. 安保理決議の例として、エイズは、S/RES/1308, 17 July 2000; S/RES/1983, 7 June 2011、エボラは、S/RES/2177, 18 September 2014; S/RES/2439, 30 October 2018、コロナは、S/RES/2532, 1 July 2020; S/RES/2565, 26 February 2021 が挙げられる。

(39) McInnes, et al., *op.cit.*, 27–29.

(40) 本稿と同様の研究設計として、Strobl, *op.cit.* を参照。しかし、致死率や感染力といった感染症の特徴がガバナンスのあり方に与えた影響も考えられるため、今後の研究課題としたい。

（41）Sophie Harman and Clare Wenham, "Governing Ebola: Between Global Health and Medical Humanitarianism," *Globalizations* 15-3 (2018): 362–376.
（42）George and Bennett, *op.cit.*, chaps. 9, 10; Goertz and Mahoney, *op.cit.*, chaps. 7, 8.
（43）Andrew Bennett and Jeffrey T. Checkel, "Process Tracing: From Philosophical Roots to Best Practices," in *Process Tracing: From Metaphor to Analytic Tool*, edited by Andrew Bennett and Jeffrey T. Checkel (Cambridge University Press, 2015), 7.
（44）Cueto, et al., *op.cit.*, 207–209.
（45）Johnson, *op.cit.*, 170.
（46）Cueto, et al., *op.cit.*, 212; ピーター・ピオット（宮田一雄、大村朋子、樽井正義訳）『ノー・タイム・トゥ・ルーズ――エボラとエイズと国際政治』慶応義塾大学出版会、二〇一五年、二〇四頁。
（47）Cueto, et al., *op.cit.*, 210–212.
（48）McInnes, et al., *op.cit.*, 24.
（49）Cueto, et al., *op.cit.*, 215; ピオット、前掲書、二一一―二一三頁。
（50）Cueto, et al., *op.cit.*, 217, 220; UNAIDS, *UNAIDS: The First 10 Years*, UNAIDS, 2008, 18.
（51）UNICEF, *AIDS: The Second Decade. A Focus on Youth and Women*, UNICEF, 1993, 3.
（52）Johnson, *op.cit.*, 171–176.
（53）*Ibid.*, 174–176.
（54）*Ibid.*, 176–181; Tana Johnson and Johannes Urpelainen, "International Bureaucrats and the Formation of Intergovernmental Organizations: Institutional Design Sweeten the Pot," *International Organization* 68-1 (2014), 191–193.
（55）E/RES/1994/24, 26 July 1994.
（56）ピオット、前掲書、二五〇、二六五―二六六頁。
（57）同上、二五八、二六八―二六九頁；UNAIDS, *op.cit.*, 33–34; Johnson, *op.cit.*, 176–179.
（58）ピオット、前掲書、一八四―一八七、三四七頁；UNAIDS, *op.cit.*, 65–72; Yves Beigbeder, "Piot, Peter Karel," in *IO BIO, Biographical Dictionary of Secretaries-General of International Organizations*, edited by Bob Reinalda, Kent J. Kille, and Jaci Eisenberg, www.ru.nl/fm/iobio. なお、本稿におけるウェブページの最終確認日はいずれも二〇二三年三月二〇日である。
（59）バッコリー氏（Joy Backory、ＵＮＡＩＤＳ上級ガバナンスアドバイザー）へのインタビュー、二〇二二年九月一五日、スイス・ジュネーブ。
（60）WHO, "WHO Coronavirus (COVID-19) Dashboard," https://covid19.who.int/.
（61）The Independent Panel for Pandemic Preparedness and Response, *COVID-19: Make it the Last Pandemic*, May 2021, 22–24.
（62）Maria Cheng, "Staffers complain of racism, abuse by WHO leader in Asia," *AP*, 28 January 2022, https://apnews.com/article/coronavirus-pandemic-health-japan-pandemics-asia-69fe09e70b39e9ee9325778315bd5932.
（63）なお、テドロス事務局長就任後、ＷＨＥの位置づけは変化し、現在では、副事務局長と事務局長補の間に執行役員（Executive Directors）が置かれ、その中の一人がＷＨＥ担当となっている。
（64）進藤奈邦子氏（ＷＨＯ疫学予測・感染症対策ユニット長）へのインタビュー、二〇二二年九月一三日、スイス・ジュネーブ。
（65）松尾真紀子、城山英明「グローバル保健改革――Ｇ７における議論とＷＨＯ・国連・世界銀行における対応」城山英明編『グローバル保健ガバナンス』東信堂、二〇二〇年、一一二―一一七頁。
（66）アイルワード氏（機構改革担当ＷＨＯ事務局長上級アドバイ

ザー）へのインタビュー、二〇二二年九月一四日、スイス・ジュネーブ。

（67）*Visual Mapping of the Interagency Landscape*, 17 January 2020, https://cdn.who.int/media/docs/default-source/documents/publications/visual-mapping-of-interagency-landscape.pdf.

（68）WHO, *The world needs WHO Now more than ever: Program Budget 2020–2021*, WHO, 2021.

（69）Katerini Tagmatarchi Storeng, Antoine de Bengy Puyvallée and Felix Stein, “COVAX and the Rise of the ‘Super Public Private Partnership’ for Global Health,” *Global Public Health*, First View (2021): 2–4.

（70）Dalberg Advisors, *ACT-Accelerator Strategic Review*, 8 October 2021, 24.

（71）WHO, *COVID-19 Strategic Preparedness and Response Plan*, WHO/WHE/2021.2, 2021.

（72）OCHA, *The United Nations Multilateral Response to COVID-19*, 7 May 2020.

（73）Adam Lupel and Michael Snyder, *The Mission to Stop Ebola: Lessons for UN Crisis Response* (International Peace Institute, 2017), 4–6.

（74）Yasushi Katsuma, “Ebola Virus Disease Outbreak in Guinea in 2014: Lessons Learnt for Global Health Policy,” *Journal of Asia-Pacific Studies* 28 (2017): 47–48.

（75）Maria Cheng, “UN: We botched response to the Ebola outbreak,” *AP*, 18 October 2014, https://apnews.com/article/6fd22fbcca0c47318cb178596d57dc7a.

（76）Maria Cheng, “Emails: UN health agency resisted declaring Ebola emergency,” *AP*, 21 March 2015, https://apnews.com/article/2489c78bff86463589b41f3faaea5ab2.

（77）Adam Kamradt-Scott, “WHO’s to blame? The World Health Organization and the 2014 Ebola Outbreak in West Africa,” *Third World Quarterly* 37-3 (2016): 410.

（78）松尾真紀子「複合リスクとしてのエボラ出血熱とガバナンスの失敗」城山編『グローバル保健ガバナンス』九八頁。

（79）Kamradt-Scott, *op.cit.*, 408; 進藤氏へのインタビュー。

（80）松尾、前掲論文、九七―九八頁。

（81）A/69/389-S/2014/679, 18 September 2014.

（82）S/RES/2177, 18 September 2014.

（83）A/RES/69/1, 23 September 2014.

（84）A/69/389-S/2014/679, 3.

（85）アイルワード氏へのインタビュー。

（86）Maryam Z. Deloffre, “Human Security Governance: Is UNMEER the Way Forward?” *Global Health Governance* X-1 (2016), 48; Harman and Wenham, *op.cit.*, 368.

（87）International Crisis Group, “The Politics behind the Ebola Crisis,” *Crisis Group Africa Report* N°232, 28 October 2015, 22–23; ＵＮＩＣＥＦ職員（当時ＯＣＨＡより出向）へのインタビュー、二〇一八年四月二七日、Ｓｋｙｐｅ。

（88）他機関に強い統制をかけると、その機関の能力を十分発揮することは難しくなるとされる。Kenneth W. Abbott, Philipp Genschel, Duncan Snidal, and Bernhard Zangl, “Competence-Control Theory: The Challenge of Governing through Intermediaries,” in *The Governor’s Dilemma: Indirect Governance beyond Principals and Agents*, edited by Kenneth W. Abbott, Philipp Genschel, Duncan Snidal, and Bernhard Zangl (Oxford University Press, 2020), 3–36.

（89）Johnson, *op.cit.*; Barnett and Finnemore, *op.cit.*

（90）Abbott, et al., *op.cit.*, 6–11.

(91) アイルワード氏へのインタビュー。
(92) UNICEF職員へのインタビュー。

〔付記〕本稿は、日本学術振興会科学研究費18K12736、および、18H00824の助成を受けた研究成果の一部である。また、IR研究会（二〇二二年六月六日、神戸大学）の参加者、匿名の査読者よりいただいたコメントに感謝申し上げる。

（あかほし　しょう　神戸大学）

日本国際政治学会編『国際政治』第211号「ヘルスをめぐる国際政治」（二〇二三年一一月）

往来制限をめぐる科学的な国際協調
——アフター・コロナのＷＨＯの役割——

小松志朗

はじめに

歴史を振り返ると、人類のそばにはいつも感染症があった。フィドラー（David P. Fidler）の言葉を借りれば、「感染症の脅威は新しいものではない。人類の歴史の大部分は感染症を相手にした人類の苦闘である」[1]。二〇二〇年、その苦闘が今も続いていることを新型コロナウイルスが露わにした。我々は既存の感染症対策が不完全なものであることを痛感したとも言い表せよう。

この問題を国際政治学は無視できない。なぜなら今回のパンデミックを通じて、国家や国際機構など諸アクターの国際協調が様々な場面で求められた一方、それが難しい現実もみえてきたからである[2]。国際政治と感染症が密接な関係にあることは間違いない。だとすれば、国際政治学は感染症対策の見直しや改善について、何らかの手がかりを提供できるのではないか。

一つのアプローチとして注目したいのが、自然科学・医学系の学問分野との交流や相互作用、もっといえば分野をまたぐ学際的な研究である。しかし、そうした取り組みはまだ発展途上、あるいは黎明期の段階にとどまっている。国際政治学の立場から感染症を研究するデイビスとウェナム（Sara E. Davies and Clare Wenham）は、新型コロナの流行に関して多くのメディアから取材依頼が来たものの、世界保健機関（ＷＨＯ）や各国の保健当局からの問い合わせはほとんどなかったとしたうえで、次のように述べる。「どうやら社会科学の研究は保健関連の機関にいる人々に読まれていないようであり、公衆衛生のコミュニティとグローバルヘルス・セキュリティのコミュニティは依然として没交渉の状態にあるように思われる」[3]。

二人はこの現状を変えるべく、国際政治学が分野の枠を越えて感染症対策の発展に貢献できることを強調した。本稿は二人の問題意識を共有し、疫学の要素を取り入れた独自の学際的な視点から、貢献の道筋を新たに探る試みである。

一　問題の所在と分析の視点

「ウイルスに国境はない」とよくいわれる。だが現実には、各国の感染症対策が国境の存在感を際立たせる。というのは、ウイルスが人の国際移動に乗じて国外から自国内に入ってこようとするとき、ほとんどの政府はそれを国境で食い止める、あるいは少なくとも見つけるための国境管理に全力を注ぐからである。その際に政府が国境で対峙する相手はウイルスというより、ウイルスを運ぶ人間であることに着目すると、国境管理とは権力でもって人の自由を制限するものであり、極めて政治的な営みだといえる。加えて、それは人とモノの往来を多少なりとも妨げ、対外的な影響を伴うため、国家間の利害対立を招きやすい。そこで求められるのが、諸国家が交渉を通じて国際ルールを形成・履行するという意味での国際協調である。

実際、先行研究が明らかにしてきたように、感染症対策の国際協調は歴史を遡れば国境管理の問題に端を発するものだった。デイビスら（Sara E. Davies, Adam Kamradt-Scott and Simon Rushton）によれば、対策と往来・貿易の自由のバランスをいかにとるかという課題が、一九世紀の国際衛生会議から今日の国際保健規則（後述）に至るまで常にこの分野の外交の中心的なテーマだった。[4]一九世紀のヨーロッパにおいてコレラなどの感染症の流行が繰り返し起きるなか、各国政府がそれを国境で食い止めんとして行う検疫が貿易を妨げることから、国境管理の強化と人・モノの往来のバランスについて国際ルールを定める必要性が認識されるようになった。そこから一連の国際衛生会議が開かれ、様々な国際衛生条約が締結され、公衆衛生国際事務局や国際連盟保健機関といった国際機構が設立された。そうした国際協調の歴史的・制度的発展の過程は、デイビスらの他にもフィドラー、新垣、安田、山越などがそれぞれの観点から詳細に描き出している。[5]

その過程で科学的知見が重要な役割を果たした事実も、先行研究が注目してきた点である。新垣によれば、一八五一年に第一回の国際衛生会議が開かれてから、参加国の主な関心事は「感染症への具体的対応策」と「その科学的根拠」であり、一八九七年の第一〇回会議には、ペスト対策を練るために科学的知見が必要ということで、外交官とともに科学者も参加した。[6]フィルダーが指摘するのは、一九世紀の感染症対策は科学的知見の不足により制約されていたが、一九世紀終盤から二〇世紀初頭にかけて疫学が大幅に進歩したおかげで、「公衆衛生当局が感染症の予防・制御のより効果的な戦略を立てやすくなった」ことである。[7]彼は二〇世紀前半の感染症対策の進歩についてもこう述べる。「感染症に関する科学的知見の発達に伴い明らかになったのは、疾病の流入に対する最善の防衛策は国際的に調整された検疫システムではなく、しっかりとした国家の保健システムだということである[8]」。

ときには、異なる科学的知見の競合が国際協調を難しくするケースもあった。新垣と詫摩の整理によると、一九世紀のヨーロッパではイギリスが自由貿易を重視し、海外に多くの植民地を抱え、海上交易を通じて莫大な利益を得ていたことから検疫の緩和を求めた一方、フランスなどヨーロッパ大陸諸国はイギリスのような海上支配権も覇権もないため、検疫を重視する傾向にあった[9]。この対立には、感染症に関する当時の二つの学説が絡んでいた。それは、空気中に存在する悪い毒素が病気を引き起こすと考える「瘴気説(非感染説)」と、人から人に病気が伝播すると考える「病原体説(感染説)」である。イギリスが前者を支持して検疫は効果がないとの論陣を張ったが、後者を支持する国々にとってそれは納得のいくものではなかった。「『瘴気説』対『病原体説』の決着はなかなかつかず、そのことが、検疫を含む措置の国際的標準化と条約の採択・発効を遅らせる原因となった[10]」。国際的な争点となっている問題に対して、科学が常に正しい解決方法を教えてくれるとは限らない。

以上の歴史から浮かび上がるのは、感染症対策の科学的な国際協調の可能性と限界である。ここでいう科学的な国際協調とは、諸国家が科学的根拠に基づく交渉を通じて国際ルールを形成・履行することを意味する。見方を変えれば、専門家の提供する科学的知見が基盤をなす国際協調ともいえる。先行研究が我々に教えてくれるのは、科学的な国際協調の成否が感染症対策の歴史的・制度的発展を左右してきたことである。

本稿は、以上の先行研究の蓄積の上に、二〇二〇年以降の新型コロナをめぐる国際社会の動きの分析を追加することで、アフター・コロナの感染症対策の展望を描くものである。先行研究も上記の歴史的・制度的発展の文脈に新型コロナの事例を位置付けて議論を展開してきたが、この最新事例の重要な示唆を十分に汲み取れていないように思われる。具体的にいえば、感染症対策の根幹に関わる国境管理(特に往来制限)の問題の構図が、新型コロナを機に大きく変わろうとしている現実とその意味合いを理解し、そこから今後の対策の方向性へと議論を広げる試みがまだ見られない。本稿はこの試みを実践するものである。また、その際に学際的な視点から疫学の研究動向に着目するが、そうしたアプローチも今のところは稀である。先に引用したデイビスとウェナムの論文は、学際的な研究や対話を喚起しようとする姿勢が明確であり示唆に富む一方、内容は一般論にとどまっており、異分野の研究を取り入れようとするものではなく、国境管理の問題を詳しく検討することもしていない。まとめるなら、本稿の独自性は、先行研究が明らかにしてきた感染症対策の歴史的・制度的発展の文脈において、新型コロナの事例の重要性を学際的な視点から明確にすることで、アフター・コロナの展望を描くところにある。

本稿の目的は、感染症対策に関する国際的な制度改革の最優先課題を、往来制限(出入国制限、渡航制限)の問題に焦点を合わせて明らかにすることである。新型コロナのパンデミックを経験した国際社会は、往来制限に関する制度改革のどの部分にまず注力すべきなのか。感染症対策のなかで国境管理、特に往来制限の問題を重視するのは、それが対策全般の根幹に関わるものだからである。制度改革に注目するのは、実際に新型コロナの反省を踏まえて国際社会が感染症対策の制度改革に乗り出しており、そのなかで往来制限が一つのテーマになっているからである。

二　ＩＨＲの基本原則――往来制限の制限ルール

まずは、感染症対策の主要な国際制度である国際保健規則(International Health Regulations：ＩＨＲ)からみていこう。ＩＨＲは、感染症を含む様々な疾病の国際的な拡大に対処するための、国際協調の法的枠組みである。一九五一年にＷＨＯの総会で採択された国際衛生規則が、一九六九年に改名してＩＨＲとなり、二〇〇五年の大幅な改正を経て今日に至る(発効は二〇〇七年)。新型コロナのような新しい感染症のアウトブレイクが起きたとき、ＷＨＯと加盟国はＩＨＲの規定に沿って行動、協力しなければならない。

往来制限に関連する主な規定は第二条と第四三条である。第二条は、ＩＨＲの目的が「疾病の国際的な蔓延に対して予防・保護・制御・保健的対応を行うこと」であると記す一方、その対応は公衆衛生上のリスクと釣り合いがとれていなければならず、「国際的な往来と貿易を不必要に妨げること」は避けるべきであるともいう。つまり、感染症対策を講じる際にも人の国際移動(と貿易)はできるだけ維持することが、ＩＨＲの基本原則なのである。国境を閉ざして感染拡大を食い止めるという発想はここにない。

往来制限に否定的、消極的な考え方は国際保健の歴史では目新しいものではなく、一九世紀のヨーロッパから続く伝統である。先述のように、感染症対策に関する国際協調の歴史的な出発点は、各国の過剰な検疫の問題だった。その問題を主要議題の一つとして、国際衛生会議が一八五一年から何度も開かれ、一八九二年に初めての国際衛生条約(一八九二年条約)が採択された。翌年に二つ目の条約(一八九三年条約)が採択された。一八九三年条約の歴史的意義を、新垣が次のように強調する。同条約は「二〇世紀に採択される多くの国際衛生条約の原型であり、第二次世界大戦後の国際衛生規則・国際保健規則の『祖先』に位置付けられる」[11]。詳しくいえば、一八九三年条約で初めて「公衆衛生を保護するための措置……が国際取引や人の国際移動に対し不必要な妨げになってはならないこと」が明記され、それが「以降の関連の国際規範において、『最小限の制約による最大限の保護』(貿易・国際交通へ干渉を最小限に抑えつつ、できるだけ国家を感染症から守る)として原則化する」ことになった[12]。ウイルスが国境を越えて広がる最中でも、できる限り国境は閉ざさないという基本原則が一九世紀のヨーロッパにおいて確立し、今日まで脈々と受け継がれてきたのである。

このような歴史的背景のもと、現行のＩＨＲは往来制限を厳しく規制するルールを詳細に定めた点で、過去の規則・条約と一線を画す[13]。ＩＨＲは往来制限を推奨することはしないが、場合によっては各国政府が独自の判断でそれを「追加措置」として実施することは一応認めており、その際に満たすべき条件を第四三条で規定する。具体的には、措置の中身がＩＨＲの規定に沿うものであること、それなりの効果が期待できる他の方法に比べて人の国際移動を制限しすぎないこと、そして追加措置を決める際には「科学的原則」、「人の健康面のリスクに関する科学的エビデンス」、「ＷＨＯからの指導と助言」に基づくことである。さらに、もし追加措置が国際的な人とモノの往来を大幅に妨げる場合、当該国は四八時間以内に追加措置の内容とそれを決めた保健上の正当な理由をWHOに報告しなければならない。いわば「往来制限の制限ルール」を明示した第四三条は、その重要性からIHRの「礎石（cornerstone）」ともいわれる。[14]

IHRが往来制限に否定的であることには、国際的な情報共有の問題も関係する。感染症やウイルスに関する情報は対策全般の土台をなすものであるから、迅速かつ正確な情報共有は重要である。そのため、情報共有の促進は古くから国際協調の一角を占めてきた。一九〇三年に締結された国際衛生条約（一九〇三年条約）は、「疫学的情報を国際的に共有する重要性が認識されてきた時代性」を背景に情報共有の義務を定めたし、一九〇七年に設立された公衆衛生国際事務局は、「公衆衛生と感染症、防止措置に関する情報を収集し、これを締約国と共有すること」が主な目的だった。[15]二〇世紀の終わりからは、世界中の保健当局や研究機関をつなぐグローバルな情報ネットワークが急速に発達している。

往来制限は、こうした情報共有を妨げる要因になる。[16]往来制限が各国の社会経済に悪影響を及ぼすことは避けられず、なかでも制限の対象にされた国家はひときわ大きな打撃を被る。従って、感染の広がる国家（感染国）は、自国内の感染状況に関する情報を国際機構や他の国々と共有した場合に、往来制限の対象にされて不利益を被ることを予想すれば、情報共有を躊躇しかねない。つまり、往来制限は情報共有のインセンティブを下げるリスクを伴うのである。検疫の規制が国際協調の主要テーマだった一九世紀後半から二〇世紀前半の時期にも、すでに国境管理の強化が情報共有を妨げる問題は認識されていた。[17]そして、この問題が二〇世紀後半の旧IHR時代に多発したことが、IHR改正の歴史的背景の一つだった。[18]

二一世紀のIHRの改正により確立した往来制限の制限ルールは、一九世紀以降の国際協調の系譜に連なるものであり、情報共有の問題とも密接に結びついている。国境を越えるウイルスを相手に人類が一丸となって戦うには、国境を越える移動と情報の経路を遮断してはならない――これが歴史の教訓である。

三　WHOの対応――SARS、新型インフルエンザ、エボラウイルス病

本節では、WHOが過去のアウトブレイクにおいてどのように対応したのかを確認する。取り上げる事例は、二〇〇三年のSARS（重症急性呼吸器症候群）、二〇〇九年の新型インフルエンザ（H1N1）、二〇一四年のエボラウイルス病（いわゆるエボラ出血熱）である。いずれにおいても往来制限が国際的な争点になり、IHRのルールに対するWHOと国家の立場が明確に現れた。

二〇〇三年にSARSの国際的な流行が始まったとき、IHRの改正はまだ作業中だったが、WHOの対応には改正後のIHRを先取りする側面があった。[19]SARSが複数の国々に広がり始めた三月に、WHOは世界に向けてアラートを発したものの往来制限を推奨

することはせず、むしろ「現時点では、いかなる目的地に関しても人々に往来の中止を求める勧告はしない」[20]と明言した。四月になると少し方針転換をして、中国の香港、広東省、北京やカナダのトロントなど感染が確認された地域への不要不急の旅行を延期するようにと、国際移動の自粛を求めた。ただし、これは対象地域を狭く絞り込み、勧告内容もごく控えめなものであり、国境を閉ざすような強硬策ではなかった。しかも、感染が確認された地域であっても勧告の対象にならないケースがあった。WHOがそのように対象地域を「選別」した基準は、その国の政府が自国内のSARSに関する情報を積極的にWHOに伝えていたかどうかだった[21]。つまり、情報共有に協力的な国家を往来制限の対象から外したのである。このときのWHOの動きは二つの点で注目に値する。一つは相手が未知のウイルスであろうと往来制限に対する否定的な基本姿勢を貫いたこと、もう一つは往来制限の有無が情報共有のインセンティブを左右することを意識して、往来制限を一種のテコとして戦略的に活用したことである。

二〇〇九年の新型インフルエンザの事例では、WHOと各国政府の立場の違いがはっきりした。IHRの規定によれば、WHOは個々の感染症に関して状況に応じて適宜、加盟国に対する情報提供や助言を「暫定勧告」という形で出せる。これが新型インフルエンザの流行中には計五回出されており、二回目から毎回念を押すかのように往来制限をすべきではないとの記述が盛り込まれた[22]。しかし、一部の加盟国はそれに従わなかった。この事例について国際社会の対応を検証したWHOの委員会は、報告書のなかで次のように問題を指摘する。「PHEIC（国際的に懸念される公衆衛生上の緊急事態）の期間中に往来と貿易を制限してはならないとの勧告が一貫して出されていたにもかかわらず、その助言は常に受け入れられたわけではない。メキシコは、特にこの緊急事態の初期に経済面で深刻な打撃を被った[23]」。しかも、国境において追加措置（往来制限以外のものも含む）をとった国々の中で、IHRの第四三条に従い措置の内容とその理由をWHOに伝えた国家はひとつもなかった[24]。

二〇一四年のエボラウイルス病の事例でも同じ問題が繰り返された[25]。例えば、オーストラリアやカナダがビザの発給停止による入国制限を行い、感染国ギニアに隣接するセネガルが同国との国境を封鎖、アフリカでは他にもケニア、南アフリカ、カメルーンなどが入国制限や国境封鎖を行った。こうした動きに対して、WHOのチャン事務局長（Margaret Chan）（当時）は「〔感染国の〕孤立化は事態の解決法ではない」と懸念を表明した[26]。この事例を検証したWHOの委員会も各国の往来制限について、「その結果、感染国は政治的・経済的・社会的に深刻な影響を被ったばかりか、必要な人員・物資も届かなくなった」と批判している[27]。同委員会によれば、このときには四〇超の国家が人とモノの国際的な往来を大幅に妨げるような、IHRに違反する往来制限を実施した[28]。

新型インフルエンザとエボラウイルス病の二事例から分かるように、IHRの二〇〇五年の改正により往来制限の制限ルールが確立された後も、往来制限を行う国家はなくならない。WHOが往来制限の自制を国家に求めても、その効果は薄い。ここに浮かび上がるのは、WHOの権限の弱さであり、もっといえば加盟国に対する従属性である[29]。前出の新型インフルエンザの検証委員会はこう述べていた。「IHRの最も重大な構造上の欠陥は、実施可能な制裁がないことである。例えば、もしある国家がWHOの勧告を上回る往来・貿易の制限を行った理由を説明しなくても、法的な措置は何もとられないのである[30]」。

SARS、新型インフルエンザ、エボラウイルス病の三事例からWHOについて分かるのは、往来制限に否定的であること、往来制限と情報共有の結びつきを重視すること、そして国家を往来制限の制限ルールに従わせるのに十分な権限をもたないことである。これらの点が新型コロナの事例でどう現れたのか、次節で検討する。

四　WHOの一貫性と限界――新型コロナウイルス

新型コロナの事例でも、WHOが往来制限に反対する一方、各国がそれを止めないという構図が再び現れた。以下の三つの引用は、WHOが新型コロナに関して発信・更新してきた「往来に関する助言（Travel Advice）」の一部抜粋である[31]。

WHOはこの事象について現在入手できる情報に基づき、中国を対象としたいかなる往来・貿易制限も実施しないよう助言する。（二〇二〇年一月一〇日）

新型コロナウイルスに関して現在入手できる情報を踏まえて、WHOは、この病気の輸出入のリスクを抑えるための措置を、国際的な往来を不必要に制限することなく講じるべきであると助言する。（二〇二〇年一月二四日）

WHOは引き続き、新型コロナウイルスのアウトブレイクが起きている国を対象とした往来・貿易制限の実施はしないよう助言する。（二〇二〇年二月二九日）

こうしたWHOの呼びかけも空しく、二〇二〇年の前半に往来制限の波が世界中に広がった。往来制限を実施した国家の数の多さと制限の強さは過去の事例とは比べものにならないほどで、ピーク時の五月には一三〇を超える国・地域が完全な国境封鎖を行なっていた[32]。WHOが往来制限の制限ルールを徹底できるほどの権限を持たないことが、改めて露呈した形である。

そして、二〇二一年一一月に変異株のオミクロン株が確認された直後には、往来制限と情報共有の結びつきが明確な争点として浮上した[33]。オミクロン株が世界で初めて確認されたのは南アフリカであり、すぐに周辺諸国でも確認された。すると、イギリスやアメリカ、日本、イスラエルなど多くの国々が即座にそれらの国々を対象に往来制限を始めた。これに対して、南アの外務省は次のように反発した。「優れた科学は罰せられるのではなく、称賛されるべきだ〔。〕……〔各国の往来制限は〕南アフリカの優れたゲノム解析技術や、新しい変異株を他国より素早く検知する能力を罰しているに等しい」(34)。

このときＷＨＯは南ア（とボツワナ）による迅速な情報共有を高く評価する一方、往来制限が今後の情報共有を妨げかねないことに懸念を示した。「一律の往来禁止は国際的な感染拡大を止められないうえ、命と生活に重い負荷をかけることになる。加えてそれは、諸国家の疫学的および〔遺伝子の〕配列データを報告・共有するインセンティブを低下させることにより、パンデミック下のグローバルヘルスの取り組みに悪影響を与えかねない」(35)。

中国との関係においても、ＷＨＯは往来制限と情報共有の結びつきを強く意識していた。デイビスとウェナムによれば、ＷＨＯが新型コロナの流行初期に往来制限に反対したのは、制限の対象にされた中国が情報共有をためらう可能性を懸念したからだという(36)。さらに、二〇二二年一二月から二〇二三年一月にかけて、中国のいわゆるゼロ・コロナ政策が限界を迎えて国内の感染状況が急速に悪化したのをみて、他の国々が同国を対象に往来制限を始めたとき、ＷＨＯの対応は注目すべきものだった。ＷＨＯの関係者が様々な機会を捉えて、中国政府の情報開示は不十分であるとの認識を示すなか、テドロス事務局長（**Tedros Adhanom Ghebreyesus**）が往来制限に関して次のようなメッセージを発した。「中国からの情報が欠如している以上、各国が自国民を保護するために取っている行動は理解できる」(37)。こうした事態の展開は、ＳＡＲＳの事例を彷彿とさせる。ＷＨＯは往来制限を否定する原則論を維持しながらも、情報共有を促すためのテコとして例外的にそれを認めることがある。南アと中国に対する往来制限をめぐるＷＨＯの動きは一見矛盾しているようにみえるが、往来制限と情報共有の結びつきを重視する立場は一貫しているのである。

五　科学の変化、制度の改革

前節までの議論をまとめると、往来制限の問題の構図は次のように整理できる。ＷＨＯは情報共有への悪影響も意識しながら往来制限に否定的な基本方針を保つ一方、現実に多くの国々が往来制限に走るのを止められない。この構図は二〇世紀後半から二〇二〇年まで基本的に変わらなかった。

ところが、新型コロナを機に問題の構図が変わろうとしていて、その背景には疫学の研究動向がある(38)。新型コロナ以前は、往来制限の効果は低いという見方が疫学では一般的であり、往来制限に対するＷＨＯ・ＩＨＲの否定的な立場を科学的に裏付けていた。そもそも昔から科学の世界では、往来制限に限らず検疫などの国境管理の措置は、我々の直観に反してウイルスを食い止める効果が低いとみなされてきた(39)。だからこそ一九世紀におけるヨーロッパの国際協調以降、過剰な国境管理が問題視されてきたわけである。

いま、そのような科学的知見に変化の兆しが現れている。新型コロナという新しい研究事例をもとに、往来制限の効果を従来よりも高く評価する疫学の論文が増えてきたのである(40)。そのうちの一つの論文において著者のグレピンら（**Grépin et al.**）は、「往来制限の効果は低い」という従来の認識を改め、「どのような感染症なら往来制限が効果を発揮するのか」を検討する方向に発想を転換すべきだと説く。[41]

もし往来制限がパンデミックの防止に有効だと科学が認めるのなら、既存の感染症対策の重要な前提が崩れることになる。従って、この研究動向が今後の対策に影響する可能性は高い。実際、かつて新型インフルエンザとエボラウイルス病の事例を検証したＷＨＯの委員会が往来制限を批判したのとは対照的に、新型コロナに関する同様の委員会（以下、新型コロナ検証委員会）は往来制限の一定の効果を認めており、いくつかの限界や問題点を指摘するものの批判はしていない。[42] そしてＷＨＯに次のような提言をする。

ＷＨＯは、国際的に懸念される公衆衛生上の緊急事態やパンデミックに関する往来制限の影響や当否の根拠となる、エビデンスや勧告を強化するための、研究を支援すべきである。この点に関して、ＷＨＯは「国際的な往来を不必要に妨げること」という用語について検討し、国際的に懸念される公衆衛生上の緊急事態やパンデミックの最中の往来に関する措置の文脈で、この用語のより現実的で合意に基づく解釈を目指すべきである。[43]

ここに出てくる「国際的な往来を不必要に妨げること」とは、第二節で取り上げたＩＨＲ第二条の文言である。つまりこの提言の主旨は、ＷＨＯは往来制限に対する否定的な姿勢を見直し、必要かつ有効な往来制限のあり方を積極的に探るべきだということである。

新型コロナのパンデミックを経て、国際社会は往来制限のルール変更を迫られている。

この現状を整理すると、往来制限の問題の構図は二つの点で変化が起きているといえよう。第一に、感染症対策における往来制限の位置付けが、従来よりも曖昧かつ複雑になった。確かに往来制限の効果の評価は変わってきたとはいえ、すぐに一八〇度の転換が起きるわけではないし、情報共有の問題は依然として存在する。[44] 従って、ＷＨＯが科学的な見地から往来制限を否定することは難しくなったにせよ、どれほど積極的に推奨できるのかは分からないし、国家間で往来制限のルール変更を検討するためには次の難しい問いに答えを出さなければならない。往来制限は効果があるにしても、それが情報共有を妨げるリスクを考慮した場合に、どの程度合理的な対策といえるものなのか。あるいは、どのような条件が揃えば合理的な対策になるのか。ここで詳しく検討する余裕はないが、一つ確かなのは、疫学をはじめ様々な分野の専門知識を結集しなければ答えが出せないことである。

第二に、ＷＨＯの権限不足の意味合いが変わった。新型コロナ以前に往来制限の文脈でＷＨＯの権限不足が問題視されたのは、ＩＨＲに反して往来制限に走る国家を止められなかったからである。だが「往来制限の効果は低い」という前提が崩れるなら、従来の認識のままでは権限強化の議論はピントがずれてしまう。いまＷＨＯの権限強化が必要だとすれば、それは何よりもまず先述の「難しい問い」に対して専門知識を結集するためである。すなわち、ＷＨＯは往来制限のルール変更に向けた国家間交渉を促すために、その土台となる科学的知見を提供してくれる専門家の研究や議論を支援または主導する役割を担う。いわば世界中の専門家に対する司令塔の役割であり、それを全うするために権限強化が必要なのである。

ＷＨＯの原点に立ち返れば、設立文書の世界保健憲章は次の任務を掲げている（二二の任務から四つを抜粋）。

・国際保健事業の指導的・調整的機関として行動すること。
・国際連合、専門機関、各国政府の保健当局、専門家団体および適当と思われる他の機関との効果的な連携を確立・維持すること。
・健康増進に貢献する科学的・専門的団体の間の協力を促進すること。
・保健分野における研究を促進・指導すること。

新型コロナを経験した国際社会が往来制限のルール変更を迫られるなか、ＷＨＯが設立当初から担ってきたこの司令塔の役割の重要性が増してきたのである。権限強化はこの観点から考えなければならない。

では、現実の制度改革の議論はどうなっているのか。ＷＨＯが新型コロナの事例を検証する目的で立ち上げた独立パネル（前出の委員会とは別の組織）は、二〇二一年五月の報告書において、ＷＨＯの強化策として事務局長の任期を延長して再任は認めないこと、ＷＨＯの裁量で用途を決められる予算を拡充することなどを提案した。[45] ＩＨＲの改革をめぐる議論もやはり強化の方向で進んでいて、二〇二二年五月のＷＨＯの総会に出された具体案をもとに数年かけて結論を出す予定になっている。この動きについて、ランセット・グローバルヘルス誌は次のように説明する。「多くの人々が、今回のパンデミックにおけるＩＨＲの働きは期待外れだったと思っている。……それゆえ法律や保健の専門家、そして加盟国自身もこの法的枠組みを強化する様々な方法を提案しはじめた」。[46]

ＩＨＲとは別に新たなパンデミック条約を作る構想も出てきた。その制定を目指すことについてＷＨＯの加盟国が二〇二一年夏に合意しており、具体的な検討が進められている。新条約に期待されるのはＷＨＯとＩＨＲを支えることである。ＷＨＯの説明によれば、新条約は「強化されたＷＨＯを通じたグローバルな連携を支えること」が目的の一つであり、ＩＨＲに置き換わるものではなく、ＩＨＲが疾病の国際的な拡大への対応に関して果たす役割を支えるものであり、ＩＨＲを強化するための方法を含むという。[47]

このように制度改革の議論はＷＨＯ・ＩＨＲの強化の方向で進んでおり、そのこと自体は妥当である。問題は、ＷＨＯの権限強化の議論が往来制限のルール変更の問題と明確に結びついていない点である。すなわち、往来制限の問題の構図が変わろうとしているにも拘らず、その文脈でＷＨＯの司令塔の役割を再認識し、それを支えるための権限強化という発想が欠けている。新型コロナ検証委員会の報告書は、先に引用した部分を見ると、確かにＷＨＯが研究を支援すべきであるとか、ＩＨＲの重要な用語の定義を再検討すべきであると主張している。報告書は別の箇所でも、一般論として対策全般に関する研究の支援を求めている。「ＷＨＯは、緊急時の指導・助言の策定など事前対策と準備体制を支えるために、パンデミック中の保健的・社会的措置の効果に関するエビデンスや研究の確立を目指す取り組みを、促進・支援すべきである」[48]。しかし、このような大まかな提言だけでは不十分であり、専門知識の結集と権限強化のつながりに照準を定めた制度設計が必要になる。なぜなら、往来制限のルール変更は感染症対策の根幹に関わるものであり、そのための国家間交渉を科学的な立場から支えるＷＨＯの役割が極めて重要だからである。つまりアフター・コロナの制度改革の最優先課題は、往来制限のルール変更をめぐる国家間交渉を支えるために、ＷＨＯが専門家に対する司令塔の役割を果たせるようにその権限を強化することである。

六　ＷＨＯと認知共同体

最後に、ＷＨＯのこの役割の中身を国際政治学の理論を参照することでより明確にしたい。ここでキーワードになるのが、不確実性である。改めて前節までの議論を振り返ると、往来制限は不確実性を伴うことが分かる。新型コロナを経てそれは増したとすらいえるかもしれない。なぜなら、従来の科学的知見が通用しなくなってきた一方、新しい知見もまだ確かなものではないうえ、問題の構図が従来よりも曖昧かつ複雑になったからである。

加えて往来制限に関しては、データやエビデンスの不足という問題もある。実は、往来制限の効果を肯定的に評価する最近の論文は、全般的にエビデンスが乏しいといわれる[49]。そもそも新型コロナ以前から、往来制限に関する疫学の研究では同じ問題が指摘されていた。膨大な人の国際移動の実態や、それに対する往来制限の効果に関するデータを集めることには現実的な困難が伴い、その不足を補うために数理モデルやシミュレーションに頼らざるを得ないため、常に実証面での限界がつきまとうのである[50]。

しかしだからこそ、往来制限のルール変更を検討するなら、少しでも不確実性を減らして見通しを良くしてくれる専門家の科学的知見が必要とされる。そこで注目したいのが認知共同体論である。認知共同体（epistemic community）とは、特定のイシューに関する専門知識を共有し、政策決定に一定の影響力をもつ専門家集団・ネットワークを意味する。もとは他分野で生まれたこの概念を国際政治学に導入したのはエルンスト・ハース（Ernst B. Haas）であり、それを受け継いで議論を広げた研究者としてラギー（John G. Ruggie）、アドラー（Emanuel Adler）、ピーター・ハース（Peter M. Haas）がいる[51]。本節では、主にピーター・ハースの一九九二年の編著を参照する[52]。

なぜ往来制限の問題に認知共同体論を用いるのか。それは、ハースが認知共同体論の学問的・理論的意義を説明する際に、不確実性の問題を強調したからである。彼によれば、国際社会における様々なイシューの複雑さや技術的側面が不確実性をもたらすため、それに直面する政策決定者が「不確実性の軽減と、現在のイシューの理解および未来のトレンドの予測に関する手助けを求めて、専門家に頼ってきたのである」[53]。その意味で国家は「パワーと富を追求するのと同時に、不確実性の低下も志向するアクター（uncertainty reducers）」[54]であると表現される。認知共同体論はこのように不確実性の問題を重視する点において、感染症対策の研究、特に往来制限の研究と親和性が高いように思われる。

この見方は、グローバル化の観点から補強することができる。ハースの編著が出版されてから約二十年後の二〇一三年、クロス（Mai'a K. Davis Cross）は認知共同体論の意義を再検討した論文で次のように述べた。「トランスナショナルな交流が大幅に増え、ますますグローバル化の進む世界において、専門技術・知識およびその発達と維持を担う専門家の価値はこれまで以上に明白である」[55]。あるいは、「グローバル化と認知共同体のつながりは重要であり、増加している。グローバルなプロセスがますます複雑になり、様々なイシューに不確実性がつきまとう状況をもたらすなか、専門性のニーズは高まっている」[56]。要するに、グローバル化の進展による不確実性の増大が専門家の存在意義を高めている。だとすれば、グローバル化の一側面である人の国際移動やそれを止める往来制限の問題は、認知共同体論の格好の研究テーマになるのではないか。

認知共同体論が描くのは、専門家集団・ネットワークから生まれた新しいアイデア・情報が国家の利益認識や行動パターンを変え、ひいては国際協調を促す過程である。ハースは次のように述べる。「科学的なコンセンサスが政策決定者の集団的なコンセンサスとなり、また問題の本質がより広範かつ相互に結びついた言葉で再定義されると、より包括的な政策協調のパターンの必要性も認識され、実現され得る」[57]。この視点から往来制限の問題を見ると、二〇二〇年以降の展開を次のように整理できる。新型コロナを機に、専門家の世界で往来制限の効果に関する新しいアイデア・情報、もしくは科学的なコンセンサスが登場しつつある。まだそれは確定的な段階にはないが、いずれ政策決定者の集団的なコンセンサスへと発展し、往来制限の問題の本質（の変化）に関する共通認識を諸国家がもつようになれば、妥当なルール変更について合意が成立するだろう。

当然、現実の問題として考えるべきは、認知共同体の具体的なメンバーシップと制度的配置である。世界中に数多いる専門家のうち、誰が、どのような立場で往来制限のルール変更のプロセスに参加するのか。紙幅に限りがあるため実証分析は別稿に譲るとして、ここではそのための理論的な観点を二つ示し、それによってWHOの役割の中身を明確にしたい。

一つ目の観点は、認知共同体の多元性である。各国の政策決定や国家間交渉に影響を与える専門家集団・ネットワークは、国内レベルと国際レベルに数多く存在する。日本の新型コロナウイルス感染症対策分科会のように、各国は政府に助言を与える専門家の機関を設置しており、それらを認知共同体とみなすことは可能だろう。国際社会では、WHOの事務局長に助言する緊急委員会[58]や、本稿で報告書を引用した委員会・パネル、制度改革の議論に関与している専門家たちが認知共同体の候補になる。[59] 世界には認知共同体が多元的に存在している。

従って、ＷＨＯが担う司令塔の役割は複数の認知共同体を束ねることだと解釈できる。国内・国際レベルの専門家集団・ネットワークは各国政府やＷＨＯに直接・間接の影響力を行使することで、往来制限のルール変更をめぐる国家間交渉を左右する。当然、そうした多元性が時に見解の対立や議論の錯綜をもたらし、諸国家の足並みの乱れにつながることも考えられる。特に、往来制限の問題が不確実性を増す現状において、そのリスクは比較的に高いといえるかもしれない。このような状況下でＷＨＯが果たすべき役割は、専門知識を有する国際機構として、複数の認知共同体の間をつないだり、そこで交わされる議論をまとめたりすることなのである。このイメージを掴むには、デイビスとウェナムの比喩を用いた議論が参考になる。二人はＷＨＯを「指揮者（conductor）」にたとえ、「ＷＨＯは厄介な政治に巻き込まれながらも、組織・制度として新型コロナのアウトブレイクへの対応において専門知識を『導く（conduct）』貴重な立場にある」[60]と述べる。世界に認知共同体が多元的に存在するなかで、国家間交渉の土台になり得る科学的知見を抽出するには、ＷＨＯが全体を見渡して、導かなければならない。

もう一つの観点は、認知共同体の自律性である。ハースによれば、「認知共同体論は、新しいアイデア・情報が広がって政策決定者に参照される様々な経路を重視することにより、国家の利益が〈国際〉システムとは違う次元に由来することを示唆し、また国際的なパワー分布から独立したところで協調が持続する力学を明らかにする」[61]。つまり国際政治における認知共同体の存在意義は、パワー・ポリティクスとは違う次元の観点から専門的なアイデア・情報を提供することで、国際協調を促すところにある。しかし逆に言えば、認知共同体のパワー・ポリティクスに対する自律性が損なわれると、国際協調の可能性は下がってしまう。

今日、認知共同体の自律性の重要性は高まっている。なぜなら、今まさに世界全体で国家間のパワー・バランスが大きく変化している最中であり、その影響は感染症の分野にも及んでいるからである。フィドラーが指摘するように、「対立する諸大国が、感染症〈新型コロナ〉のアウトブレイクを自分達のパワーと影響力をめぐる争いの場に変えてしまった。アメリカと中国はどちらも、アウトブレイクが自国の経済に大打撃を与え、過去一〇〇年で最も危険なパンデミックの一つに発展した状況下でさえ、地政学的な策謀にますます精を出していた」[62]。さらに彼は、新型コロナの事例においてＷＨＯがパワー・ポリティクスの駒（pawn）になったと指摘したうえで、アフター・コロナの制度改革についてやや悲観的な見通しを語っている。「ＩＨＲ二〇〇五をめぐる交渉がバランス・オブ・パワーの政治に左右されるのを、ＷＨＯがどうすれば防げるのかは分からないし、その交渉に地政学の影響が及ぶことで今よりも弱いルールが生まれるかもしれない」[63]。指揮者の比喩を用いたデイビスとウェナムも、悲観的ではないにせよ同じ問題を意識しており、ＷＨＯが「オーケストレーション」をする際に必要なのは、自分を取り巻く政治環境を認識し、諸国家の外交上の優先事項の競合に関する知識も備えながら、技術的な助言をすることだと論じる(64)。

このような議論を参考にすると、今日の国際政治の状況下でWHOに期待されるのは、専門家集団・ネットワークがパワー・ポリティクスの影響を受けずに、科学的知見を構築・発信できる環境を整えることだといえる。認知共同体の自律性を守ることもWHOの役割なのである。

おわりに

一九世紀から続く感染症対策の科学的な国際協調の前提が、二一世紀の科学により変わろうとする一方、二〇世紀後半に改めて顕在化した情報共有にまつわる歴史の教訓はいまもなお意義を失っていない。こうした時代背景のもとで、国際社会は往来制限のルールについて根本的な見直しを迫られている。それに向けた国家間交渉を科学的に支えること、具体的には科学的知見を提供する認知共同体を束ね、共同体の自律性を守ることがWHOの今日的な役割であり、そのためにWHOの権限を強化することがアフター・コロナの制度改革の最優先課題となる。

国際政治学は、国家、国際機構、認知共同体という異なるアクターの相互関係や役割を分析して、科学的知見がどのように感染症対策に反映されるのかを明らかにできる。専門家のもつ科学的知見は、ただ存在するだけでは現実的な意味をもたない。特定のアクターの意図や行動があってはじめて、対策の構成要素に生まれ変わるのである。国際政治学はその過程を理解し、促進するための視点や理論を提供することにより、感染症対策の発展に貢献できる。

(1) David P. Fidler, *International Law and Infectious Diseases*, (Oxford: Oxford University Press, 1999), p. 6.
(2) Sara E. Davies and Clare Wenham, "Why the COVID-19 Response Needs International Relations," *International Affairs*, 96-5 (2020), pp. 1230–1232; David P. Fidler, "The COVID-19 Pandemic, Geopolitics, and International Law," *Journal of International Humanitarian Legal Studies*, 11 (2020), pp. 244–247.
(3) Davies and Wenham, *op.cit.*, p. 1228.
(4) Sara E. Davies, Adam Kamradt-Scott and Simon Rushton, *Disease Diplomacy: International Norms and Global Health Security*, (Baltimore: Johns Hopkins University Press, 2015), p. 29.
(5) Fidler, *International Law and Infectious Diseases*, pp. 21–57; 新垣修『時を漂う感染症――国際法とグローバル・イシューの系譜』慶應義塾大学出版会、二〇二一年、三―一〇六頁；安田佳代『国際政治のなかの国際保健事業――国際連盟保健機関から世界保健機関、ユニセフへ』ミネルヴァ書房、二〇一四年、一九―三六頁；山越裕太「ヘルス・ガバナンスの胎動と国際連盟保健機関――機能的協力、国際機構の併存、世界大恐慌」『国際政治』一九三号、二〇一八年、四六―四八頁。
(6) 新垣、前掲書、一五頁、二四頁。
(7) Fidler, *op.cit.*, p. 11.
(8) *Ibid.*, p. 46.
(9) 新垣、前掲書、一六頁；詫摩佳代『人類と病――国際政治から見

る感染症と健康格差』中公新書、二〇二〇年、一三—一七頁。

(10) 新垣、前掲書、一七頁。この点については、以下も参照。Fidler, *op.cit.*, p. 37.

(11) 新垣、前掲書、二〇頁。

(12) 同上。

(13) 小松志朗「WHO・IHR体制における感染症対策としての往来制限——ペスト、SARS、COVID—19」岩崎正洋編『ポスト・グローバル化と政治のゆくえ』ナカニシヤ出版、二〇二二年、一三七—一三八頁。

(14) World Health Organization (WHO), *Implementation of the International Health Regulations (2005)*, Report of the Review Committee on the Functioning of the International Health Regulations (2005) in Relation to Pandemic (H1N1) 2009, (2011), p. 81.

(15) 新垣、前掲書、三八頁、四一頁。

(16) 小松、前掲論文、一三〇—一三六頁。

(17) Fidler, *op.cit.*, pp. 43–47.

(18) 小松、前掲論文、一三〇—一三四頁。

(19) 同上、一三四—一三六頁。

(20) WHO, "World Health Organization Issues Emergency Travel Advisory," (News Release, March 15, 2003).

(21) Davies, Kamradt-Scott and Rushton, *op.cit.*, pp. 47–55, 66.

(22) WHO, *Implementation of the International Health Regulations (2005)*, p. 77.

(23) *Ibid.*, p. 60.

(24) *Ibid.*, p. 80.

(25) 小松志朗「世界政府の感染症対策——人の移動をめぐる国境のジレンマ」大庭弘継編『超国家権力の探求——その可能性と脆弱性』南山大学社会倫理研究所、二〇一七年、四〇—四三頁。

(26)『毎日新聞』二〇一四年九月四日、六頁。

(27) WHO, *Emergencies Preparedness, Response*, Report of the Ebola Interim Assessment Panel, (2015), p. 11.

(28) *Ibid.*, pp. 11–12.

(29) Colin McInnes, "WHO's Next? Changing Authority in Global Health Governance after Ebola," *International Affairs*, 91-6 (2015), pp. 1314–1315; 小松、「WHO・IHR体制における感染症対策としての往来制限」、一三七—一四一頁。

(30) WHO, *Implementation of the International Health Regulations (2005)*, p. 13.

(31) WHO, "Coronavirus Disease (COVID-19) Travel Advice," (https://www.who.int/emergencies/diseases/novel-coronavirus-2019/travel-advice accessed on April 1, 2020).

(32) Our World in Data, (Blavatnik School of Government, University of Oxford), (https://ourworldindata.org/covid-international-domestic-travel accessed on September 1, 2022).

(33) 小松志朗「国境をめぐる命と経済のジレンマ——往来制限は正しい感染症対策なのか」岩崎正洋編『命か経済か——COVID—19と政府の役割』勁草書房、二〇二三年、七六頁、八〇—八一頁。

(34) BBC News Japan, 二〇二一年一一月二八日 (https://www.bbc.com/japanese/59448885 最終アクセス二〇二二年四月五日)。

(35) WHO, "Travel Advice," 30 November 2021.

(36) Davies and Wenham, *op.cit.*, p. 1230.

(37)『読売新聞』二〇二二年一二月三一日、七頁。

(38) 小松、「WHO・IHR体制における感染症対策としての往来制限」、一四六—一四八頁；小松、「国境をめぐる命と経済のジレンマ」、八一—八四頁。

(39) Fidler, *op.cit.*, p. 38; 新垣、前掲書、四四頁；小松志朗「国際政治の視点から考える感染症対策——COVID—19めぐるアメリカ、

WHO、中国の関係」『公共政策研究』二〇号、二〇二〇年、一〇一―一〇二頁。

(40) J. Burns et al., "International Travel-Related Control Measures to Contain the COVID-19 Pandemic: A Rapid Review (Review)," *Cochrane Database of Systematic Reviews 2021*, 3 (2021), pp. 1–269; Karen A. Grépin et al., "Evidence of the Effectiveness of Travel-Related Measures during the Early Phase of the COVID-19 Pandemic: A Rapid Systematic Review," *BMJ Global Health*, 6 (2021), e004537, pp. 1–16.

(41) *Ibid.*, p. 14.

(42) WHO, *WHO's Work in Health Emergencies: Strengthening Preparedness for Health Emergencies: Implementation of the International Health Regulations (2005)*, Report of the Review Committee on the Functioning of the International Health Regulations（2005）during the COVID-19 Response, (2021), pp. 41–45.

(43) *Ibid.*, p. 45.

(44) 小松、「国境をめぐる命と経済のジレンマ」、八二―八三頁。

(45) Independent Panel for Pandemic Preparedness and Response (IPPPR), *COVID-19: Make It the Last Pandemic*, (2021), pp. 48–49.

(46) The Lancet Global Health, "The Future of the International Health Regulations," *The Lancet Global Health*, 10-7 (2022), p. e927.

(47) WHO, "A Potentical Framework Convention for Pandemic Preparedness and Response," Member States Briefing, (March, 2021) (https://apps.who.int/gb/COVID-19/pdf_files/2021/18_03/Item2.pdf accessed on September 1, 2022).

(48) WHO, *WHO's Work in Health Emergencies*, p. 52.

(49) Burns et al. *op.cit.*, p. 30; Grépin et al. *op.cit.*, pp. 12–13.

(50) Ana LP Mateus et al., "Effectiveness of Travel Restrictions in the Rapid Containment of Human Influenza: A Systematic Review," *Bulletin of the World Health Organization*, 92-12 (2014), p. 873, p. 877, Box 2.

(51) Mai'a K. Davis Cross, "Rethinking Epistemic Communities Twenty Years Later," *Review of International Studies*, 39-1 (2013), p. 141.

(52) Peter M. Haas (ed.) *Knowledge, Power, and International Policy Coordination*, (South Carolina: University of South Carolina Press, 1992).

(53) Peter M. Haas, "Introduction: Epistemic Communities and International Policy Coordination," in Haas, *op.cit.*, pp. 12–13.

(54) *Ibid.*, p. 4.

(55) Cross, *op.cit.*, p. 140.

(56) *Ibid.*, p. 159.

(57) Haas, *op.cit.*, pp. 29–30.

(58) 緊急委員会はＩＨＲに規定された専門家の機関で、ＰＨＥＩＣの認定やＷＨＯの勧告などについて事務局長に助言を行う。

(59) 見方によっては、ＷＨＯ自身が認知共同体になると考えられるかもしれない。ただ、ネイ（Oliver Nay）によれば、確かに理論上はＷＨＯのような国連機関も認知共同体になり得るが、現実にはいくつかの制約があるため難しいという。Olivier Nay, "How Do Policy Ideas Spread among International Administrations? Policy Entrepreneurs and Bureaucratic Influence in the UN Response to AIDS," *Journal of Public Policy*, 32-1 (2012), p. 62. 確かに、政府間機構であるＷＨＯは様々な政治の力学に影響される存在であり、純粋な専門家集団と捉えることは難しい。従って、ここではＷＨＯを認知共同体とはみなさない。

（60）Davies and Wenham, *op.cit.*, p. 1237.

（61）Haas, *op.cit.*, p. 4.

（62）Fidler, “The COVID-19 Pandemic, Geopolitics, and International Law,” p. 246.

（63）*Ibid.*, p. 247.

（64）Davies and Wenham, *op.cit.*

〔付記〕本稿は、ＪＳＰＳ科研費JP17KT0119の助成を受けた研究成果の一部である。

（こまつ　しろう　山梨大学）

日本国際政治学会編『国際政治』第211号「ヘルスをめぐる国際政治」（二〇二三年一一月）

国際関係における「健康」の規範と目標をめぐるグローバルヘルス外交

――「健康への権利」からSDGsとUHCへ――

勝間　靖

はじめに

国境を超えて蔓延する感染症の脅威をはじめとした地球規模の健康の課題と、それに取組むための国際協力を促進しようとする国際保健に関する外交（グローバルヘルス外交）に、学術的な関心が高まってきた。これまでのところ、健康をめぐる国際規範（norm）や国際目標（goal）は、複数の学問領域において分散的に議論されている。たとえば、第一に、「健康への権利（right to health）」は、人権規範として、国際人権法や国際人権論において議論されることが多いが、国際開発論において取り上げられることは少ない。第二に、「すべての人に健康を（health for all: HFA）」という人間開発に関する規範は、国際保健学において、所与のものとして扱われ、総論として触れられるくらいの扱いである。しかし、国際開発論では、ミレニアム開発目標（Millennium Development Goals: MDGs）や持続可能な開発目標（Sustainable Development Goals: SDGs）のなかで、「すべての人に教育を（education for all: EFA）」と並行して、HFAが位置づけられる。第三に、ユニバーサル・ヘルス・カバレッジ（universal health coverage: UHC）という保健規範は、SDGsのなかで健康に関する開発目標のなかのターゲットの一つとして明記されたものの、その具体的な内容は、国際保健学で議論されるのが通常である（表1参照）。

こうした健康をめぐる国際規範について、人権・開発・保健といった複数の学問領域に伝播したのち、開発・保健において達成すべき国際目標が設定されるに至るまで、どのような国際関係の動き

表1　国際規範および国際目標とその学問領域

国際規範	実現へ向けて設定された行程または国際目標	学問領域
健康への権利	– 漸進的（progressive）な実現	国際人権法
すべての人に健康を（HFA）	– 2000年までにすべての人に健康を（プライマリ・ヘルス・ケア［primary health care: PHC］を中心に） – 2015年までにMDGsの目標4, 5, 6の達成を（子どもの健康、女性の健康、感染症対策） – 2030年までにSDGsの目標3の達成を	国際開発論および国際保健学
ユニバーサル・ヘルス・カバレッジ（UHC）	– 2030年までにSDGsの目標3ターゲット3·8(UHC)の達成を	国際保健学

出典：著者作成

があったのだろうか。本稿では、国際関係論の俯瞰的な視点から、健康をめぐる国際規範や国際目標について、複数の学問領域を横断しながら分析する。その結果、健康をめぐる国際規範の伝播において、グローバルヘルス外交が重要な役割を果たしたことと、その外交の舞台が複合化したことを明らかにしようとする。

まず、「健康への権利」という人権規範がＨＦＡという開発規範へといかに伝播していったかを振り返る（第一〜二節）。次に、ＨＦＡ開発規範が具体化される過程において、ＭＤＧｓではどのような二〇一五年までの開発目標が設定されたかを確認する。その後、ＳＤＧｓにおいて二〇三〇年までに達成すべき開発目標が設定され、そのなかのターゲット３・８でＵＨＣという保健規範が明示された点に注目する（第三節）。さらに、ＵＨＣを国際公共政策として進めていくなかで、世界保健機関（ＷＨＯ）において保健大臣を中心に国際保健政策として合意されたものが、Ｇ20首脳会議などで財務大臣が加わって保健財政の課題が議論されたのち、それが国連ハイレベル会合で加盟国の首脳によって国際政治の優先課題として位置づけられたという流れを確認しながら、グローバルヘルス外交の展開を示したい（第四節）。本稿の全体をとおして、このような健康をめぐる国際規範や国際目標の形成や伝播において、ＷＨＯや国際連合（国連）といった国際機構だけでなく、Ｇ7首脳会議やＧ20首脳会議といった国家間フォーラムが、グローバルヘルス外交の重要な舞台を提供してきたことを分析する。

一　健康への権利

ここでは、まず、「健康への権利」がＷＨＯや国連といった普遍的な国際機構での多国間外交において、人権として国際的な合意が形成されてきた経緯を振り返りたい。そして、とくに国連の人権高等弁務官事務所（ＯＨＣＨＲ）の主導によって、いくつかの国際人権条約の解釈を含めて、国際人権の領域での健康をめぐる国際規範の発展があったことを確認したい。

(1)　ＷＨＯ憲章における健康

ＷＨＯの設立基本条約であるＷＨＯ憲章は、一九四六年七月一九

～二二日にニューヨークで開催された国際保健会議において採択された。最終日に六一カ国によって署名されたＷＨＯ憲章は、一九四八年四月七日に発効した。こうして、ＷＨＯはジュネーブを本部とする政府間の国際機構として一九四八年に設立されたのである。

ＷＨＯは、独自の憲章とその加盟国をもつ自律的な国際機構である。他方、同時に、国連憲章の第五七条に沿って、ＷＨＯは国連の専門機関になることがＷＨＯ憲章の第六九条において規定されている。実際に、この関係は、一九四七年一一月一五日にニューヨークでの国連総会で、そして一九四八年七月一〇日にジュネーブでのＷＨＯの第一回世界保健総会で認められた[1]。これにより、国連はＷＨＯを専門機関として位置づけ、地球規模の健康をめぐる課題における二つの国際機構間の協力関係が制度化されている。

ＷＨＯ憲章の前文では、「到達しうる最高基準の健康を享有することは、人種、宗教、政治的信念又は経済的若しくは社会的条件の差別なしに万人の有する基本的権利の一である」と謳われている。

(2) 国連と国際人権条約における健康

ＷＨＯ憲章の前文で示された、健康への権利という基本的な考え方は、その後、一九四八年に国連総会で採択された世界人権宣言の第二五条「生活水準についての権利」において、食糧、衣類、住居などとともに含められた。

さらに、世界人権宣言を国際条約化する努力の成果の一つとして、経済的・社会的・文化的権利に関する国際人権規約が、一九六六年に国連総会で採択され、加盟国の署名と批准を経て、一九七六年に発効した。この第一二条は「到達しうる最高基準の身体および精神の健康を享受する権利」を規定しており、国際人権法において「健康を享受する権利」へと発展した。この国際人権条約を署名および批准した締約国は、健康への権利を国内的に実施する履行義務を国際法上に負っている。同時に、人びとは、健康への権利を請求できる権利主体者として位置づけられる。

また、二〇〇二年四月より、「すべての人の到達しうる最高基準の身体および精神の健康の享受の権利（健康への権利）」国連特別報告者が任命され、健康への権利の内容の明確化や、その実現方法についての理解が進んできた[2]。ＯＨＣＨＲにおいて、国連特別報告者は、健康への権利についての共通理解を発展させるため、ＷＨＯとの協議を積み重ね、共同で文書を刊行している。そこでは、医療以外の水・衛生や栄養などの健康の基礎的な決定要因（underlying determinants of health）や、国家の最低限の中核的義務（core minimum obligation）といった考え方が示されている[3]。

二　「すべての人に健康を」へ向けたプライマリ・ヘルス・ケア

本節では、まず、先述の「健康への権利」という人権規範が、「すべての人に健康を（ＨＦＡ）」という開発目標へといかに伝播したかを分析する。そのうえで、ＨＦＡの達成へ向けて、当初は、プライマリ・ヘルス・ケア（ＰＨＣ）という保健アプローチが多国間外交の場で提言された経緯を示したい。

(1) すべての人に健康を（ＨＦＡ）

すでに見たとおり、健康への権利は、経済的・社会的・文化的権利に関する国際人権規約において規定されている。そして、経済的・社会的・文化的権利については、漸進的（progressive）に実現されることになっている。[4] この国際人権条約の締約国は、それぞれの国において開発のために利用可能な資源を最大限に用いて、実施する履行義務を負っている。

漸進的な実現というとき、国内的な開発資源の不足によって、健康への権利を即時に実現することは難しいと想定されている。つまり、病院などの保健医療施設の整備、医薬品などの継続的な供給、保健医療従事者の教育と訓練などを進めるにあたって、保健財政（health financing）に困難を抱える国もある。そのため、低所得国は、高所得国に対して、保健分野への開発援助を求めることが多い。

一九七七年にジュネーブで開催された世界保健総会において、WHO加盟国は、二〇〇〇年までに世界のすべての人びとを社会的および経済的に生産的な生活ができるような健康の水準に到達させるべきである、というビジョンに合意した。これが、すでに述べたHFAという規範である。WHOは、この規範の実現へ向けて、保健開発の多国間協力を、とくに技術協力を中心として進めていった。同時に、高所得国は、低所得国への保健開発を二国間協力で進めるが、技術協力だけでなく、無償資金協力も実施してきた。このように、二〇〇〇年までにHFAを、という規範を地球規模で実現することへ向けて、保健分野での開発協力は拡充されてきた。

健康への権利は、人権規範であり、人びとは権利保持者、国家は義務履行者として位置づけられる。そこでの重点は、それぞれの国が、自国の人びとの健康への権利を実現するために適切な方策をとるという、締約国の履行義務に置かれる。それに対して、HFAは、開発規範であり、健康のための開発協力が奨励される。とくに、開発資源が不足する低所得国は、HFAを根拠として、国際機構や高所得国に対して開発援助を要求するという展開になったのである。[5] しかし、海外からの持続的な開発援助に限界があることから、国内における財政において保健の優先順位を上げるなど、保健財政の課題を避けて通ることはできない。

(2) プライマリ・ヘルス・ケア（ＰＨＣ）

HFAは、健康への権利の実現へ向けた野心的な開発ビジョンであるが、とくに低所得国において、二〇〇〇年までに包括的に達成することは困難であった。そこで、保健分野のなかで戦略的に焦点を絞ろうという動きが出てきた。一九七八年、アルマ・アタ（現在のアルマトイ）においてWHOと国連児童基金（UNICEF）の共催による国際会議が開かれ、そこでの多国間外交の結果、PHCに関するアルマ・アタ宣言が採択された。それを受けて、一九七九年、WHOの第三二回世界保健総会では、PHCがHFAへ向けた有効な戦略であることが認められ、「HFAのためのグローバル戦略」が立ち上げられた。[6]

PHCの概念は、一九七八年以来に何度も再定義された結果、複数の解釈が共存している。ここでは、WHOとUNICEFを中心として練り上げられ、国際的に合意された考え方を示しておく。まず、ＰＨＣは、健康への社会全体のアプローチだとされる。そこで目指されるのは、人びとの到達しうる最高水準の健康およびウェルビーング（well-being）と、人びとのニーズに基づいたその平等な分布である。内容としては、ヘルス・プロモーションや疾病予防から、治療・リハビリテーション・緩和ケアまでと多岐にわたる。また、人びとの生活環境においてできるだけ実現可能でなければならないとされる(7)。

このＨＦＡへ向けた保健開発におけるＰＨＣの重視は、教育開発において基礎教育を重視するようになった経緯と並行している。そもそも、第二次世界大戦後、植民地支配から独立したアフリカやアジアの新興国に対して、国連やその専門機関は開発援助を主導した。その際、保健や教育の分野では、先進的な技術と機材を必要とする高等レベルでの支援が中心で、首都に国立病院や国立大学を整備することも多かった。植民地支配の時代において、高等医療や高等教育を受けるためには、宗主国へ渡航するのが通常であった。しかし、独立したアフリカやアジアの新興国のリーダーは、ナショナリズムと相まって、旧宗主国に依存し続けなくてもいいように、自国において高度な保健医療や教育を受けられるような制度づくりを進めた。しかし、こうした傾向は、次に説明するように、保健開発におけるＰＨＣと、教育開発における基礎教育との重視によって転換することになる。

保健開発におけるＨＦＡを目指したＰＨＣへの転換においては、一九七八年のアルマ・アタ宣言が重要な役割を果たしたことは、すでに見たとおりである。教育開発では、一九九〇年にタイのジョムティエンにおいて、国連教育科学文化機関（ＵＮＥＳＣＯ）、ＵＮＩＣＥＦ、国連開発計画（ＵＮＤＰ）、世界銀行の共催で「万人のための教育（ＥＦＡ）世界会議」が開かれ、そこでＥＦＡに関するジョムティエン宣言が採択された。国連加盟国の合意により、それまでの高等教育の重視から、ＥＦＡを目指した基礎教育へのアクセスの拡大に政策転換が起こった。

保健開発ではＨＦＡへ向けてＰＨＣが、教育開発においてはＥＦＡへ向けて基礎教育が進められるように開発政策が転換した背景には、いくつかの要因があるだろう。

第一には、すでに見たとおり、経済的・社会的・文化的権利に関する国際人権規約（一九六六年採択、一九七六年発効）を受けて、国際人権においては、すべての人の健康への権利や、教育への権利が論じられるようになった。こうした国際人権法や国際人権論による影響がある。

第二に、国際開発の分野においては、一九七〇年代にベーシック・ヒューマン・ニーズ（ＢＨＮ）戦略が打ち出された。第二次世界大戦後、経済成長を促進すれば、その成長の果実は貧しい人にも滴り落ちるとするトリクルダウン理論が優勢であったが、一九六八年に世界銀行の総裁に就任したマクナマラ（Robert McNamara）は、この理論に懐疑的な姿勢をとり、より直接的な貧困緩和へのアプローチの必要性が浮上していた。国際労働機関（ＩＬＯ）は、一九七六年に開催された世界雇用会議において、ベーシック・ニーズの概念を提唱した[8]。これが注目され、その後、すべての人の基本的な人間としてのニーズを満たそうとするＢＨＮ戦略へと発展した[9]。こうした文脈において、ＨＦＡへ向けたＰＨＣ、ＥＦＡへ向けた基礎教育という概念が普及していったのである。

(3) 包括的ＰＨＣと選択的ＰＨＣ

保健開発においてＨＦＡを目指す際の戦略としてＰＨＣが、アルマ・アタ宣言（一九七八年）の採択とともに、国際的に支持されたのは、すでに見たとおりである。本来のＰＨＣの内容は、非常に多岐にわたるが、大きく分けて三つの柱にまとめることもできる[10]。一つは、プライマリ・ケアと公衆衛生を中核とした包括的で統合的な保健サービスである。二つ目には、医療以外の、健康の社会的な決定要因を含めた、複合的な分野にまたがる政策とその実施である。三つ目は、個人、家族、コミュニティが力をつけるようなエンパワーメントをとおして、自分たちの健康を向上できるような社会参加の促進である。

一九八〇年代になって、以上のような包括的なＰＨＣへの反論が出てきた。それは、ＰＨＣの本来の内容をすべて包括的に達成するのは困難だという見方であった。そうした立場をとる論者は、ＰＨＣの選択的な実施を主張した。その理由として、少なくとも三つあると、筆者は考えている。

第一に、ＰＨＣを推進する国際保健開発の実践者のなかから、推進の方法をめぐって異論が出てきた。つまり、アルマ・アタ宣言で合意されたＰＨＣは包括的過ぎて、とくに低所得国では、短期的に現実的ではないという主張である。まずは特定の疾病に焦点を絞るべきである、という選択的ＰＨＣが論じられた[11]。

第二に、低所得国における保健開発へ援助を供与してきた高所得国は、予防接種など、成果を測定しやすい活動を優先する方針をとるようになった。経済協力開発機構（ＯＥＣＤ）の開発援助委員会（ＤＡＣ）は、一九七〇年代初期から、政府開発援助（ＯＤＡ）の評価を議題として取り上げ始めた。ＤＡＣのメンバーである高所得国は、自国における成果主義への関心の高まりを背景としながら、数量的なデータを得やすい予防接種普及率などの保健指標の測定とその進捗によって、それぞれの国民への説明責任を果たすようになってきた。

第三に、一九八〇年代以降、高所得国をも脅かす新興感染症が国際的な課題となってきたことがある。一九八〇年五月にＷＨＯが天然痘の根絶を宣言したとき、人類は感染症を克服できるのではないか、というある種の楽観論が世界中に広がった。次の国際的課題とされた、小児麻痺を引き起こすポリオについては、多くの高所得国では根絶の道筋が見えていたため、あとは低所得国における挑戦が残っていると捉えられた。しかし、一九八一年にＨＩＶ／エイズがアフリカ大陸で発見されたのち、高所得国においても感染者が広がると、それまでの楽観論が姿を消しただけではなく、新興してくる感染症の予防と制御への関心が高まり、健康の安全保障（health security）への国際的な取組みの必要性が議論されるようになったのである。健康の安全保障は、その後、人間の安全保障や、非伝統的安全保障の議論における重要な課題の一つとして認識されるようになる。

こうした理由から、包括的ＰＨＣに代わり、選択的ＰＨＣが進められるようになった。一九八〇年代以降、予防接種などを中心とした五歳未満児の死亡率の削減が進められた。ＵＮＩＣＥＦは、子どもの生存キャンペーンを立ち上げ、子どもの成長観察、経口補水療法、母乳育児、予防接種から構成されるＧＯＢＩ（**Growth monitoring, Oral rehydration therapy, Breastfeeding, Immunization**）プログラムを展開した。のちに、子どもと妊産婦の栄養を考えた食料（**Food**）補給、出産間隔の延長（**Family spacing**）、女子（**Female**）教育の三つのＦが加えられ、ＧＯＢＩ―ＦＦＦプログラムと呼ばれるようになった。

一九八八年の世界保健総会での決議に基づき世界ポリオ根絶計画が国際的な優先課題とされたことで、予防接種に重点が置かれたが、低所得国における活動の現場では、選択的ＰＨＣをもう少し包括的にすべきという動きも見られた。この傾向は、一九八九年に子どもの権利条約が国連総会で採択されて以降、加速化された。ＵＮＩＣＥＦは、子どもの権利の実現をミッションと位置づけるようになり、健康への権利を念頭にしながら、人権を基盤とした（**human rights-based**）開発アプローチを模索するようになった。第三節では、コミュニティにおけるＰＨＣだけでは解決が困難な、ＨＩＶ／エイズなど、検査や治療のために必要とされる医薬品へのアクセスをめぐるグローバルヘルス外交を見る。

三　国際開発目標におけるＨＦＡ

ＨＩＶ／エイズは、主要先進国の首脳会議でも議題として取り上げられ、グローバルヘルス外交のテーマとなった。たとえば、二〇〇〇年七月に日本（九州・沖縄）で開催されたＧ８首脳会議において、感染症対策が議論され、追加的な資金調達と、国際的なパートナーシップの必要性が再確認された。その後、二〇〇二年に、世界エイズ・結核・マラリア対策基金（グローバルファンド）が設立されることになる。このことは、グローバルヘルスにとって、いくつかの点で、大きな変化をもたらすことになった。

第一に、グローバルファンドは、スイスの非営利組織として設立され、そこに民間からだけでなく、高所得国の政府から多額の資金が供与されている。世界ポリオ根絶計画のための資金調達においては、高所得国は、ＵＮＩＣＥＦなどの国連や、国連の専門機関であるＷＨＯへ拠出すると同時に、低所得国へＯＤＡを供与してきた。しかし、ＨＩＶ／エイズ対策のための資金調達では、既存のＷＨＯや、一九九四年に設立された国連合同エイズ計画（ＵＮＡＩＤＳ）とは別に、グローバルファンドが重要な役割を果たすようになった。

第二に、高所得国が主導して設立された民間組織で、そうした国の政府からの資金が中心だが、その運用においては、政府だけでなく、国際機構、非政府組織（ＮＧＯ）、製薬企業、患者団体などが協議するという官民連携のグローバルヘルス組織となっている。このようなマルチ・ステークホルダー（multi-stakeholder）によって意思決定される新しいタイプの行為主体がグローバルヘルスの国際関係に関与することになった。

　第三に、このあと見るように、ＭＤＧｓの目標設定にも影響を及ぼした。目標6として、ＨＩＶ／エイズやマラリアといった感染症対策が独立して設定されたことは、次の第一項で議論するとおり、グローバルファンドの設立と深く関係していると考えられる。

(1) ミレニアム開発目標（ＭＤＧｓ）

　九州・沖縄Ｇ8首脳会議の数カ月後、二〇〇〇年九月に、国連総会において国連ミレニアム宣言が採択された。ＭＤＧｓそのものは、国連ミレニアム宣言のなかには書かれておらず、のちに、宣言の第三項の「開発と貧困根絶」を目指すための行動計画という位置づけで、既存の多岐にわたる分野における国際開発目標を統合する形で作成された。たとえば、一九九〇年に開催された子どものための世界サミットで合意された行動計画における目標を踏襲したものもある。そうした経緯もあり、目標の達成までの期間を見ると、二〇〇〇年から二〇一五年までの一五年間にではなく、一九九〇年から二〇一五年までの二五年間にと設定されているものも多い。実際には、ＯＥＣＤにおいて援助国である高所得国が中心となって既存の国際開発目標を統合したＤＡＣ新開発戦略（一九九六年）が、数年後の国連総会において低所得国を含めた加盟国によって広く受け入れられたと言うこともできる。

　ＨＦＡという保健分野の開発目標は、ＭＤＧｓにおいて分散されており、子どもの健康、女性の健康、感染症対策に焦点が絞られている（表2を参照）。保健分野の目標が三つあるが、それらを統合するようなＨＦＡの視点は前面に出されていない。目標4は、子どもの権利条約採択の翌年である一九九〇年に開催された子どものための世界サミットの「子どもの生存・保護・発達に関する世界宣言」[12]のなかで合意された子どもの生存に関する目標を引き継いだものと言える。同様に、目標5については、一九九四年にカイロで開催された人口と開発に関する国際会議で採択された行動計画[13]に遡ることができる。

　目標6は、ＨＩＶ／エイズなどの感染症への関心の高まりを反映して独立した目標として扱われた。二〇〇〇年七月の九州・沖縄Ｇ8首脳会議において日本が提案した「沖縄感染症対策イニシアティブ」は、ＨＩＶ／エイズ、結核、マラリアの

表2　MDGsとSDGsにおける健康

2015年までにMDGsを達成	目標4：	子どもの死亡率の削減
	目標5：	妊産婦の健康の改善
	目標6：	HIV／エイズ、マラリアなどとの闘い
2030年までにSDGsを達成	目標3：	あらゆる年齢のすべての人に健康の保障とウェルビーングの推進を ➢　ターゲット3・8：　UHCの実現

出典：著者が作成

ほか、ポリオや他の寄生虫感染症との闘いのための国際的なパートナーシップを強化しようとするものであった。こうした動きを土台として、二〇〇二年におけるグローバルファンドの設立へとつながっていった。目標6が独立した目標として抽出された背景には、筆者は次の数点があると考えている。

第一に、感染症対策を安全保障の課題として位置づけてきた米国は、国内に多くの患者がいることもあり、当初からＨＩＶ／エイズ対策に熱心であった。しかし、高価な抗ウイルス薬をいかに低所得国へ提供するかに苦慮していた。欧米の製薬企業が研究・開発した抗ウイルス薬は高価であり、アフリカなどの低所得国の患者には届かなかったことが国際的な問題として浮上した。

低所得国とＮＧＯは知的所有権の国際的な保護義務の免除を訴えた。二〇〇一年には、世界貿易機関（ＷＴＯ）閣僚会議において、「知的所有権の貿易関連の側面に関する（ＴＲＩＰＳ）協定と公衆衛生に関する宣言」（ドーハ宣言）が採択され、医薬品へのアクセスや新薬の研究・開発において、ＴＲＩＰＳ協定は公衆衛生を促進するよう解釈・実施されるべきとの見解に合意があった。

こうした動きに対して、欧米の製薬会社が懸念を表明するなか、二〇〇二年に、グローバルファンドが設立され、高所得国が中心となって資金を供与し、それを使って欧米の製薬企業から抗ウイルス薬を購入し、それを低所得国へ無償で提供するという仕組みがつくられた。これによって、低所得国におけるＨＩＶ／エイズ患者の医薬品アクセスの問題を緩和することができた。

第二に、目標6において、ＨＩＶ／エイズのほかに、マラリアや結核が明示的に含まれたことは重要である。当初、高所得国は、自国でも問題になっていたＨＩＶ／エイズにとくに強い関心を示していた。しかし、それでは、抗ウイルス薬を創薬した企業を多くもつ欧米諸国の思惑が前面に出てしまい、低所得国からの反発を招く可能性もあった。そこで、高所得国では問題になっていないが、低所得国で重要な課題とされているマラリアと結核への対策が目標6に明示された。

第三は、マラリア対策を目標6において明示的に含めることで、サブサハラ・アフリカとの連帯を重視する姿勢をとっている。ロール・バック・マラリア（ＲＢＭ）イニシアティブが、一九九八年に、ＷＨＯ、ＵＮＩＣＥＦ、ＵＮＤＰ、世界銀行によって立ち上げられた。これは、アフリカを中心として、世界からマラリアを根絶するために官民連携を強化するための国際協力の枠組みである。ＲＢＭイニシアティブに対応して、二〇〇〇年四月、アフリカ連合が主催する国際会議において、アフリカ諸国の首脳は、アフリカにおけるＲＢＭに関するアブジャ宣言を採択した。国連ミレニアム総会の数カ月前にアブジャ宣言が採択されたことは、目標6が対象とする感染症にマラリアを明示的に加えることを後押ししたと考えられる。

最後に、日本のアフリカ外交との関連も指摘できる。九州・沖縄Ｇ8首脳会議の数カ月前にアブジャ宣言が採択されたことは、日本におけるアフリカ支援に関する議論にも影響を与えた。実際、二〇〇三年九月に東京で開催されたアフリカ開発に関する東京会議

（ＴＩＣＡＤ）の第三回会合においては、初めて保健や教育といった人間開発の課題が議題として取り上げられた。そこでは、マラリアは、アフリカの子どもや女性への脅威としてだけでなく、経済発展における障壁として位置づけられた。マラリア予防への取組みにおいて、ＷＨＯは殺虫処理した蚊帳（insecticide-treated net: ITN）を奨励してきたが、日本の企業である住友化学が開発した、殺虫成分が長期に残効する蚊帳（long-lasting insecticidal net: LLIN）が登場したところであった。ＴＩＣＡＤを契機に、アフリカ諸国の要請を受けて、日本がアフリカ諸国へＬＬＩＮを供与するという動きが出てきた。

以上のように、ＭＤＧｓの策定において、保健分野では、既存の国際開発目標を引き継いで、子どもの健康、女性の健康、感染症対策という三つの目標によって構成された。そして、とくに、感染症対策については、グローバルファンドの設立によって、グローバルヘルスの新たな行為主体が登場することになったのである。

(2) 感染症対策と保健システム強化（ＨＳＳ）

前述のように、ＭＤＧｓでは、子どもの健康、女性の健康、感染症対策という保健に関連した三つの目標が並列された。国連では、低所得国における実践において、子どもの健康についてはＵＮＩＣＥＦが中心に、女性の健康については国連人口基金（ＵＮＦＰＡ）が中心に、政府を支援するという役割分担が議論された。そして、感染症対策に関しては、グローバルファンドの支援を受けて、低所得国が主体的に取り組むべき、という保健開発協力の形態に転換していった。ＷＨＯは、保健分野すべてにおいて、主導的な役割を果たすことが期待されていた。そして、ＷＨＯの世界保健総会は最も重要なグローバルヘルス外交の舞台として位置づけられてきた。しかし、ＨＩＶ／エイズなど特定の感染症に特化して大規模な資金を運用する官民連携によるグローバルファンドの登場は、世界保健総会や国連総会といった多国間外交ではないグローバルヘルス外交の舞台を増やすことにつながり、ＷＨＯは主導的な役割を果たすのが難しくなった(14)。

また、ＭＤＧｓの達成へ向けては、子どもや女性の健康といった裨益者ごとの活動が奨励されてしまい、ＨＦＡという俯瞰的な視点に立った議論があまりおこなわれないという、保健システム論の視点からの批判があった(15)。実際に、ＨＩＶ／エイズなどの特定の感染症に大規模な資金が供与される一方で、それを支える保健システムの脆弱性が問題として浮上してきた。そうしたなか、保健システムの強化（health systems strengthening: HSS）が喫緊の課題と認識されるようになった。ＨＳＳとは、保健医療サービスを人びとに提供するための、行財政や施設・資機材・人材などの基盤整備などを指す。こうした認識の変化の背景として、筆者は次の四点があると考えている。

第一に、目標６のＨＩＶ／エイズをはじめとする感染症対策については、グローバルファンドの貢献が大きく、著しい前進がみられた。しかし、子どもの健康（目標４）については、麻疹の予防接種普及率が向上すると同時に、二〇〇六年に五歳未満児の年間死亡数が初めて一千万人を割るなど、一定の成果は見られたが、他方で、一歳未満の乳児死亡率はなかなか下がらなかった。女性の健康（目標5）について、妊産婦の死亡率の削減は、サブサハラ・アフリカや南アジアにおいて進まなかった。質の高い緊急産科ケアなどの保健医療サービスへのアクセスを拡大する必要があり、まさにHSSが必要とされていた。

第二に、アルマ・アタ宣言から三〇周年にあたる二〇〇八年、世界保健総会において、PHCの概念が再解釈され、HSSの概念との関係が検討されたうえで、「HSSを含めたPHC」[16]という文書が採択された。WHO加盟国に対して、保健システムと保健開発に関する意思決定は、四つの相互に関連した政策指針に沿っておこなわれるべきだとした[17]。つまり、ユニバーサル・カバレッジ、人間を中心としたサービス、健康的な公共政策、リーダーシップの四つである。

第三に、九州・沖縄G8首脳会議から八年後の二〇〇八年、日本は北海道の洞爺湖においてG8首脳会議を主催した。九州・沖縄G8首脳会議では感染症対策が重要な議題であったのに対して、洞爺湖G8首脳会議ではHSSが議論された。一九六一年から国民皆保険の制度を導入している日本にとっては、人間の安全保障の観点からその経験を再解釈し、すべての人に保健医療サービスを保障するUHCの重要性を論じる機会となった[18]。

第四に、英国などの主導によって、国際保健パートナーシップ（IHP+）という国際的な連携のための枠組みが、二〇〇七年に立ち上げられた（後述）。IHP+グローバル・コンパクトに署名した低所得国、高所得国、国際機構から構成されるパートナーシップであるが、そこでの議論にはNGOや援助実施機関も参加してきた。とくに低所得国の保健分野において、多くの行為主体が乱立するようになって、分散的に保健開発プロジェクトが進められることが多かった。それに対して、各国において一つの保健戦略のもとに、保健開発プロジェクトの協調や調和を図っていくことに、IHP+のメンバーは合意している。そのなかで、低所得国の主体的な取組みを促進するためには、HSSが必要不可欠だと議論されるようになった。

以上のように、MDGsにおいて感染症対策を重視してきたことに対して、その成果を評価するものの、それだけでは不十分だとするHSSの議論が強まってきた。しかし、両者が対立的な関係にある訳ではない。選択的PHC、予防接種、感染症対策などは垂直型アプローチと呼ばれることもある。しかし、とくに低所得国において個別の疾患や特定の感染症のみに資金が集中的に供与されることによって、保健セクターの実施体制に歪みを生じさせているという批判が高まった。それに対して、低所得国の保健セクターにおける能力強化へ向けて、HSSという保健分野に横断的な水平型アプローチを主張する声が大きくなってきた。垂直型アプローチと水平型アプローチの両者がうまく噛み合うことによって、より効果的な保健開発をより効率的に進められるという合意が、WHOなどを舞台としたグローバルヘルス外交によって形成されていった[19]。

(3) 持続可能な開発目標（ＳＤＧｓ）

ＳＤＧｓの原則の一つは、誰も置き去りにしない（leave no one behind）であり、社会的に脆弱な状況に置かれた人へのインクルーシブなアプローチに特徴づけられる。すべての人へ手を差し伸べようとするＨＦＡやＥＦＡの考え方と共通していると思われる。また、二〇一五年の国連総会で採択された「持続可能な開発のための2030アジェンダ」は、明示的ではないが、健康への権利との親和性が認められる[20]。

ＭＤＧｓにおいて三つあった保健関連の目標（子どもの健康、女性の健康、感染症対策）は、ＳＤＧｓでは目標３の一つにまとめられた。このようなＳＤＧｓの目標設定から判断すると、従来からの選択的ＰＨＣか包括的ＰＨＣか、垂直型アプローチか水平型アプローチか、といった論争を超えて、これまで分化していた流れを統合すると同時に、生活習慣病と呼ばれる非感染症疾患をも視野に入れて、ＨＦＡという開発規範に立ち返ることになった。

目標３（すべての人に健康とウェルビーングを）はＨＦＡとも言える内容であるが、そのなかにあるターゲット３・８としてＵＨＣが盛り込まれたことは注目される。ＨＦＡの国際的な潮流において、ＵＨＣは包摂的な政策的枠組みを提供している。日本では一九六一年に国民皆保険制度が整備されており、ＵＨＣの概念は目新しいものではないかもしれない。しかし、国際的には、ユニバーサル・カバレッジとして世界保健総会で初めて決議されたのは二〇〇五年であった[21]。

その後、国連では、二〇一二年一二月、グローバルヘルスと外交に関する決議が採択された。そこでは、ＭＤＧｓの後継となる二〇一五年以降の開発アジェンダであるＳＤＧｓを策定するための議論において、ＵＨＣの概念を含めるべきであると提言された[22]。次に見るとおり、ＭＤＧｓにおける感染症対策に対する批判的な視点として出てきたＨＳＳの議論は、ＳＤＧｓにおけるＵＨＣをめぐる議論のなかに取り込まれていくことになる。

他方、ＳＤＧｓでは、ＰＨＣについて明示的な言及がなかった。包括的ＰＨＣか選択的ＰＨＣかという論争があったことに加え、ＵＨＣとの関係性についても十分な議論が尽くされていなかったことが影響したと筆者は考察している。

(4) 国際保健パートナーシップ（ＩＨＰ＋）からＵＨＣ 2030 へ

二〇〇七年、ロンドンにおいて、ＩＨＰ＋が、当時の英国のブラウン（Gordon Brown）首相とノルウェーのストルテンベルグ（Jens Stoltenberg）首相によって立ち上げられた。それは、ＭＤＧｓの達成へ向けて、保健セクターにおける多様な行為主体を調整し、低所得国に対するより効果的な保健開発協力を促進できるような国際的なパートナーシップを形成しようとするグローバルヘルス外交であった。

その背景として、従来からの国際機構、国家とそのＯＤＡ実施機関、ＮＧＯのほかに、米国のビル＆メリンダ・ゲーツ財団および英国のウェルカム財団（Wellcome Trust）のような民間の資金拠出団体や、官民連携のグローバルヘルス組織が加わり、グローバルヘルスにおける行為主体は多様化してきたことがある。

官民連携のグローバルヘルス組織については、すでにグローバルファンド（二〇〇二年設立）を見たが、このほか、Gavi ワクチン・アライアンス（二〇〇〇年設立）や感染症流行対策イノベーション連合（Coalition for Epidemic Preparedness Innovations: CEPI; 二〇〇七年設立）がある。こうした官民連携のグローバルヘルス組織は、世界経済フォーラム（ダボス会議）などで提案されたことが実現したものと見ることもできる。

二〇一六年、IHP＋は、UHC 2030と看板を変更した。これは、二〇一五年にSDGsが設定されたことを受けて、二〇三〇年までに目標3を含めた健康に関わる目標やターゲットを達成するために、UHCの実現を目指してHSSを進める国際保健のパートナーシップと位置づけ直したと言える。二〇一六年五月に伊勢志摩で開催されたG7首脳会議と、九月に神戸で開催されたG7保健大臣会合での賛同を受けた。そして、同月、国連総会の期間中に開催されたハイレベル会合において、WHO事務局長は、UHC 2030のための国際保健パートナーシップの設置を正式に発表したのである。

二〇一七年一二月、UHC 2030は、UHC国際デー（一二月一二日）とともに、国連によって公式に承認された。同時に、二〇一九年に国連UHCハイレベル会合を開催することも決められた[23]。日本は、その翌日、東京において、最初のUHCフォーラムを主催し、共催組織である世界銀行、WHO、UNICEFとともに「UHC東京宣言」[24]を採択し、外務大臣が先頭に立ってUHCの概念の主流化に努めた[25]。また、同年にWHOの事務局長に就任したテドロス・アダノム（Tedros Adhanom Ghebreyesus）氏はUHCを最優先課題として位置づけ、WHO加盟国は二〇一九年の第七二回世界保健総会でUHCに関する四つの決議を採択した。PHC、コミュニティ保健普及員の役割、緊急ケアの仕組み、国連UHCハイレベル会合についてであった[26]。

(5)　アスタナ宣言によるPHCの復権

SDGsにおいて、UHCはターゲットの一つとされたが、PHCについては明示的でなかったことは、先に述べたとおりである。SDGsとの関係でPHCを復権させるためには、アスタナ宣言を待たなくてはならなかった。

アルマ・アタ宣言から四〇年後の二〇一八年、カザフスタンの首都のアスタナにおいて、PHCに関するグローバル会議が再び開かれた。そこで採択されたアスタナ宣言では、PHCは、「健康への権利」の実現へ向けて、UHCおよびSDGs目標3の達成に必要とされる持続的な保健システムの礎石と位置づけられた[27]。この結果、HFAの国際的潮流のなかで概念的に整理されたと言えよう。

また、UHCとSDGsとの関係を含めて、本来のPHCの概念の現代的な再解釈も試みられた。そこでは、PHCに焦点を絞ることが重要である理由として、次の三点をあげている[28]。①PHCは、複雑で急速に変化する世界において保健システムを適応・反応させることを可能にする。②ヘルスプロモーションと予防を重視し、人間中心のアプローチをとることから、PHCは、不健康の主要因・

危険因子のほか、将来に健康を脅かすかもしれない新たな課題に対処するうえで、非常に効果的・効率的である。③UHCと健康に関連したSDGsは、PHCに重点を置くことによってのみ、持続的に達成される。

ここまで、健康への権利という人権規範がHFAという開発規範へと発展してきた過程を振り返った。そして、HFA規範が具体化されるなかで、MDGsという目標が設定されたのち、さらにSDGsのなかのターゲット3・8でUHCという保健規範が形成されたことを見た。第四節では、二〇一九年になると、UHCをめぐって新たなグローバルヘルス外交の展開があったことを見ていく。

四　大阪G20首脳会議と国連UHCハイレベル会合

二〇一九年、G20首脳会議が大阪で開催された際、UHCをめぐって活発なグローバルヘルス外交が展開された[29]。次に述べるように、そこでは、UHCをめぐる議論が、保健大臣会合だけにとどまらなかった。財務大臣・保健大臣合同会合においてUHCのための保健財政が議論されたうえで、G20大阪首脳宣言に盛り込まれた。こうしたG20首脳会議での議論は、その数カ月後に開催された国連UHCハイレベル会合へと引き継がれた。

初めての試みとして、六月六日、財務大臣・保健大臣合同会合が開催された。UHCについて、保健大臣が熱心であっても、財務省からの財政措置がなければ実現できない。こうした保健財政の課題がG20で議論されたことは画期的であった。つまり、世界経済において重要な地位を占める一九カ国と欧州連合（EU）の財務大臣が、保健大臣とともに、UHCへの保健財政が急務だと合意したのである[30]。こうした合意の背景には、世界銀行による資料やデータの提供も大いに役に立ったと言える[31]。つまり、人的資源の開発へ投資することによって、人間開発が進み、それが社会発展へ貢献するという考え方である。

首脳会議は、六月二八～二九日に開催され、G20大阪首脳宣言が採択された[32]。宣言のパラグラフ三〇においてUHC重視の姿勢が打ち出され、政治的な優先事項として位置づけられた。保健大臣会合は、一〇月に岡山で開催されたが、そこでは、すでに国家元首や首脳の間で合意されたUHCについて、次に述べる九月の国連UHCハイレベル会合での議論も踏まえて、実現へ向けた具体的な保健政策について議論が続いたのである。

二〇一九年九月、国連において、国家元首と政府首脳が集まり、UHCに関する初のハイレベル会合が開催された。成果文書として、「UHCハイレベル会合の政治宣言」[33]が採択された。UHCは、G20だけでなく、国連加盟国の政治的優先事項として認識されるようになったと言えよう。

以上のように、二〇一九年以降、UHCは、保健大臣を中心として議論される保健政策から、財務大臣を含めて議論される人的資源への投資として領域を広げてきた。さらに、国家元首および政府首脳や、外務大臣が議論する政治的な優先事項としてのUHCへと発展してきた（表3を参照）。

表 3　UHC の実現へ向けたグローバルヘルス外交

UHC 達成へ向けた行動領域	主な行為主体	グローバルヘルス外交の舞台
保健政策としての UHC	保健大臣	WHO
人的資源への投資としての UHC	財務大臣、保健大臣	G7 首脳会議、G20 首脳会議、世界銀行
政治的な優先事項としての UHC	国家元首および政府首脳、外務大臣	国連 UHC ハイレベル会合

出典：著者が作成

おわりに

第二次世界大戦後、WHOと国連において、健康への権利という人権規範が議論されてきた。それは、HFAという開発規範へと伝播してきた。そして、HFA規範が具体化されるなかで、達成期限を設けたMDGsそしてSDGsという開発目標が出てきた。SDGsの目標3のなかのターゲット3・8では、UHCという保健規範が形成された。この規範を達成するために、どのような保健政策をとるべきか、WHOというグローバルヘルス外交の舞台において、保健大臣を中心として議論されてきた。

二〇一九年になって、従来からの保健政策としてのUHCは、人的資源への投資としても見られるようになってきた。つまり、UHCへの保健財政の措置をとることが、より公平な社会の発展に重要だと議論されるようになった。その転換点の一つとして、大阪G20首脳会議の一環として開催された財務大臣・保健大臣合同会合を取り上げた。ここでの合意が、最初の国連UHCハイレベル会合に影響を与えて、国家元首および政府首脳によって採択された政治宣言となることで、UHCは政治的優先事項として位置づけられるようになったのである。

この潮流は、今後も続くと予想される。二〇二三年には、G7首脳会議の主催国は日本となった。日本にとって、UHCは、今や「人間の安全保障」外交の重要なテーマとなっており、五月の広島G7首脳会議においても議題となった。また、同年九月には、第二回の国連UHCハイレベル会合が開催される。G7首脳会議での合意を、国連での議論へと発展させるグローバルヘルス外交が期待されている。

(1) UN and WHO, “Agreement between the United Nations and the World Health Organization,” *Basic Documents, 49th edition* (Geneva: WHO, 2020), pp. 44–52. WHO, “Official Records of the World Health Organization,” No. 13 (Geneva: WHO, 1948), pp. 81–82, 321.

(2) UN Commission on Human Rights, The Right of Everyone to the Enjoyment of the Highest Attainable Standard of Physical and Mental Health: Commission on Human Rights Resolution 2002/31 (E/CN.4/RES/2002/31) (Geneva: UN, 2002). UN Commission on Human Rights, *Frequently Asked Questions on Economic, Social and Cultural Rights* (Fact Sheet No. 33)

(Geneva: UN, 2008).

（3） OHCHR and WHO, *The Right to Health* (Geneva: UN, 2008).

（4） OHCHR and WHO, *The Right to Health* (Geneva: UN, 2008).

（5） 勝間靖「[すべての人に健康を] の国際的潮流におけるＵＨＣの推進～健康への権利、ＰＨＣ、ＳＤＧｓを背景として」日本国際連合学会編『国連研究』二一号、国際書院、二〇二〇年、一六三―一七一頁。

（6） WHO, “Global Strategy for Health for All by the Year 2000” (Geneva: WHO, 1981).

（7） WHO & UNICEF, *A Vision for Primary Health Care in the 21st Century: Towards UHC and the SDGs* (Geneva: WHO, 2018).

（8） ILO, *Employment, Growth and Basic Needs: A One World Problem* (Geneva: ILO, 1976).

（9） Reginald H. Green, “Basic Human Needs: A Strategic Conceptualization toward Another Development” (Sussex: Institute of Development Studies, 1980). https://opendocs.ids.ac.uk/opendocs/handle/20.500.12413/4258

（10） WHO, “Primary Health Care: Key Facts” (Geneva: WHO, 2021). https://www.who.int/news-room/fact-sheets/detail/primary-health-care

（11） Julia A. Walsh and Kenneth S. Warren, “Selective Primary Health Care: An Interim Strategy for Disease Control in Developing Countries.” *The New England Journal of Medicine, 301 (1979)*, pp. 967–974.

（12） A/45/625.

（13） A/CONF.171/13/Rev.1.

（14） National Academy of Medicine, *Global Health and the Future Role of the United States* (Washingon, D.C.: National Academy of Sciences, 2017) の第七章を参照。

（15） Rifat A. Atun, Sara Bennettm and Antonio Duran, *When Do Vertical (Stand-Alone) Programmes Have a Place in Health Systems?* (Copenhagen: World Health Organization, Regional Office for Europe, 2008).

（16） WHO, *Primary Health Care, Including Health System Strengthening.* 124th session, World Health Assembly, January 26 (Geneva, WHO: 2009).

（17） WHO, *World Health Report 2008 – Primary Health Care: Now More Than Ever*. (Geneva: WHO, 2008).

（18） Yasushi Katsuma, “Chapter 3: Diffusion of UHC through Global Health Diplomacy,” In *The Sustainable Development Goals: Diffusion and Contestation in Asia and Europe*, Eds. By Paul Bacon, Mina Chiba, and Frederik Ponjaert (Singapore: Routledge, 2022), pp. 33–45.

（19） Rifat A. Atun, Sara Bennettm and Antonio Duran, *When Do Vertical (Stand-Alone) Programmes Have a Place in Health Systems?* (Copenhagen: World Health Organization, Regional Office for Europe, 2008).

（20） Krishna D. Rao, Saeda Makimoto, Michael Peters, Gabriel M. Leung, Gerald Bloom, and Yasushi Katsuma, “Chapter 7: Vulnerable Populations and Universal Health Coverage” in *Leave No One behind: Time for Specifics on the Sustainable Development Goals*, eds. by Homi Kharas, John W. McArthur, and Izumi Ohno (Washington, DC: Brookings Institution Press, 2019), pp. 129–148.

（21） WHA58.33.

（22） A/RES/67/81.

（23） A/RES/72/139.

（24） “Tokyo Declaration on Universal Health Coverage,” *Universal*

Health Coverage Forum 2017. https://www.who.int/universal_health_coverage/tokyo-decleration-UHC.pdf

(25) Masahiko Koumura, "Global Health and Japan's Foreign Policy," *The Lancet, 26* (2007). https://doi.org/10.1016/S0140-6736(07)61726-7

(26) IISD, World Health Assembly Adopts Resolutions on Universal Health Coverage (2019). https://sdg.iisd.org/news/world-health-assembly-adopts-resolutions-on-universal-health-coverage/

(27) Declaration of Astana, *Global Conference on Primary Health Care* (WHO/HIS/SDS/2018.61). https://www.who.int/docs/default-source/primary-health/declaration/gcPHC-declaration.pdf

(28) WHO & UNICEF, *A Vision for Primary Health Care in the 21st Century: Towards UHC and the SDGs* (Geneva: WHO, 2018).

(29) Yasushi Katsuma, "Global Health Diplomacy to Promote Universal Health Coverage at the 2019 Osaka G20 Summit," *AJISS-Commentary, 275* (2019). https://www2.jiia.or.jp/en_commentary/201909/27-1.html

(30) G20, "G20 Shared Understanding on the Importance of UHC Financing in Developing Countries: Towards Sustainable and Inclusive Growth" (2019). https://www.mof.go.jp/english/policy/international_policy/convention/g20/annex8_1.pdf

(31) World Bank, *High-Performance Financing for Universal Health Coverage: Driving Sustainable, Inclusive Growth in the 21st Century* (G20 Finance Ministers and Central Bank Governors Meeting version) (Washington, DC: World Bank Group. 2019). https://www.mof.go.jp/english/policy/international_policy/convention/g20/annex8_2.pdf

(32) G20, "G20 Osaka Leaders' Declaration," (2019).

(33) Political Declaration of the High-level Meeting on Universal Health Coverage "Universal Health Coverage: Moving Together to Build a Healthier World" (A/RES/74/2) (New York: UN, 2019). https://documents-dds-ny.un.org/doc/UNDOC/GEN/N19/311/84/PDF/N1931184.pdf?OpenElement

〔付記〕本研究は、厚生労働科学研究費補助金（21CA2005）の助成を得た。

（かつま　やすし　早稲田大学／国立国際医療研究センター）

日本国際政治学会編『国際政治』第211号「ヘルスをめぐる国際政治」（二〇二三年一一月）

グローバル・ヘルスレジームにおける調査・検証権限の制度的考察
——不拡散レジームとの比較において——

秋山信将

はじめに

新型コロナウィルス感染症（COVID—19）パンデミック[1]は、世界保健機関（WHO）を中心としたグローバル・ヘルスレジームの危機対処体制の問題点を可視化した。

WHOの役割に焦点を絞って問題点を抽出するとすれば、第一に、最初の感染の確認からパンデミックの宣言に至るまでの間の、発生国である中国からの情報提供をめぐる中国とWHOの関係のあり方[2]、第二に、WHOから国際社会に対する危機管理情報の発信のあり方を含むリーダーシップ[3]、第三に、ワクチンをはじめ医療資源のグローバルな配分・再配分体制構築における役割の限界[4]が挙げられる。

とりわけ、感染症拡大を早期に封じ込め、パンデミックを防止するためには、感染症発生国における感染源および感染経路の早期特定および病原体情報の共有は大きな意味を持つ[5]。しかしながら、COVID—19パンデミックにおいては、中国からWHOに対し適時・適切な情報の提供がなされなかったこと[6]、さらには感染症の実態の隠ぺいやデータ操作の疑念などの批判が起こった[7]。

これらの問題は、WHOの任務および加盟国の義務に係るWHO憲章および国際保健規則（IHR、二〇〇五年改正）に規定された情報収集・情報提供および検証に係る制度設計、そしてWHOと中国の政治的関係を含む制度の運用のあり方、さらには、WHOの任務と国際社会のWHOに対する期待値のミスマッチに起因する。ある意味では、今次パンデミックによって、WHOを中心とするグローバル・ヘルスレジームの、調査・情報共有と信頼醸成機能における制度的および政治的限界が露呈したといえる。

これを受け、WHO加盟国は、二〇二一年五月の世界保健総会（WHA）を経て、二〇二一年一一月から一二月に開催されたWHA特別会合において、パンデミックへの備え、予防、対応に関する新しいWHO条約、協定またはその他の国際制度（WHO CA+、いわゆる「パンデミック条約」）に向けて交渉を開始することを決定した[8]。二〇二三年五月には、「パンデミック条約」の「ゼロ・ドラフト（草案）」が示され、交渉が進められている[9]。その中で、「パンデミックの効果的な予防、準備、対応」のために、「透明でオープン、かつタイムリーな情報、データの共有、アクセス、開示」をどのように可能にするのかは一つの焦点といえる[10]。

他方で、「ゼロ・ドラフト」は各国は、「自国の保健政策に基づき立法し、実施する主権的権利を有」し、「国家の主権平等及び領土保全の原則並びに他国の内政への不干渉の原則に合致する方法で、WHO CA+に基づく義務を遂行」（第二項）と、国家主権の重要性および内政不干渉の原則も強調している[11]。

COVID―19パンデミックに対処する中でWHOの役割に関する批判から見えてくるのは、高度に政治化した問題において、技術的な専門性を優位性の拠り所とする専門的国際機関は国家主権に対して脆弱であるということだ[12]。であるならば、パンデミックへの備えと対応を強化し、レジームの実効性を担保する新たな制度（措置）を検討するうえでは、制度の実効性・効率性と国家主権重視の原則の間の緊張関係は重要な論点となろう。

以上のような問題意識に基づき、本稿では、国家主権が前面に押し出されてくる国家安全保障上の脅威に近い感染症パンデミック危機の中で、国際レジームの提供する価値と規範の実効性（あるいは国際公益）が担保されるための要因を析出する。

そのためにまず、国際原子力機関（IAEA）の追加議定書（AP）に基づく保障措置と化学兵器禁止条約（CWC）の申し立て査察（チャレンジ査察）を取り上げ、科学的信頼性と客観性を実効性と正当性の根拠とするレジームにおいて、国家主権に対して浸透的（intrusive）で、主権の一部を実質的に制限する強力な権限を国際機関に付与する規定を伴う保障措置および査察制度の導入が可能になった要因と、主権国家による国際機関の権限行使を抑制するメカニズムの機能と機能不全について分析する。

次に、IHRの改正とパンデミック時の情報共有及び報告をめぐる制度上の問題を論じる。グローバル・ヘルスレジームは、「脱安全保障化」を通じて形成された国際協力の枠組みではあるが、グローバリゼーションと感染症問題の再「安全保障化」の中で、制度に埋め込まれた国家主権による裁量を残す規定がレジームの実効性の限界を顕在化させる態様について論じる。

最後にこれらの分析を踏まえ、公衆衛生分野における国際レジームを通じた感染症対策の実効性向上のために、求められる国際機関の役割と国家主権の対立を乗り越えるための方策について示唆を得る。

一　レジームにおける「実効性」と国家主権の相克
――大量破壊兵器レジームの分析から

(1)　レジームにおける二つの「実効性」

Peterson は、国際機関や多国間レジームの実効性を、「遵守の実効性（compliance effectiveness）」と、「結果の実効性（result effectiveness）」という二つの実効性によって論じる。(13)

「遵守の実効性」とは、レジームの規則や規範に従って各国が行動するようになることである。国際機関において問題解決における手続き規範が強化され、「適切性の論理」が制度化されると(14)「遵守に関する実効性」が強まる。その結果、規範に「従うべきものである」という信念を国家が内面化して国家主権行使の適切性が弱まった場合、(15)国際機関は、国家に対して優越的な、ある種の主権的権威を行使できる状況が生まれる。(16)

「結果の実効性」とは、条約によって促進されるべき価値が実現する、すなわちレジームの目的の達成に係る実効性である。国際条約や議定書等で定める基準は、レジーム参加国に対してレジームが実現すべき価値を具現化する。このような価値が既に国家の行動に内面化されている場合もあるが、(17)価値を具現化する条文や規則を国家が遵守することによってレジームの価値は実現される。その場合、「遵守の実効性」が担保されることで「結果の実効性」も担保されることが期待される。

レジームに参加する国が規則を遵守し「遵守の実効性」が確立されたとしても、規則そのものが、レジームに期待される価値の実現にとって不十分であったり、あるいは規則や規範の履行の評価における政治的な恣意性や不完全性が払拭できない場合、レジームの実効性に影響が出る。また参加国による履行（遵守）を担保する検証制度への信認が不十分な場合、レジーム参加国間でいわゆる「期待の収斂」(18)をもたらさず、各国の規範遵守に対するコミットメントに否定的な影響を及ぼす。これは、「遵守の実効性」だけでは「結果の実効性」を担保することができないことを意味する。したがってレジームが実効的であるためには、これら二つの「実効性」概念が実現される必要がある。

このような二つの実効性に乖離が生まれる状況としては、国家が「適切性の論理」を提供する規範・規則に拘束され、レジームそのものからの離脱が困難である一方で、レジームの提供する価値体系と競合するレジーム外の価値（例えば国家主権や国家安全保障）を優先させる行動をとる状況がありえる。この場合、「遵守の実効性」は、レジームに対する最小限のコミットメントを維持しつつ、レジーム外の価値を優先させることを可能にする論理となるが、「結果の実効性」はもたらさない。

WMDを規制するレジーム（条約）の遵守の実効性を担保するための装置として検証、査察制度がある。検証制度には、条約の不遵守を検知することだけでなく、予めその不遵守を抑止すること、および検証制度の受け入れに同意するという行為によって締約国間の信頼を醸成することも期待されている。このような検証制度は、条約の提供する価値規範（結果の実効性）を担保するために、条約の規定を国家主権に優先させ、主権国家に対して一定程度その権利を制限する手続きとして遵守による実効性を担保することが想定されている。

以下、ＩＡＥＡの包括的保障措置協定（ＣＳＡ）の追加議定書（ＡＰ）、ＣＷＣのチャレンジ査察を取り上げ、主権国家に対し「浸透的（intrusive）」で、制約を課すことを可能にする検証の制度がなぜ導入されえたのか、そしてどのような運用がなされ、レジームの実効性に貢献しているのかを検討する。この分析を通じ、不拡散レジームにおける、科学的専門性を基盤とした国際機関による秩序形成と問題解決の「実効性」およびそれによって獲得される国際機関の政治的権威と、そのための国家主権に対する規制とその限界を整理する。

(2)　ＩＡＥＡのＡＰに基づく検証制度

保障措置とは、核物質が平和目的だけに利用され、核兵器等に転用されないことを担保するために行われる検証活動で、計量管理や監視、封じ込め、査察といった手段が含まれる。保障措置の目的は、「国際社会に対して、各国が原子力の平和利用に関する約束を履行していることを保証し、早期発見のリスクを通じて、保障措置の対象となる核物質、施設、その他の品目を禁止された目的のために取得または使用することを抑止する」ものである[19]。

保障措置では、核施設にある核分裂性物質及び核関連活動に係る申告の「完全性」（未申告の物質や活動がないこと）と「正確性」（申告内容が正確なこと）を検証することが予定されている[20]。しかし、一九九〇年代、イラクにおける秘密裏の核開発や北朝鮮の核開発・査察拒否問題など、ＩＡＥＡのＣＳＡの限界が強く認識される核拡散事案が相次いだ。ＩＡＥＡのＣＳＡに基づく保障措置活動では、冒頭申告の対象となった施設以外に秘密裏に建設され運用されている施設の不存在を保証できず[21]、締約国が意図的に申告しない核物質や原子力活動の検知機能が不十分で実効性が担保できなかった。ＩＡＥＡの保障措置制度への信頼の揺らぎは、レジームへの実効性の揺らぎでもあった。

ＩＡＥＡは制度の強化について検討し、一九九三年に、保障措置制度の改革（「九三＋二計画」）を進めることが決定された[22]。この改革の結果、ＡＰの導入が合意された[23]。ＡＰは、ＩＡＥＡに対し、疑義がある場合には未申告の施設への立ち入りも可能になる、より強力なアクセスの権限を付与し、各国には詳細な情報を提供し、保障措置に係る広範な法的義務を明示的に受け入れることを義務付けている。さらに、施設に関する申告と記録の不一致や、核物質量の差異などの異常が認定された場合、科学的説明が可能になり問題が解決されるまで査察や補完的アクセスが累次にわたり実施されることになっている。

ＡＰは、科学的、技術的な客観性を最重要の基準に据えて検証活動を実施し、規範遵守の実効性を担保する。科学的客観性を根幹に据えたことは、組織の政治性からの一定程度の独立を担保し、組織の正当性が加盟国間で普遍な支持を獲得することを助ける。

他方で、その実効性の高さゆえに、国家主権への干渉に対する懸念も小さくない。そのため、APを義務化することに対しては交渉時からG77諸国を中心に抵抗が見られ、結果としてIAEAとのAPの締結は自主的なものにとどまっており、またAPをNPT遵守の義務を担保する標準的な検証措置とするべきとの主張もNPT運用検討プロセスでは、コンセンサスが得られていない。

イランの核開発疑惑の事例では、イランとEU3+3（英、仏、独、米、露、中）の間で合意された「包括的共同作業計画（JCPOA）」において、イランによる合意の遵守を担保する措置としてAPのもとでの浸透的な保障措置が不可欠であった。イランは二〇〇三年にAPに署名しているが、国内の批准手続きが済んでいないことを理由に履行してこなかった。しかし、イランは、二〇一五年一〇月JCPOAが発効するのと同時に、APの「暫定適用」をIAEAに通知し（翌年一月適用開始）、一方IAEAは「軍事的側面の可能性（PMD）」問題について、二〇一五年一二月に「イランの核計画に関する現在及び過去の未解決の問題の最終評価」と題する事務局長報告を発出し、PMDとされる活動はフィージビリティ・スタディや科学的研究および関連する技術的能力の取得の域を出ず、核物質の転用の兆候はないと結論づけた。[25]

その後、JCPOAから米国が脱退すると、イランは対抗措置としてウラン濃縮活動を再開した。濃縮の厳密な監視にはCSA下での保障措置では不十分であるが、イランはAPの「暫定適用」に基づく保障措置活動受け入れを停止した。APの「暫定適用」はNPT遵守を担保する上での法的義務ではなく、自主的な措置であるため、その適用について主権国家側の裁量の余地は大きい。APの暫定適用をやめたとしても、CSAのもとでの保障措置さえ実施していれば、NPT第三条の不遵守を問われることはない。

一方、二〇〇三年以降の核関連活動に軍事的な要素がなかったかどうか、その全容を解明するために必要な取り組みとしてのPMDに対する検証の手段としてAPは不可欠であった。[26] JCPOAのような政治的な合意のもとで、レジームの標準より厳格な約束の履行が争点となった場合、[27] 国際機関側（IAEA）がその検証のために締約国に法的義務が課せられていないAPという制度に依存せざるを得ないとすれば、おのずと主権国家側に交渉のレバレッジがあることになる。

ただし、検証措置に対する科学的信頼性がレジーム内において確立されている場合、政治からの独立を担保する科学性は、国際機関側にとって主権国家側に対し影響力を行使するうえでの政治的な資源となる。[28] 科学的に客観性が担保されている検証の結果に論争の余地は小さく、その結論は高い正当性（政治的権威）が与えられる。それ故に、当該国がレジームからの離脱、逸脱を望まない場合、国際機関の権威に対して妥協的にならざるを得ない。したがって、APは、適用の有無に関する選択権が主権国家側にあるという点で制度の取り決め自体は国家主権に対して妥協的ではあるが、科学的信頼性に立脚した検証の正当性が、国際機関に主権国家に対する優越を与える制度と言える。

(3)　ＣＷＣのチャレンジ査察の受諾義務と運用の政治性

ＣＷＣは、各締約国に対し、他国の管轄あるいは管理下にある施設などに対しチャレンジ査察を要求する権限を付与している。[29]このチャレンジ査察制度は、化学兵器という一つのカテゴリーのＷＭＤを完全に廃棄する義務と合わせ、核兵器や生物兵器という他のＷＭＤの軍縮・不拡散条約との対比で非常にユニークな特徴を構成する。

チャレンジ査察は、秘密の活動を発見し、通常の検証が失敗した事態においてセーフティネットを提供する手段として機能し、通常の検証の範囲を超えた施設の検証を可能にする。[30]ＣＷＣ締約国のすべてが受け入れた義務であり、発動された場合には高い実効性を持つことが期待されている。チャレンジ査察の申し立てを受けた締約国は、国家安全保障の毀損あるいはその脅威を含め、いかなる理由でも申し立てを行った国が要請した施設や区域へのアクセスについてはこれを拒否することができない。強制力という点でも査察の範囲から見た浸透性という観点からも、非常に実効性の高い制度であると言える。

他方でこのような実効性は、査察の対象となる施設などを管轄する国家の主権を制約することになるがゆえに、この制度を政治的に濫用することを防止するための措置が講じられている。査察を「本条約の範囲内」のとどめることや、[31]「根拠のない査察の要請」を慎むべきといった規定[32]が定められ、全く無条件でのアクセスを可能にしているわけではない。アクセスを提供するまでの時間やアクセスの性質などについては、ＣＷＣの検証目的以外の機微な情報の保護など安全保障上の目的のために制約が課されている。

ＣＷＣのチャレンジ査察は、条約の不遵守の状態があるか否かを検認するという目的に対し、技術的には非常に効果的であるといえる。そのような優位性にも関わらず、実際に不遵守が強く疑われ、そしてのちにそれが露呈したシリアの事案を含め、この制度は一度も発動されたことがない。

チャレンジ査察制度の発動を妨げる要因には、制度の解釈の曖昧性、政治的、技術的な問題がある。条約上の制度に関する曖昧な規定から生じる未解決の問題としては、査察活動を実施するうえでの技術的、法的、予算的側面および機密保持の要請等の要件、チャレンジ査察の権限が濫用された場合のコストの問題、チャレンジ査察要請の前に取るべき協議措置などがある。[33]ロシア、中国、イランなどは、査察要請の前に、二国間協議や理事会の枠組みでの議論を通じて、問題を解決するためのあらゆる可能性を尽くすべきと主張する。[34]一方、米国、英国、欧州連合（ＥＵ）などは、あらゆる可能性を尽くさずとも査察の要請が可能であるとの立場をとる。この見解の相違は、チャレンジ査察に対する政治的な摩擦を高める要因となる。

また、チャレンジ査察の実施にあたっては、以下のような政治的に機微な問題が発生しうる。第一に、条約と国内法との整合性である。米国は、国内実施法において、国家安全保障に対する脅威を理由にして査察の要請を拒否できることが規定されている。この国内法に基づく査察の拒否は条約に違反することになる。このように国際的な規範が国内法へと内在化されないとすれば、実効性を毀損する潜在性は残る。第二に、国益上の損益計算である。CWC不遵守の事案は真空状態に存在するわけではなく、各国の外交課題の優先順位やリンケージ、あるいは国益を総合的に勘案したうえでその取扱いが決められることになる。とりわけ、チャレンジ査察の場合には、申し立てをする側とされる側の政治的な対立は不可避であり、チャレンジ査察を申し立てるか否かは、それによって得られる外交的利得と、二国間関係の悪化に伴う外交的コストを総合的に勘案することになるであろう。

また、チャレンジ査察を申し立てる場合、CWCは、要請国が「懸念が生じた根拠となるすべての適切な情報」を提供することを求めている。[35]となれば、要請国のインテリジェンスの能力や情報源を他国に知られることになり、安全保障上のリスクや損失が、チャレンジ査察の申し立てによって獲得されうる安全保障上の便益を長期的には上回る可能性がある。

(4) 浸透的な検証制度が可能になる要件

以上の事例から、安全保障という国家にとって極めて重要な政策領域において、条約遵守の検証という、国家の機微情報に対する浸透的なアクセスを確保し、国家主権を制約する制度の導入が可能だった要因は以下の四点に整理されよう。第一に、検証の実施を可能にし、その結果が信頼性を担保されるに十分な技術的実現可能性である。科学的・技術的な基盤に立脚した検証制度は、国際機関が加盟国からの政治的信頼を確立するうえでの重要な基盤となる。

第二に、検証制度を導入する強い社会的要請である。国際社会全体に影響があり高い公共性が認識されるような深刻な事態が発生し、当該政策領域におけるレジームの秩序が揺らぎかねない場合には、政策コミュニティ内で制度改革の強い誘因が働くことになる。例えば、IAEA成立の動機となった一九五〇年代の核拡散リスクや、APの導入の契機となった一九九〇年代の拡散事案である。米ソ両国は戦略的対立の中にあっても、核保有国が増加し、国際秩序が多極化することを回避するという目的を共有していたため、IAEAの設立で共闘が実現した。[36]

第三に、制度の導入の政治過程が置かれた政治環境である。多くの国際機関の場合、新たな制度の導入や既存の制度の変更には、多大な政治的コストが伴う。強硬な反対に遭わない条件としては、協調的な関係を可能にする戦略的競争の衰退、あるいは国家間関係における力の偏在などがある。冷戦終焉期からポスト冷戦初期のソ連／ロシアは、米国が主導する国際秩序に対し協調的な姿勢へと転じており、また自国におけるWMD管理の問題やそれらの流出のリスクは、米ソ（米ロ）が協調して対処するべき課題であるとの認識が醸成されていた。[37]CWCの交渉過程においても、チャレンジ査察は、ソ連の反対を見越して提案された厳格な査察制度案が、予想に反しソ連がこれに反対を示さなかったがために成立した。

第四に、制度運用における主権国家の裁量が制度的、政治的に可能になっていることである。そのレジームの提供する規範やルールを受け入れるよう国際的な圧力に直面した国家は、レジームからの逸脱を避けつつ、国際社会における国家主権の絶対性に依拠しながら不遵守の行動を擁護する、あるいは不遵守の認定を回避しようとする。その際、主権国家は、手続きをめぐる争点を強調することによって、直接的にレジームの中核を構成する価値規範に対して直接的に挑戦することを避け、検証に係る義務を不遵守にならないよう注意深く回避し、結果として「遵守の実効性」を低減させる。

二　パンデミック対応における国際公益と国家主権の軋轢

(1)　グローバル・ヘルスレジームの「脱『国家』安全保障化」と再「安全保障化」(38)

伝統的に、国家はパンデミックからの国民の防護や国家存続のための国境での検疫を重視し、防疫措置の実施に軍隊を活用したり、私権の制限を行う措置を実施してきた。公衆衛生は伝統的に「安全保障化」された政策領域であったと言える。(39)

しかし、一八五一年の国際衛生会議設立から二〇〇五年のＩＨＲの改正に至るまでの感染症対策における国際協力の制度化の過程（レジーム形成）は、むしろ「脱『国家』安全保障化」の過程であった。

そもそも国際衛生会議は、国家安全保障の視点から管理・運営されてきた検疫措置について、科学的な検討に基づき国際的な人や物の移動と公衆衛生の調和及びそのための国際協力という観点から議論することを目的とした。(40)この国際衛生会議を嚆矢として、感染症対策における国際協力の制度化の歴史は、国家安全保障上の要請から生まれた検疫体制の軍事的管理（検疫の実効性を確保することを意図）と、過剰な検疫によって国家間の貿易が阻害され、経済的な損失が出ることに対する不満（経済的利益）の間の異なる価値の妥協点を見出す過程であった。(41)戦後のＷＨＯ設立の過程についても、戦後秩序形成の議論の中で、国際連合といった国際安全保障アーキテクチャとは一線を画し、公衆衛生を社会経済分野のイシューと位置付け、「脱安全保障化」させたことが同領域における多国間協力の枠組みをめぐる交渉の一つの特徴であった。(42)

公衆衛生分野における「グローバリゼーション」は、感染症の広がりの規模の拡大と加速化、関与するアクターの多様化、アリーナの多様化、人権規範やＳＤＧｓの重視などにみられる国家による行為の志向性を規定する規範や制度の変容、関与するアクターの多様化――例えば政府の感染症対策や対処を監視する司法、市民社会、公的・私的援助組織の役割の強化など――によって特徴づけられている。一九九五年に始まるＩＨＲの改正プロセスは感染症パンデミック対処をグローバリゼーション時代の国際社会の要請に適合させることを目指していた。感染症パンデミック対処に対する国際公益としての緊急性や重大性への意識の高まりは、ＨＩＶ／ＡＩＤＳやエボラ出血熱の事案において国際平和と安全に対する脅威であるとする国連安保理決議が採択されていることからもうかがい知ることができる。(43)安保理決議の採択という、イシューの重大性を象徴する「安全保障化」の行為は、グローバリゼーションの下での感染症問題の優先度を高めることに貢献した。

他方で、IHRの改訂を見た場合、それは、科学的知見（あるいはテクニカルな規定）に基づいた感染症対策を取り決め、各国別の取り組みの強化とともに国際協力の強化をより強調するという点では、「脱『国家』安全保障化」の文脈の延長に位置づけられる。WHOとIHRに規定された感染症パンデミック対策は、情報共有やサーベイランス、緊急事態発生時の対応などの手続きについては、科学的根拠に依拠しつつ手続きのルーティン性と規則性を確保し、比較的詳細に規定することで技術的専門性と非政治性の性格を持たせた。

そして同時に、WHO憲章とIHRという国際的な協定は、感染症パンデミック対応の前提として、人権や国際の平和と安全の基盤として各国の個別国益に優先されるという規範を明文化している。

ところが、国境を越えた人の交流や物流の活発化の中にあって、IHRには、国際的な移動への不要な阻害を回避する、という点もあらかじめマンデートの中に盛り込まれていた。二〇〇五年のIHRの改正により、感染症対策の重点は、水際での感染症侵入阻止から、サーベイランスなど主権国家の内部における感染症対策へと移行した。これは、水際対策の重要性を減ずるものではないものの、生物学的脅威の認識の多様化・変容という問題を認識し、多様化する脅威への対処が可能なようにする変更であったが、このような脅威の対象の拡大と感染症対策の指針の変更は、生物学的脅威対処におけるレジームの実効性を高めることを意図するが、同時に潜在的には感染症対策の再「安全保障化」を促す変化であった。[44]

COVID―19パンデミックは、感染症から守られるべき対象として自国民と他者の間に優先順位が存在するという厳然たる事実を顕在化させた。「ワクチン外交」という表現に象徴されるように、各国は、国際社会への支援において、パンデミック対策の効率性よりも、支援先や物資等について選択的に実施することで自国の影響力の拡大を狙ったり、自国の戦略的目的に対して公衆衛生における国際公益を従属させる政策を各国が採ることを選択した。[45]グローバリゼーションが進み、感染症対策においては一層国際協力が必要になる中で、「脱安全保障化」によって各国の期待を収斂させる形で進化したグローバル・ヘルスレジームの制度と、危機管理（安全保障）上の必要性から自律的な裁量の余地を確保する主権国家の要請との間の緊張関係が共存しているのである。

(2) 感染症対応に係る制度と国家主権の裁量を担保する装置

IHRは、「国際交通および取引に対する不要な阻害を回避し、公衆衛生リスクに応じて、それに限定した方法で、疾病の国際的拡大を阻止し、防護し、管理し、およびそのための公衆衛生対策を提供する」（第二条）ことを目的としている。グローバル・ヘルスコミュニティにおいてIHRは、事実上国際的な規範として機能しているとみなされている。[46]

WHO事務局長は、感染症の事象が発生している参加国から受理した情報に基づき、当該事象が「国際的に懸念される公衆衛生上の緊急事態」（PHEIC）を構成するか否かを認定（第一二条）し、PHEICに対処するための暫定的勧告を出すことができる。PH

ＥＩＣは、国際的な対応を必要とする大規模な疾病の発生そのほかの「起源または発生源にかかわらず」すべての公衆衛生上の脅威となるあらゆる事象に対して宣言される。

ＣＯＶＩＤ―19にＰＨＥＩＣを宣言するまでのＷＨＯの判断は慎重かつ抑制的に見えるものであった。ＷＨＯに対する批判には、渡航制限勧告発出の遅れが感染症の世界的な拡大を招いたというものがあった。(47)ＷＨＯは、二〇二〇年一月三〇日にＰＨＥＩＣを宣言したが、貿易や人の移動の制限は推奨しないと述べており、その後三月三〇日にパンデミックを宣言するまで、国際的な流通や旅行の制限を推奨することには消極的であった。このような抑制されたように見える対応の要因を、中国とＷＨＯの間の政治的なれ合いに帰する議論もあったが、(48)ＩＨＲの規定の運用という制度的な要因を考慮する必要がある。ＰＨＥＩＣの宣言から各国が移動の制限やロックダウンなどの規制の強化に動き出すまで一カ月ほどのタイムラグがあったことは、グローバリゼーションの中で経済活動と交流の停止を躊躇した、主権国家側の裁量の余地が大きかったと見ることもできる。

ＷＨＯは、国際保健事業の「指導的且つ調整的」機関（ＷＨＯ憲章第二条）として、勧告や指導、協力は実施できるものの、参加国に対して何らかの強制的な措置を取ることは想定されておらず、事象発生国の協力を得ずして任務を果たすことは不可能になっている。したがって、ＰＨＥＩＣを発出する事務局長の権限は当事国の意向に大きな制約を受ける。

ＰＨＥＩＣの対象となりえる事象が発生した情報が寄せられた場合、参加国はみずから情報をアセスメントしたうえで国家連絡窓口を通じて二四時間以内にＷＨＯに通報、継続的に情報を提供する。しかしながら、当事国がＩＨＲに従って報告をしないことを選択した場合、情報提供を強制するメカニズムや報復措置はない。またＩＨＲ付録第二に示されたＰＨＥＩＣに該当するか否かを判断する基準に該当しないと判断された疾病事象のデータを共有するためのメカニズムや規則も存在しない。(49)

その後の手続きでも、当事国が影響を及ぼすことが制度上確保されている。まず、ＷＨＯ事務局長がＰＨＥＩＣを正式に宣言する前に予備的決定を行う場合、当該事象が発生している参加国とかかる認定について協議を行う。そこでＷＨＯと当該国が見解の一致をみた場合に、緊急委員会（第九編第二章）に適当な暫定的勧告に関する見解を求め（第一二条）、最終的にＰＨＥＩＣの宣言に関する決定を行う（第四九条五）。

事務局長による勧告はまた、発布、修正、解除にあたり、緊急委員会の助言や科学的証拠などに加え、直接関係する参加国の見解も考慮することになっている（第一七条）。もし事務局長と意見の一致を見なかった場合、当該国は、ＰＨＥＩＣの終結及び／又は暫定的勧告の解除を提案できる（第四九条七）。なお、緊急委員会のメンバーは、ＩＨＲ専門家名簿から事務局長が選任した専門家及びＷＨＯの専門家アドバイザリーパネルから構成されるが、「少なくとも一名の委員は、自国の領域で事象が発生した参加国が指名した専門家」であることが望ましいとされ（第四八条）、当該参加国の見解が緊急委員会においても反映される。このように、IHRには、国家安全保障にもかかわる感染症にかかる機微な情報を国際機関に開示・共有することを求める規定を運用するなかで、主権国家の自律性を担保する政治的ファイアウォールが幾重にも埋め込まれている。ここに「遵守の実効性」が形式上担保されることと、「結果の実効性」の乖離の制度上の構造が見られるのである。

(3) 調査・検証活動の実効性に向けて——SARSの教訓

調査における国家とWHOの関係性という観点からは二〇〇四年四月に発生した、北京の国立ウィルス学研究所（IOV）における重症急性呼吸器症候群（SARS）の集団感染が有益な教訓を提供しうる。[50] 本件は、IHR改正前に発生しており、自然由来によるものではない、研究所からの危険な病原体の偶発的放出への対応の事案であるが、IHRが想定する多様な生物学的脅威の一つに該当するであろう。

二〇〇四年五月、IOVにおいて二人の研究者がSARSに罹患していることが判明し、調査の結果同研究所で四名の集団感染が確認された。WHOと中国衛生部の合同調査団は、感染源の特定に係る調査と合わせ、集団発生対応の調査を実施した。SARSに感染した研究者は、BSL3実験室から普通の実験室へ数回にわたり不活化SARSコロナウィルスを移して実験をしているが、ウィルスの不活化の有効性確認が不十分であったこと、ウィルスの移送の時期とふたりの発端者の発病時期が重なったことが分かった。

また、WHOは、接触者追跡調査および他の感染制御対策に関するデータについての評価も実施した。接触者追跡調査では、的確な症例の隔離および接触者の特定が、集団発生を異例の早さで確実に封じ込めることにつながったものの、初発症例の検知に遅延が認められ、その結果、院内および地域社会において有効な二次感染制御対策の実施が遅れたとされた。

この調査には、WHOが協力し、またWHOによる評価も実施されたが、あくまで調査主体は中国衛生部の組織した調査団であり、[51] WHOの役割は限定的であった。また、当該事案は、感染症事案ではなくバイオセーフティ上の問題と位置付けられており、調査および報告は安全管理のあり方に関する問題点と改善点の提示が中心となっている。

しかし、COVID—19のような感染症対応を調査対象とした場合、ウィルスの生物学的特性や感染状況といった国家安全保障上機微な情報が調査の対象となるのに加え、調査の対象となる組織や人員は極めて多岐にわたり、政府の首脳レベルまでもが調査の対象となる可能性も否定できない。このような政治的に機微な要素が調査の実効性に影響する場合、技術的にも、調査団へ付与される調査のマンデートを定義することは容易ではない。

おわりに——脱安全保障化されたレジームにおける国家主権の顕在化と実効性の相克

グローバル・ヘルスレジームは、グローバリゼーションの中で、他分野における国際交流を阻害しないことに配慮しながら国際協力を促進し、感染症パンデミックの拡大防止や被害軽減という国際公益を実現するため、感染症にかかる情報の管理や共有において、国家主権の行使を抑制した行動を期待し、科学的合理性に基づいて問題に対処するという「脱安全保障化」によって形成・維持されてきた。しかし、COVID—19パンデミックへの対応の中で、安全保障的側面が顕在化（「再安全保障化」）すると、[52] 国際機関による科学的専門性に基づく対処という制度の想定する期待とは異なり、レジームに埋め込まれた、国家主権の裁量を担保する装置が優越的に機能した。そこでは、たとえレジームに規定された手続に従って「遵守の実効性」を担保したとしても、「結果の実効性」に繋がらず、科学的専門性に依拠してきたレジームの信頼性が損なわれるという状況が生まれたのである。

ＩＨＲに規定された感染症対策が機能する前提としての「国際公益の視点から感染症の発生を報告（情報共有）すべき」という規範——これは国際公益の国家主権に対する優越への期待を示唆する——は、国家に行動の変容を促すには「適切性の論理」としての強さに欠ける。ＩＨＲなど国際的な取り決めにおいて情報提供や報告が法的義務となっていない場合、各国政府は形式的に法的義務の範囲内で行動することは容易に想定できる。[53]

ＳＡＲＳの報告をめぐる中国とＷＨＯの協力は、グローバル・ヘルスレジームの実効性に対する期待を高めたが、この後に採択された改正ＩＨＲに規定された報告の手続きに義務的な要素が付加されていない点や、実態として鳥インフルエンザやCOVID—19の事例でも継続的に報告の遅れが課題として指摘され続けていることを考えると、国際機関により大きな裁量を与え、主権を制限するような規定を設けることに国際社会が合意することは困難である。

これに対する補完的な措置として、事態の進行中、事後の検証メカニズムを強化することは一つの可能性であろう。ＩＨＲでは、ＰＨＥＩＣを構成する恐れがある事象が領域内で発生していると申し立てられた参加国に対し、通報又は協議以外の情報源からの報告を検証するように「要請」する、あるいは、アセスメントのために関係参加国と「協働することを申し出る」、そしてその申し出を参加国が断った場合には受け入れを促す、とされている（第一〇条）。事後のレビュー・メカニズムは、国家による将来の不遵守の抑止や、規範の遵守を促す効果が期待されうるが、それに加え事態進行中にレビューを実施することが可能になれば、透明性の高い、国際協力を通じて対処の実効性を適時に高める取り組みが可能になるであろう。COVID—19への対応についても、ＷＨＯは二〇二〇年以降レビューを実施しているが、主としてウィルスの疫学上の特性や感染の広がりなどに関する科学的な調査に主眼が置かれており、[54] 情報共有のあり方や政策実施の適切性や実効性の評価としては不十分である。

報告の規則と規範の遵守は、単に意志があるか否かだけではなく、遵守するだけの能力、すなわち経済的な損失の見通しや、感染症対策のコスト捻出といった財政的な課題、[55] 行政的な能力の欠如、官僚機構の問題や怠慢の問題であるとの評価もある。(56) であれば、このような国内体制のピア・レビューも一つの方策として想定しうるだろう。(57)

　国家の個別的な安全保障上の利益を目的とする動きが不可避だとすれば、多国間レジームの機能の実効性を維持・向上させるためには検証等の技術的精度の向上、非政府レベルでの社会的監視・情報交換・検証のネットワークの強化など、補完的かつ多面的・多層的なアプローチが必要である。

（1）World Health Organization, *WHO Director-General's opening remarks at the media briefing on COVID-19* (March 11, 2020). https://www.who.int/director-general/speeches/detail/who-director-general-s-opening-remarks-at-the-media-briefing-on-covid-19---11-march-2020.（最終アクセス日 二〇二三年七月一〇日。以下、リンクが示されている参考文献は、特に日付がつけられていない限りは同日。）

（2）"World health coronavirus disinformation; WHO's bows to Beijing have harmed the global response to the pandemic," *Wall Street Journal* (Online) (April 5, 2020). http://ezproxy.lib.hit-u.ac.jp:2048/login?url=https://search-proquest-com.ezproxy.lib.hit-u.ac.jp:8443/docview/2386074904?accountid=16195; "China was slammed for initial COVID-19 secrecy, but its scientists led the way in tackling the virus," *Science/Business* (April 7, 2020). https://sciencebusiness.net/covid-19/international-news/china-was-slammed-initial-covid-19-secrecy-its-scientists-led-way.

（3）WHO Emergencies Cornavirus Emergency Committee Second Meeting (January 30, 2020). https://www.who.int/docs/default-source/coronaviruse/transcripts/ihr-emergency-committee-for-pneumonia-due-to-the-novel-coronavirus-2019-ncov-press-briefing-transcript-30012020.pdf?sfvrsn=c9463ac1_2.

（4）山田敦「ワクチン外交とグローバル・ヘルス・ガバナンス：パンデミック宣言から1年」、『一橋法学』第二〇巻二号、二〇二一年、一―二八頁。

（5）Cf. Thushara Kamalrathne, Dilanthi Amaratunga, Richard Haigh, and Lahiru Kodituwakku, "Need for effective detection and early warnings for epidemic and pandemic preparedness planning in the context of multi-hazards: Lessons from the COVID-19 pandemic," *International Journal of Disaster Risk Reduction*, 92 (15 June 2023). doi: 10.1016/j.ijdr.2023.103724. Bruria Adini, Shepherd Roee Singer, Ronit Ringel, and Petra Dickmann, "Earlier detection of public health risks – Health policy lessons for better compliance with the International Health Regulations (IHR 2005): Insights from low-, mid- and high-income countries," *Health Policy*, 123-10 (October 2019), pp. 941–946.

（6）*Science/Business, op.cit.*

（7）例えば、アイ・フェン「武漢・中国人女性医師の手記」『文藝春秋』二〇二〇年五月号、一八二―一九四頁。

（8）WHO, *SSA2(5)* (1 December 2021).

（9）WHO, Drafting Group of the Intergovernmental Negotiating Body to Draft and Negotiate a WHO Convention, Agreement or Other International Instrument on Pandemic Prevention, Preparedness and Response, *Draft Bureau's text of WHO CA+, A/INB/X/X* (23 May 2023). https://healthpolicy-watch.news/wp-content/uploads/2023/05/DRAFT_INB_Bureau-text_22-May.pdf.

（10）WHO, *A/WGPR/6/3*, 10 January 2022. 第三条「一般的な原則

とアプローチ」。

(11) *Ibid.* なお、第一項は、人権の尊重となっている。

(12) Ilona Kickbusch, "COVID-19 Is Smoke and Mirrors—What Matters Is International Law," *Think Global Health* (April 15, 2020). https://www.thinkglobalhealth.org/article/covid-19-smoke-and-mirrors-what-matters-international-law.

(13) M. J. Peterson, "International Organizations and the Implementation of Environmental Regimes," in Oran R. Young ed., *Global Governance: Drawing Insights from the Environmental Experience* (Cambridge, MA: The MIT Press, 1997), pp. 115–151.

(14) Sara McLaughlin Mitchell and Emilia Justyna Powell, *Domestic Law Goes Global: Legal Traditions and International Courts* (New York: Cambridge University Press, 2011); Barry Buzan and Richard Little, *International Systems in World History: Remaking the Study of International Relations* (Oxford: Oxford University Press, 2000).

(15) James A. Caporaso, "The European Union and Forms of State: Westphalian, Regulatory or Post-Modern?," *Journal of Common Market Studies*, 34-1 (March 1996), pp. 29–52.

(16) Ian Hurd, *After Anarchy: Legitimacy and Power in the United Nations Security Council* (Princeton, NY: Princeton University Press, 2007).

(17) 例えば、「核のタブー」の議論など。Nina Tannenwald, *The Nuclear Taboo: The United States and the Non-Use of Nuclear Weapons Since 1945* (New York: Cambridge University Press, 2007)

(18) Stephen D. Krasner, "Structural Causes and Regime Consequences: Regimes as Intervening Variables," *International Organization*, 36-2 (Spring, 1982), pp. 185–205.

(19) IAEA, *IAEA Safeguards Glossary, 2022 Edition*, p. 18, https://www-pub.iaea.org/MTCD/Publications/PDF/PUB2003_web.pdf.

(20) 菊池昌廣「保障措置顕彰機能の変遷と今後の展開」軍縮学会編『軍縮・不拡散の諸相』、信山社、二〇一九年、二三七—二六〇頁。

(21) 同上、二三七—二三八頁。

(22) IAEA, *GG (XXXVIII)/17* "Strengthening the Effectiveness and Improving the Efficiency of Safeguards System" (29 August 1994).

(23) IAEA, *INFCIRC/540 (corrected)*, "*Model Protocol Additional to the Agreement(s) Between State(s) and the International Atomic Energy Agency for the Application of Safeguards*" (September 1997, reprinted December 1998).

(24) IAEA, *GOV/2011/65* (November 8, 2011).

(25) IAEA, *GOV/2015/68* (December 2, 2015).

(26) 市川とみ子「イランの核問題——現在を覆う過去の影」『国問研戦略コメント（2022-11）』、二〇二二年一一月七日、https://www.jiia.or.jp/strategic_comment/2022-11.html。

(27) なお政治的合意たるＪＣＰＯＡの違反は区別される。多国間レジームと問題解決のためのアドホックな政治的交渉の関係性については、秋山信将「核不拡散レジームの危機とアド・ホックな協議体：イランの核問題における EU3+3 の役割」『一橋法学』八巻二号、二〇〇九年七月、九七—一二〇頁を参照。

(28) ＩＡＥＡ天野之弥事務局長（当時）との会話、二〇一八年三月一八日、於ウィーン。

(29) CWC, Article IX, para.8.
極めて信頼度の高い根拠となる情報（関係する条約規定の明示、可能性のある違反の性質・状況の明示、懸念の基礎となったすべての適当な情報を含む）を示すことができれば、ある国の違反を申し立てることができ、執行理事会の四分の三が反対と認めた場合以外、ＯＰＣＷは一二から二四時間以内に査察官を派遣することができる。

（30）Jonathan B. Tucker, "Introduction," Jonathan B. Tucker, ed., *The Chemical Weapons Convention: Implementation and Solution* (Monterey, CA: Monterey Institute of International Studies, 2001), p. 4.

（31）CWC, Article IX. Para.9.

（32）CWC, Article IX. Para9, Verification Annex Part X, para.4 and Part XI, para.3.

（33）Abe, *op.cit.*, pp. 172–177.

（34）"Challenge Inspection: The Russian View," *OPCW Synthesis* (May 2000), p. 24; "Challenge Inspection: The Chinese View," *OPCW Synthesis* (May 2000), p. 19; "Challenge Inspection: The Iranian View," *OPCW Synthesis* (May 2000), p. 21.

（35）CWC, Verification Annex Part X, para. 4(d).

（36）Bertrand Goldschmidt, "The Origins of the International Atomic Energy Agency," *International Atomic Energy Agency Bulletin*, 19-4 (August 1977), pp. 12–18, https://www.iaea.org/publications/magazines/bulletin/19-4/origins-international-atomic-energy-agency.

（37）米国による旧ソ連諸国支援のための協調的脅威削減プログラムに関しては、Amy F. Woolf, *Nonproliferation and Threat Reduction Assistance: U. S. Programs in the Former Soviet Union*, Congressional Research Service, RL 31957, February 4, 2010 などを参照。

（38）Hai Yang, "'We are at war': securitisation, legitimation and COVID-19 pandemic politics in France," *Contemporary Politics*, 29-2 (2023), pp. 207–227.

（39）安全保障化とは、「ある問題が、緊急措置を必要とする存亡の危機として提示され、政治的手続きの通常の範囲外の行動を正当化するプロセス」と定義される。Barry Buzan, Ole Wæver and Jaap De Wilde, *Security: a new framework for analysis* (Boulder, CO: Lynne Rienner, 1998), p. 24.

公衆衛生分野の「安全保障化」については、例えば Alexander Kelle, "Securitization of International Public Health: Implications for Global Health Governance and the Biological Weapons Prohibition Regime," *Global Governance*, 13-2, (2007), pp. 217–235.

（40）永田尚見「国際的検疫制度の成立：第1、2回国際衛生会議（上）」『国際協力論集』第八巻第三号、二〇〇一年二月、一三三—一六一頁。

（41）武見綾子「安全保障としての国際的感染症対策——歴史的経緯の分析に基づく論点の提示」IFI Working Paper No. 3, 二〇二〇年五月。

（42）安田佳代『国際政治のなかの国際保健事業——国際連盟保健機関から世界保健機関、ユニセフへ——』（ミネルヴァ書房、二〇一四年）。

（43）Sophie Harman and Clare Wenham, "Governing Ebola: between global health and medical humanitarianism," *Globalizations*, 15-1, (January 2018), pp. 362–376.

（44）IHRは、感染症にとどまらず、バイオテロなどあらゆる生物学的なリスクへの対応を想定し、自然発生、事故、故意などその発生の態様を問わず、また生物（感染症）・化学物質・放射性物質など起源となる物質も問わない。

（45）山田敦、前掲論文。

（46）谷口清州「国際保健規則（IHR2005）の現状と課題（特集 国際感染症対策の現状と課題）」『公衆衛生』第七六巻第八号、二〇一二年、五九六—六〇〇頁。

（47）WHO Emergencies Cornavirus Emergency Committee Second Meeting, *op.cit.*

（48）*Wall Street Journal, op.cit.*

(49) WHO, *Rapid Review of WHO COVID-19 Surveillance, an external review conducted by Resolve to Save Lives, an initiative of Vital Strategies, at the request of the World Health Organization* (27 October, 2021), p. 26, https://cdn.who.int/media/docs/default-source/2021-dha-docs/rapid-review-of-who-covid-19-surveillance.pdf?sfvrsn=a640902c_1&download=true. なお、この外部検証報告書作成の過程で、当該国（すなわち中国）の代表と話をすることができなかったとの記述がある。

(50) 事例の記述については、以下の論文に依拠している。国立感染症研究所感染症情報センター「今春の中国におけるSARS集団発生の調査より得られた世界の公衆衛生への重要な教訓７」、二〇〇四年七月六日、http://idsc.nih.go.jp/disease/sars/update115-WHO1.html, "Investigation into China's Recent SARS Outbreak Yields Important Lessons for Global Public Health," *Infection Control Today* (July 5, 2004). https://www.infectioncontroltoday.com/personal-protective-equipment/investigation-chinas-recent-sars-outbreak-yields-important-lessons.

(51) 軍事医科学院、北京市疾病預防控制中心、中国疾病預防控制中心伝染病預防控制研究所からの七人の専門家から構成された。

(52) Eg. Amanda Moodie and Nina Gerami with Federica D'Alessandra, *Rethinking Health Security after COVID-19* (November 2021), Blavatnik School of Government, University of Oxford, 2021, https://www.elac.ox.ac.uk/wp-content/uploads/2023/04/ELAC-Policy-Paper_Rethinking-Health-Security.pdf-.pdf.

(53) Kelly Lee and David P. Fidler, "Avian and pandemic influenza: Progress and problems with global health governance," *Global Public Health*, 2-3, (2007), pp. 215–234.

(54) WHO, *Report of the WHO-China Joint Mission on Coronavirus Disease 2019 (COVID-19)* (February 16–24, 2020). https://www.who.int/docs/default-source/coronaviruse/who-china-joint-mission-on-covid-19-final-report.pdf.

(55) Ian Scoones and Paul Forster, "Unpacking the international response to avian influenza: Actors, networks and narratives," Ian Scoones ed., *Avian Influenza: Science, Policy and Politics* (London: Earthscan, 2010).

(56) Emma Chanlett-Avery *et al., International Efforts to Control the Spread of the Avian Influenza (H5N1) Virus: Affected Countries' Responses* (Washington DC: Congressional Research Service, Library of Congress, 2006).

(57) 例えば、原子力安全、核セキュリティの分野では、国内の政策実施やその体制についてピア・レビューが実施され、各国の能力構築に貢献している。

〔付記〕本稿は、科学研究費補助金研究プロジェクト（課題番号19H00578）の成果の一部である。

（あきやま　のぶまさ　　一橋大学）

日本国際政治学会編『国際政治』第211号「ヘルスをめぐる国際政治」（二〇二三年一一月）

ワクチン接種の政治力学
――ナイジェリアにおけるポリオ根絶イニシアティブを事例に――

玉井　隆

はじめに

政府が特定の感染症に対するワクチンの集団接種を推進することは、たとえ疾病の性質がより明らかになったり、医療技術の革新的な進歩があったりしたとしても、容易なことではない。とりわけ保健システムが十分に整備されておらず、また国際社会による膨大な支援が投じられている開発途上国では、ワクチン接種の推進のために多くの資源が国内外から動員される以上、国際社会、中央・地方政府、コミュニティ、個人の相互作用をめぐる複雑な政治力学が働く。なかでもポリオは、一九八八年の世界保健機関（World Health Organization, WHO）総会（World Health Assembly）の決議（WHA41.28）において根絶を目指すとして以来、多数のアクターが介在し多くの対策が行われてきた(1)。

そこで本稿は、ポリオワクチン接種をめぐる政治力学を、アフリカ最後の野生株由来のポリオ流行地であり、二〇二〇年にその根絶を果たしたナイジェリアを事例に検討する。着目するのは、国際社会の支援のもとで行われたナイジェリアのポリオ対策が、その本来の目的であるワクチン接種を推進したことに加えて、ローカル社会の人びとに対する、保健医療にかかわるケアを拡充させる効果を生んだ点である。ここで述べるケアは、家庭や病院内に限定されず、ローカルレベルでの対面的な関係において、相手のニーズに関心を向け、配慮し、具体的な行動をとる一連のプロセスを指す(2)。例えば同じコミュニティのヘルスワーカーが、住民の健康相談にのったり、医薬品や栄養サプリメントを継続的に提供したりすること、各家を一軒ずつ訪問して人びとが抱える問題を聞いたり、乳幼児の世話に関する情報を伝えたりすることなどがあげられる。こうした取り組みは二〇〇〇年代末頃から、子どものポリオワクチン接種に親を同意させる手段として本格的に導入された。本稿はナイジェリアの歴史的背景や医療状況を踏まえ、こうした活動をポリオ根絶のための手段ではなく、ナイジェリアにおけるケアの環境を改変させる効果を生むものとして再評価することを企図している。

国際保健政策に関する議論では、感染症対策や保健医療状況改善のための二つのアプローチ、すなわち国際社会や政府が定めたマニュアルにしたがい、特定の疾病対策をトップダウンで実施する垂直的（vertical）アプローチと、現地の人びとの参加と協力のもとに、人びとが抱える保健課題の解決を目指す水平的（horizontal）アプローチのそれぞれの可能性と課題が議論されてきた(3)。そしてポリオは、各国政府が主導してワクチンの集団接種をトップダウンで実施する垂直的アプローチの典型であるとされた(4)。ここで着目したいのは、そうであるにもかかわらず、ナイジェリアにおけるポリオ対策においては、水平的アプローチに基づき、ローカル社会の医療環境全般に配慮し、人びとのケアを拡充させる方策がとられたという点である。なぜ、またどのようにして、特定の感染症対策でありながらも、そうした特異なアプローチがとられるに至ったのか。

こうした問いに対して、既存の研究の多くは、医療・公衆衛生政策上の技術的な側面に焦点を当てて議論してきた。ナイジェリアを含め、西洋近代的な人口管理が適切に行われていない国家では、保健インフラが十分に整備されておらず、また子どもの数も正確に把握できていない。水平的アプローチに基づく方策は、対象者の統計データを整備し、ワクチンを確実に接種する最も有効な手段であることが実証的に示され、二〇〇〇年代末頃から本格的に実施された(5)。それに対して本稿は、ナイジェリアにおける国際社会や政府によるワクチン接種の取り組みが、植民地主義的な権力行使として実施され、その結果ローカル社会における近代医療に対する強い不信や大規模なワクチン接種拒否を引き起こしたことを指摘する。その上で本稿は、ローカル社会の医療環境に配慮した対策が実施されたのは、こうした垂直的アプローチに基づく施策が引き起こす軋轢への対応のためであると主張する。

このことを具体的に明らかにするために、以下ではまず第一、二節において、ナイジェリアにおける垂直的アプローチに基づくポリオ対策が抱えた特有の問題を示す。第一節は国際社会と連邦・各州政府(6)の対応に焦点を当て、政府がポリオを問題だと認識し対策を主導することができないという問題（政府によるイニシアティブの欠如）を示す。第二節はローカル社会の状況に焦点を当て、住民がポリオを問題だと認識しワクチン接種に同意することができないという問題（ワクチン接種拒否）を検討する。その上で第三、四節では、これらの問題に対応するために水平的アプローチが導入されたプロセスを検討する。第三節では国際社会と政府の対応に焦点を当て、いかなる政治力学が働き、ローカル社会に配慮した政策が実施されたのかを示す。第四節ではローカル社会の状況に焦点を当て、そうした政策がいかにケア環境を改変する効果を生むに至ったのかを明らかにする。

一　政府によるイニシアティブの欠如

本節では、一九五〇年代から一九九〇年代頃までを対象とした、ナイジェリア政府のポリオをめぐる対応を検討する。ポリオが政府レベルで初めて問題として浮上したのは、一九五〇年代後半からである。ナイジェリアに駐在したイギリス植民地行政官が相次いでポリオに感染したことで、政府はポリオの蔓延状況に関する調査を行った。同時期はポリオワクチンが開発され、その接種が世界各地で始まった頃でもあった。調査の結果、子どもの神経疾患の主要な原因がポリオであったことが明らかとなった。ただし、当時の国際社会はポリオの根絶を目指していたわけではなく、また一九六〇年代末は大規模な内戦（ビアフラ戦争（Biafra War））もあり、ポリオワクチンの普及には至らなかった。(7)

一九七四年、ＷＨＯ総会はジフテリア、百日咳、破傷風、麻疹、結核、ポリオの全六種類の疾病を対象とした「予防接種拡大計画（Expanded Program on Immunization, EPI）」を決議した（WHA27.57）。ＥＰＩは保健インフラが整備された国において高い成果をあげたが、ナイジェリアでの成果は限られ、予防接種率に大きな変化はなかった。ただし、オリコイェ・ランサム＝クティ（Olikoye Ransome-Kuti）が保健大臣を務めたときだけは例外であった。ナイジェリアはイギリスから一九六〇年に独立して以降、一九九九年までの大半の時期が軍事政権下にあった。ナイジェリアでＥＰＩが始まった一九七九年に民政移管が行われたが、一九八三年末に軍事クーデターが起こり、再び軍事政権に戻っている。ランサム＝クティが保健大臣に就任したのは、一九八五年に再度クーデターが起こり実権を掌握したイブラヒム・ババンギダ（Ibrahim Babangida）少将の時勢であった。ババンギダは不安定な政治情勢にあって、国際社会からの信任を得るため、保健医療分野で功績のあるランサム＝クティを保健大臣とした。(8)

プライマリ・ヘルス・ケアの拡充を重視するランサム＝クティは、全国全ての地方行政区にプライマリ・ヘルス・ケア・センターを設置し、それを拠点にＥＰＩに基づく予防接種を無料で実施した。(9)一九八九年、ランサム＝クティは国連児童基金（United Nations Children's Fund, UNICEF）の設定した目標に基づき、一九九〇年末までに八〇％のワクチン接種率を目指すとした。(10)実際に目標を達成できたのは結核のみだったが、いずれもこれまでにない接種率の向上が見られた。(11)

しかしランサム＝クティの功績はその後に引き継がれず、一九九〇年をピークに状況は劇的に悪化する。一九九〇年から一九九一年にかけて、国際通貨基金による構造調整プログラムに基づき、連邦政府は保健支出を大幅に削減した。またプライマリ・ヘルス・ケアのサービス提供の責任を地方政府に移管し、ワクチンの購入主体を州政府へと移した。財政が逼迫するのを抑えたい州政府はワクチンの購入を控え、結果としてワクチンは大半の人びとにとって高価で入手困難なものとなり、接種率は大幅に低下した。(12)

これに加えて一九九三年八月、ババンギダ軍事政権が、度々の延期を経て民政移管を果たしたが、わずか二カ月半後に、サニ・アバチャ（Sani Abacha）将軍が政権に就いた。アバチャは歴代の国家元首の中でも最も独裁的な支配を行った人物として知られ、人権活動家を相次いで処刑するなどした。その結果、アバチャ政権に対する批判から、多くのドナーが保健分野を含めた支援を中止した[13]。

以上のように、一九五〇年代末から一九九〇年代にかけて、政府はワクチン接種を主導的に実施することができなかった。この背景には、①国際保健政策において一時的に主流となったプライマリ・ヘルス・ケアや、債務危機に対応するための構造調整プログラムに基づく地方分権化を含めた、国際保健政策の動向の変化と、②軍事政権下におけるナイジェリア政治の不安定さがあった。ポリオに特化した対策はこうした重大な課題を抱えた中で始動することになった。

二　ワクチン接種拒否

一九八八年、ＷＨＯ総会は二〇〇〇年までにポリオの根絶を目標として掲げ、そのための「世界ポリオ根絶のためのイニシアティブ」（Global Polio Eradication Initiative, GPEI）の設置を決議した（WHA41.28）。ＧＰＥＩの枠組みのもと、ナイジェリアでは一九九六年からポリオに特化した対策が本格化する。例えばモップアップキャンペーンでは、ワクチン接種のために親が子どもを病院に連れてくるのではなく、ワクチン接種チームが戸別訪問を行ってワクチン接種を行う。ここで重要となるのは、戸別訪問者に対して、住民がワクチンの接種を拒否するという問題が顕在化した点である。なかでも二〇〇三年に始まる大規模なワクチン接種拒否は、ナイジェリアでのポリオ根絶が極めて困難であることを国際社会に痛感させた問題となった。本節ではこの問題を、ワクチン接種の権力性とそれに対する住民の抵抗という観点から検討する。

二〇〇三年に始まるワクチン接種拒否は、イスラーム社会として知られるナイジェリア北部において、ポリオワクチンに避妊薬あるいはＨＩＶが混入しているとする噂が流れたことに始まる。シャリーア最高評議会（Supreme Council for Shari'a）は、ポリオワクチン接種はイスラーム教徒の人口を減らすための西側諸国の陰謀であるとして、その中止を呼びかけた[14]。さらにナイジェリア北部で最大の人口を擁するカノ（Kano）州をはじめとする北部の州知事は、ポリオの安全性が確認されるまでワクチン接種を中止すると発表した。ワクチンの安全性に対する懸念は、医療従事者、大学教員、政治家からも相次いで表明された。その後ワクチンの安全性を評価する調査が数度実施され、紆余曲折を経たものの、二〇〇四年にスルタン（Sultan）がワクチンの安全性を認めるに至った。これを機に各州知事は自身の子どもにワクチンを打たせるなどして、その安全性を喧伝する側に立つようになった[15]。しかし多くの親は、子どもにワクチンを接種することを拒否し続けた。二〇〇四年、世界のポリオ症例数一二五五件のうち、ナイジェリアは七八二件と、世界全体の半数以上を占めることとなった[16]。

なぜこうした事態に陥ったのか。ここで注意すべきは、この問題は主に「ナイジェリア北部」で起こったという点である。この文脈におけるナイジェリア北部は地理的な区分だけではなく、政治的・歴史的に「作られた」区分として問題にする必要がある。

ナイジェリア北部は、植民地期よりはるか以前から中東やサヘル地域との交流が盛んなイスラーム社会として栄えてきた。一九世紀にはナイジェリア北西部にある都市ソコト（Sokoto）のスルタンを頂点とし、その周辺地域を複数のエミール（Emir）が支配する藩王国が建設された。イギリスは一九〇〇年に同地域を支配し、北部ナイジェリア保護領としたが、キリスト教が普及していた南部ナイジェリアと異なり、イスラーム法に則った慣行を引き継ぎ、スルタン＝エミール体制による統治機構を利用した「間接統治」を採用した。[17]

一九一四年に南北保護領が統一された。第二次世界大戦後、イギリス植民地政府はナイジェリアの自治権の拡大を模索する中で、「三大民族」とされたヨルバ、イボ、ハウサがそれぞれ中心的に暮らした南西部、南東部、北部という三地域に自治権を与える連邦政府を構想した。そして連邦議会にはそれぞれの地域から一定数の代表者が選出される仕組みを作っていた。詳細は省くが、こうした仕組みに応じて、各地域を基盤とした政党が現れ、また議席の割合をめぐる問題が噴出した。[18]先述した一九六〇年代末に起こったビアフラ戦争も、政治的に「作られた」地域区分の対立が背景にある。

独立後から一九九九年の民政化までは、北部出身の軍人や政治家が政治の中枢を占めることが多かった。しかし民政化を果たした一九九九年に大統領に選出されたオルシェグン・オバサンジョ（Olusegun Obasanjo）は南部出身のキリスト教徒であり、そのときの保健大臣も南部出身者であった。二〇〇三年の大統領選挙においてもオバサンジョは北部出身の候補者に競り勝ち、二期目の当選を果たした。北部の政治家はこれまで持っていた既得権益が徐々に減っていくことを警戒した。その結果、二〇〇〇年、北部の各州知事は、これまでシャリーア法典を民事に限って適用していたものを、刑法を含めて全面導入することを独自に決定した。オバサンジョはその中止を求め対立が続いた結果、各地で住民同士の衝突が起こり多くの犠牲者を出す「シャリーア紛争」にまで発展した。紛争に動員された人びとの大半は、貧しい生活を強いられている状況に強い不満を持つ中で、退役軍人から武器と金を供与された。[19]

二〇〇三年のワクチン接種拒否をめぐる問題もまさに同時期、つまり北部政治家が南部政治家による政権運営に対する巻き返しをはかろうとし、治安状況が悪化している最中に起こった。

こうした政治的な問題に加えて、「西洋」に対する人びとの不信を高めたのが、一九九六年に発生した、髄膜炎治療薬をめぐる事件である。これはアメリカの大手製薬企業ファイザー（Pfizer）が、髄膜炎の流行下にあったナイジェリア北部において、適切な手続きを経ずに髄膜炎治療薬の臨床試験を行い、一一名の子どもの命を奪ったものであった。[20]二〇〇〇年にワシントンポスト紙がこの問題を告発し、複数の訴訟が起こされ、二〇〇九年頃まで激しい議論が続いた。この事件の発覚を機にナイジェリア北部では、「西洋」から送られた医薬品が、政府主導により無料で提供されることに強い忌避を生み出すこととなった。

さらにナイジェリア北部の人びとにとって、ポリオワクチン接種のキャンペーンが大々的に展開されることそれ自体が違和感を覚えるものであった。彼らにとって子どもを苦しめる病気は、ポリオよりもマラリアや麻疹であった。[21] ナイジェリア北部のワクチン接種拒否を調査したヤハヤによる住民への聞き取りによれば、二〇〇一年に僅か四カ月で一〇万人の麻疹患者が発生した際、子どもの死を悼む親の前に、ポリオワクチンキャンペーン担当者が無料でワクチンを接種するために現れ、嘲笑の的となった。あるいは病院で解熱剤が高価なために購入できなかった人物は、ポリオワクチンを無料で接種するために子どもを連れてくるよう強要され、それを屈辱と感じたという。[22]

ワクチンをめぐる噂やデマは時代や場所を問わず存在した。[23] ここで議論したナイジェリアでのポリオワクチン接種拒否の場合、イスラーム社会としてのナイジェリア北部において、「西洋」的なモノへの不信感が助長され、また国内政治が不安定であり、プライマリ・ヘルス・ケアが、特に北部において適切に提供されていないことが背景にあって、ワクチンが拒否される結果となった。この一連の騒動は、決して技術的な問題ではなく、ナイジェリア政治の問題であり、また住民にとっての生存をかけた問題であった。

これ以降のポリオワクチンの集団接種は、本節で議論した二〇〇三年に始まる一連のワクチン接種拒否という政治的、社会的な問題をどのように捉え対応できるかに懸かっていた。その結果、二〇〇〇年代後半以降におけるポリオ対策の主要課題は、政府がポリオを主要な公衆衛生課題として位置付け、その対策を主導することができるか、そして住民もそれを問題だと認識しワクチンを拒否しないようにできるかに焦点が当てられていく。

三　ナイジェリア政府によるポリオ対策の強化

二〇〇八年、WHO総会はナイジェリア北部の予防接種率を高め、国際的な蔓延リスクを軽減するよう、ナイジェリア政府に求める決議を採択した（WHA61.1）。この決議が採択された二〇〇八年の野生株ポリオの発生件数は全世界で一六五一件だったが、このうちナイジェリアは七九八件と、全世界の半数近くを占めていた。[24]

ナイジェリアでは二〇〇九年頃から、連邦・各州政府がポリオ対策を主導するようになる。この背景には、前節で示したワクチン接種拒否の反省を踏まえた、ナイジェリア政府に対する国際社会からのこれまでにないアプローチがあった。その中心的存在は、ビル＆メリンダ・ゲイツ財団（Bill and Melinda Gates Foundation）（以下「ゲイツ財団」）と、その創設者であるビル・ゲイツ（Bill Gates）であった。ゲイツ財団はＧＰＥＩに対する資金供与額を、二〇〇七年の二三一六万ドルから、二〇〇八年に一億七七二〇万ドル、二〇〇九年には三億三〇〇四万ドルへと大幅に拡大した。二〇二一年時点に至るまで、ゲイツ財団はＧＰＥＩに対する世界最大のドナーとなっている。[25]

ゲイツ財団のアプローチの特徴は、ポリオ対策を技術的な問題ではなく、政治的な問題であると強く認識していた点にある[26]。そのためゲイツはナイジェリアを含むポリオ流行国を毎年のように訪問し、政治家や政府高官と度々会合を行った。例えば二〇〇九年、ゲイツはナイジェリアで保健大臣と直接面会し、全三六の州知事と保健大臣による「ナイジェリアにおけるポリオ根絶のためのアブジャ・コミットメント」の署名に立ち会った[27]。またゲイツはナイジェリア北部のソコト州を訪問し、州知事やスルタンと会談を行った[28]。

二〇一一年、ゲイツはグッドラック・ジョナサン（**Goodluck Jonathan**）大統領と面会した。そこでジョナサンは、ポリオ根絶を二年以内に達成することを公に発表した。ゲイツは大統領、副大統領、複数の州知事、保健大臣、財務大臣、上院議長、スルタンといった主要人物と相次いで会合を行った。さらにゲイツはナイジェリアの全州知事をメンバーとする知事フォーラムと共同で「予防接種リーダーシップ・チャレンジ」（**Governors' Immunization Leadership Challenge**）を発表した。この「チャレンジ」では、ポリオ対策に関する基準を満たした州が、ゲイツ財団から五〇万ドルの助成金と保健分野の支援を受けることができる[29]。

二〇一三年、ジョナサンは、アフリカ一の富豪として知られ、ダンゴテ財団を設立したカノ州出身のアリコ・ダンゴテ（**Aliko Dangote**）と、ゲイツの両氏を迎えた。ダンゴテとゲイツはその後カノ州に赴き、保健大臣、ソコトのスルタン、議会の保健委員長とともに、最新の定期予防接種戦略を発表した[30]。

ゲイツ財団は技術的な問題に対する支援も行っている。なかでも注目すべきは、二〇一二年にジョナサン大統領が設置した、ポリオ対策のための大統領タスクフォース（**Presidential Taskforce on Polio Eradication**）と、その実施主体となる緊急オペレーションセンター（**Emergency Operation Centre, EOC**）である[31]。ＥＯＣはゲイツ財団による資金協力と、アメリカ疾病予防管理センターやマッキンゼー・アンド・カンパニー社などの技術支援により設置された[32]。これを以って、ポリオ対策は保健省ではなく大統領直下のタスクフォースが主導し、その実働をＥＯＣが担うことになった。ＥＯＣでは各州・地方行政区レベルでのワクチン接種状況に関するデータが随時収集され、地図上に表示されることで、どの地域でワクチン接種が不十分かを即座に把握し、必要な措置を講じる体制が精緻に整備された。

さらにゲイツ財団は「革新的な」資金動員も行った。例えば日本の国際協力機構による円借款「ポリオ撲滅事業」では、ナイジェリア政府が一定の成果をあげた場合、ゲイツ財団がナイジェリア政府に代わって債務を返済することを約束した。二〇一七年にポリオ感染者数がゼロを記録したところで、ゲイツ財団はナイジェリア政府に代わり債務の返済を行うこととなった[33]。

ゲイツ財団のみならず、国際社会もまた、ポリオを問題化し続けた。二〇一二年には国連総会のポリオ根絶に関するハイレベルイベントで、ジョナサン大統領がポリオ根絶のための更なる努力を約束した。二〇一四年には、ＷＨＯがポリオを「国際的に懸念される公衆衛生上の緊急事態」とした。[34]こうした事態を受けてナイジェリア政府はポリオ対策緊急計画を定期的に作成した。[35]二〇一五年、ナイジェリアの大統領がジョナサンから、北部の有力政治家であるムハンマド・ブハリ（Muhammad Buhari）となったが、ポリオ対応のための大統領タスクフォースは維持され、またポリオ根絶のためのコミットメントが、州知事を含めて改めて発表されるなど、ポリオに関する政策はスムーズに引き継がれた。[36]

このように、二〇〇三年以降のワクチン接種拒否問題の時期と比べた場合、ナイジェリア政府はポリオ対策に継続的かつ強固にコミットし続けた。政府は二〇〇九年以降、ポリオを根絶せよという国際社会からの強い要請を受け、連邦・州政府レベルでそのイニシアティブをとることとなった。ポリオ対策を実施すれば、ゲイツ財団を中心に国際社会から膨大な資金が流れ、また国際社会における信用を得られた。北部出身のウマル・ムサ・ヤラドゥア（Umaru Musa Yar'Adua）大統領の急逝の後に臨時大統領となった南部出身のジョナサンにとって、ナイジェリア北部への政治的配慮は重要であった。ポリオを通じて北部に資金が流れることは、ジョナサンにとって好都合でもあったと考えられる。[37]

国際社会の動向を見た場合、二〇〇九年以降、ゲイツ財団や国連機関はナイジェリア政府に対して、ポリオ根絶計画を実行するよう強く働きかけてきた。同期間はミレニアム開発目標の達成に向けた取り組みも同時に進んでいた。世界三大感染症（HIV／AIDS、結核、マラリア）への対応、乳幼児と妊産婦への医療ケアの拡充が目標に掲げられていた。また先述した通り、一九八〇年代後半にランサム＝クティがプライマリ・ヘルス・ケアセンターを全国に設立して以降、国際社会は形骸化したプライマリ・ヘルス・ケアを拡充しようと支援を行っていた。そうした国際保健政策をめぐる複雑な動きがある最中にも、国際社会はポリオという特定の感染症対策を推進し続け、またナイジェリア政府もそれに応えてきた。この背景には、ゲイツの相次ぐナイジェリア訪問と、そこでの連邦政府、州知事、北部宗教指導者との協力関係の構築、「革新的な」資金提供といった、これまでのポリオ対応にはほとんど見られない継続的な取り組みがあった。

四　ローカル社会におけるケアの拡充

(1)　現場への負荷

ナイジェリア政府がイニシアティブをとりポリオ対策を強化しているのは、住民からの要請に基づき行われるのではなく、ポリオに特化した国際社会からの支援のもとで、政府から住民に対するトップダウンで実施された。このことは現場に多大な負荷をかけることとなった。とりわけそれを負うのが、実際にワクチン接種を行う地方政府やその下位にあたるウォードやコミュニティのレベルである。給与の未払いが日常であり、人材不足が深刻なローカルレベルの行政機関は、ワクチン接種の実施に関する全責任を負わされる。さらにEOCが設置されたことで、ワクチン接種の数値がより厳密で早く管理できるようになった。コミュニティ、ウォード、地方行政区、州それぞれのレベルでワクチン接種の達成値が集計され、目標値と比較しながらどこでどれほどワクチン接種が進んでいないかが地図上に一目でわかるようになり、「成績」の悪い地域は、ＶＨＲ（Very High Risk）と分類された。州知事や伝統的首長らは、ポリオワクチン接種が十分に達成できていない地域をすぐに割り出して問題化し、ローカル社会に厳しいプレッシャーをかけていった[38]。

さらに州政府はワクチン接種を推進するために、より強力なかたちで権力を行使することもあった。例えばナイジェリア北部のいくつかの州ではワクチン接種を拒否する親を逮捕し、罰金や禁固刑に処することができるとした[39]。カノ州ではワクチン接種について否定的なラジオ放送を行った著名人が逮捕され、ラジオ局も閉鎖された[40]。またコミュニティのリーダー（District Head）がワクチン接種を妨害したとして、カノ州のエミールに解雇された[41]。

ナイジェリア北部で長く調査を続けるレンネは、この結果としてローカル社会が政府に対する日常的「抵抗」の場となったと指摘する[42]。例えばワクチンを接種する側は記録の改ざんを度々行った。ワクチンを接種した子どもはマジックで指の爪に印をつけるが、ワクチンを打っていない子どもにも印をつけた。親もまた戸別訪問に対して、ワクチン接種対象の子どもは家にいないと嘘をついたり、戸別訪問後に家の壁にチョークで書かれる訪問記録を書き換えたり、ワクチン接種チームに対して石を投げつけたりした。ポリオワクチン接種のための権力が行使される中で、人びとがワクチンを接種しないとする自由を主張することは難しくなり、さまざまな抵抗が駆使された。これまでプライマリ・ヘルス・ケアが放置されたところに、毎年「わずか」数十人から数百人しか感染しない疾病に対して、「西洋」から膨大な支援が投じられ、無料でワクチンが配布される状況は、とりわけ貧困層にとって理解に苦しむことであった[43]。

(2) ローカル社会への配慮

現場のワクチン接種者は、二〇〇三年以降のワクチン接種拒否の経験を踏まえ、住民のワクチン接種拒否の背景には、「伝統的な医療」や教育の不足ではなく、ローカル社会の医療環境に問題があると考えていた。そのため支援者は、特に二〇〇九年以降、ポリオ対策のための資金として国外から巨額の支援が継続的に投じられる以上、その枠組みの中で、すなわちポリオワクチンを普及するという目的を達成するための手段として、ポリオに直接関係のない医療ケアの拡充を追及していくこととなった。

実際に行われたことの内実は千差万別である。ケアという観点からは程遠いが、保護者の同意を半ば無視し、ワクチンを打つことだけを考えた方法もあった。例えばワクチン接種キャンペーン時には、パフォーマーが街の路上で喜劇を演じ、音楽を奏でた。パフォーマーにつられて子どもが集まったところで、ワクチンを次々と接種し、さらにワクチンを接種した子どもに玩具や菓子をプレゼントした。

こうした活動を継続する中で、ワクチン接種を拒否する際に、人びとの不満や問題に関する話が聞き取られたり、親とヘルスワーカーがポリオに限らない様々な日常の問題を話し、その対応が行われたりした。例えばロータリー財団は一九八五年から「ポリオ・プラス」（Polio Plus）を全世界で展開してきた。これは文字通り、ポリオワクチンを接種した者に何かを「プラス」することを意味する。一九八〇年代はEPIが展開されていたため、「プラス」は他のワクチン接種を意味した。二〇〇〇年代に入り、「プラス」の意味と内容が変化してきた。例えば「ヘルスキャンプ」（Health Camps）では、ポリオワクチン接種に加え、様々な病気の相談、医薬品の提供、治療を行っている。ロータリー財団によれば、コミュニティの環境やニーズによりその内容は変更される。例えば「水がないのにポリオの薬を飲ませるのか」という住民がいた際は、太陽電池式井戸を建設した。[44]

ヘルスキャンプを積極的に導入しているカノ州は、マラリア検査キット、抗マラリア薬、解熱剤、虫下し薬を配布したり、妊産婦への医療ケアを提供したりしている。[45]また先述したダンゴテ財団は、ワクチン接種に協力した親に対して、ダンゴテ系列の国内企業が、（「西洋」ではなく）国内で製造した砂糖や塩を提供した。[46]

他にも、国際機関とナイジェリア政府は、治安や道路の状況によりアクセスが困難な地域で暮らす人びとを対象としたプロジェクト（Hard to Reach Project）を実施している。そこではポリオワクチン以外の疾病に対するワクチン接種、栄養サプリメントや虫下し薬などの無料配布、マラリアや下痢、肺炎といった疾病の治療、母乳育児など妊産婦に対する情報提供が行われている。[47]

こうした活動において重要なのは、政府や国際社会に対する住民の不信感が根強い中で、同じ地域出身者である女性[48]をヘルスワーカーとして大規模に雇用し、コミュニティレベルでの活動を展開している点である。UNICEFが二〇一二年から主導した事業は、ワクチン接種の戸別訪問を行うチームメンバーにボランティア・コミュニティ・モビライザー（Volunteer Community Mobilizer, VCM）を配置した。VCMは戸別訪問にあたりマイクロプランを作成する。マイクロプランはナイジェリアに限らずローカルレベルでの支援活動でしばしば用いられる手法であり、例えば家の配置やそこで暮らす人数、人びとが集まる市場や商店の配置を書き込んだ地図を作成し更新していく。[49]VCMは、その当初はワクチン接種を集中的に行うキャンペーン時だけ雇用されたが、その後VCMを育成したり、できる限り長い雇用の維持が可能となってきたりした。それにより彼女らはポリオワクチン接種に関係なく、日常的に各家庭と交流を保ち、妊娠や出産、育児に関する相談、出生登録の支援、命名式への出席、小児ワクチンの説明や相談を行うようになった。[50]VCMを含めたヘルスワーカーの存在は、「取り残された」人びとの訴えにほとんど初めて向き合い、様々なケアを提供できている点において重要である。

二〇一二年のVCM導入以降、VCMの活動によりワクチン接種率が向上することを示す実証的な調査成果も蓄積された。ワクチン接種のための戸別訪問において、VCMは欠かせない存在となっていった。WHOは、ナイジェリアにおけるVCMを世界最大の社会モビリゼーション・ネットワークであり、短期間で優れた成果を出したと評価している。[51] そしてVCMのような、人びとへの日常的なケア活動に携わるヘルスワーカーは、ポリオ以外の保健課題への対応についても活躍の場を広げる。

(3) ポスト・ポリオ

ナイジェリアは二〇二〇年にポリオ根絶を果たした。しかし二〇二二年現在でもアフガニスタンとパキスタンで野生株ポリオの流行が続いており、またワクチン由来のポリオ感染は常に起こり得る。このため根絶を機にポリオワクチン接種が停止されるわけではない。他方でこうしたローカル社会の状況に配慮したケアの拡充を目指す動きは、ポリオ根絶のための一過性の対応に留まっていない。ポリオ対策のために投じられた資源に基づき構築された、ローカルレベルにおけるケア関係を、WHOは「ポリオ・インフラストラクチャー」と呼び、それがナイジェリアの保健システムの改善や他の感染症のアウトブレイクの際に有効活用されている点を指摘する。[52]

例えば二〇一四年にエボラウイルス病が流行した際は、最初の感染者であった人物と接触した可能性の高い九百人近い人物の早期追跡・監視に、ポリオ対策に動員されていたVCMを含むヘルスワーカーが大きく貢献した。[53] 二〇一七年、イスラーム過激派テロ組織ボコハラム（**Boko Haram**）との紛争が続き、多数の国内避難民キャンプがある北東部ボルノ（**Borno**）州においてコレラが流行した際は、ポリオワクチン接種を経験したヘルスワーカーが動員され、また彼らがポリオワクチン接種のために作成していたマイクロプランを用いて、ワクチン接種や治療が行われた。[54] 二〇二〇年二月から始まった新型コロナウイルス感染症の流行に際しては、二万人いるとされるVCMのうち、六〜七割が、石鹸での手洗いやソーシャル・ディスシングなどに関する情報提供を行った。[55] 新型コロナウイルス感染症をめぐっては、SNSを中心に噂やデマが流布することが懸念されていた。ポリオ対応において培われた人びと同士の信頼に基づき、ローカル社会に対して適切な情報提供を行い住民と対話ができるVCMの存在は重要であった。

以上、本節では、ポリオに特化した対策が強力に進められた二〇〇〇年代末以降のワクチン接種にかかわる状況とその変化を議論した。第一項で議論したように、政府はそれをより確実に推進しようとすれば、ワクチン接種を拒否する人びとの自由を侵すほどの権力を行使することが可能となった。しかし第二項で議論したように、国際社会とナイジェリア政府は、ローカル社会における人びと同士の持続的なかかわりを重視した対応を同時に取ることができた。このとき現場に現れたのは、強権的な政治家や役人でも、欧米から来た援助者でも、医療の専門家でもなかった。そこでは同じ地域の女性が主体となり、同じ地域で生きる人同士によるケア関係が形成された。さらに第三項で示したように、こうして形成されるケア関係が、ポスト・ポリオ期においても、国際社会からの高い評価と継続的な支援のもとで、持続されている。

おわりに

本稿はナイジェリアを対象として、ポリオ根絶プログラムが、ポリオワクチンを接種するという本来の目的を推進したことに加えて、ローカル社会におけるケア環境を改変する効果を生んだことを明らかにしてきた。本稿の議論を踏まえれば、ナイジェリアにおけるポリオ対応は、国際社会や政府によるマニュアル化された特定の疾病対策を実施する垂直的なアプローチと、現地の人びとが抱える保健課題の解決を目指す水平的なアプローチのどちらかに還元して説明することはできない。とりわけイスラーム社会としての長い歴史を持つナイジェリア北部では、「西洋」的なモノや政府への不信があり、またプライマリ・ヘルス・ケアが全くと言ってよいほど提供されないという状況下にあった。そうした中でトップダウン型の公衆衛生上の施策としてポリオ対策を実施することは、植民地主義的な権力の行使にほかならず、住民にとってそれに抵抗することは、まさに生存をかけた問題であった。

　だからこそ二〇〇〇年代末以降におけるポリオワクチン接種は、ローカル社会における保健医療課題全般にアプローチする方策がとられることになった。ただしそれが可能となったのは、垂直的アプローチに基づき、ゲイツ財団を含む国際社会が、ポリオをめぐる問題を政治的課題として捉え巨額の資金を投じ続け、また政府が精力的にポリオ対策に対するコミットメントを表明してきたためであった。近年の国際保健にかかわる援助は、短期的で、ドナー都合により容易に中断されるプロジェクト型の援助形態が大半を占める。(56) それに対してナイジェリアのポリオ対策は、長期に渡り安定して実施された。こうした公衆衛生事業を継続的に展開することが、政治的な混乱が多く、国内の暴力や紛争が絶えないナイジェリアで実現したことは特筆に値する。

　水平的アプローチという観点から見た場合、そうした支援の継続性は、現場レベルにおけるワクチン接種拒否への対応を、ヘルスワーカーが主役となるケア関係の形成へと結実した。これまで圧倒的に医療資源が不足し「取り残された」人びとに対して、医療や公衆衛生の専門家ではないローカル社会の女性が主体となり、ポリオと関係のないより広範な医療ケアが持続的に提供されたのである。

　ポリオ対策は、結果としてポリオをめぐる問題に対しても、また人びとが生きるケア環境に関しても、ポジティブな変化をもたらし、ポスト・ポリオ期においてもそれが生かされようとしている。本稿の議論が示唆するのは、特定の疾患対策の推進は、たとえ費用対効果が高く、また感染症を根絶するというメッセージが国際社会において魅力的であろうとも、その地域特有の政治性を踏まえて、垂直的・水平的双方のアプローチを駆使し柔軟に対応されなければならないという点にある。

(1) ポリオはポリオウイルスを病原体とする感染症で、主に小児を冒し、感染者のうち約二百人に一人の割合で弛緩性麻痺を残す。治療薬はなく、ワクチンの集団接種により感染拡大を阻止する。ポリオワクチンは主に五歳未満の子どもを対象に毎年複数回接種する。ポリオへの対策はワクチン以外にも、弛緩性麻痺の患者の発生とその由来を即座に発見するための警戒システムの構築、感染を拡げるトイレや野外排泄といった衛生環境の改善、検査体制の充実とそれを担う人材の育成など多岐にわたる。本稿ではこうした技術的な問題には詳細に立ち入らず、ポリオ対策の柱となるワクチン接種に焦点を絞り検討を行う。

（2）アジア・アフリカの地域社会におけるケアの概説として、例えば西真如「ケアの政治学――アジア・アフリカ地域社会からの視座――」『Kyoto Working Papers on Area Studies』一一七巻、二〇一一年七月、五―一二頁を参照。

（3）西平等『グローバル・ヘルス法』名古屋大学出版会、二〇二二年、一一七―一二二頁。

（4）この背景には、一九八〇年にポリオと同様にワクチン接種を要する感染症である天然痘の根絶に成功したことがある。しかし、疾病の性質やワクチン接種方法、当時の政治状況などを踏まえれば、両者を同列に議論することは困難である。GPEI, "Poliovirus VS Smallpox Containment: An Interview with David Heymann," (November 2019), https://polioeradication.org/news-post/poliovirus-vs-smallpox-containment-an-interview-with-david-heymann/, [二〇二三年三月一日最終アクセス]; Elisha Renne, *The Politics of Polio in Northern Nigeria* (Bloomington: Indiana University Press, 2010), pp. 17–32.

（5）後で詳細に議論するが、水平的アプローチに基づく多様な介入がワクチン接種率向上に寄与することを実証的に示した研究成果は数多い。Kennedy M. Ongwae et al., "Use of Dedicated Mobile Teams and Polio Volunteer Community Mobilizers to Increase Access to Zero-Dose Oral Poliovirus Vaccine and Routine Childhood Immunizations in Settlements at High Risk for Polio Transmission in Northern Nigeria," *The Journal of Infectious Diseases*, 216-1 (July 2017), pp. 267–S272.

（6）現在のナイジェリアは三六の州と連邦首都地域（Federal Capital Territory）からなる。各州には地方行政区（Local Government Area）があり、その下位区分としてウォード（Ward）とコミュニティ（Community）がある。

（7）Renne, *op.cit.*, pp. 24–26.

（8）*Ibid.*, p. 35.

（9）同時期のプライマリ・ヘルス・ケアをめぐる制度・政策については西平等、前掲書、一八一―一九七頁を参照。

（10）Bolaji Samson Aregbeshola and Samina Mohsin Khan, "Primary Health Care in Nigeria: 24 Years after Olikoye Ransome-Kuti's Leadership," *Frontiers Public Health*, 5-48 (March 2017), pp. 1–2.

（11）Renne, *op.cit.*, pp. 24–26.

（12）*Ibid.*

（13）Samson and Khan, *op.cit.*

（14）この主張の背景には二〇〇一年のアメリカ同時多発テロと、二〇〇三年に始まるイラク戦争が関係するとの指摘もある。Maryam Yahya, "Polio Vaccines 'No Thank You!' Barriers to Polio Eradication in Northern Nigeria," *African Affairs*, 106-423 (April 2007), pp. 185–204.

（15）Ayodele Samuel Jegede, "What Led to the Nigerian Boycott of the Polio Vaccination Campaign?" *PLoS Medicine*, 4-3 (March 2007), pp. 417–422.

（16）WHO, "Wild Polio Virus 2000–2011," (January 2011), https://polioeradication.org/wp-content/uploads/2016/09/WPV_2000_2011_25Jan.pdf, [二〇二三年三月一日最終アクセス].

（17）島田周平『物語　ナイジェリアの歴史――「アフリカの巨人」の実像――』中央公論新社、二〇一九年、一―一三二頁。

（18）同上、一三三—一七六頁。
（19）戸田真紀子「民主化がもたらした異議申し立て——ナイジェリア第四共和制の「民族・宗教」紛争——」『国際政治』一四九号、二〇〇七年一一月、六一—七六頁。
（20）Renne, *op.cit.*, pp. 107–109.
（21）Barbara Schimmer and Chikwe Ihekweazu, “Polio Eradication and Measles Immunization in Nigeria,” *Lancet Infectious Diseases*, 6-2 (February 2006), pp. 63–65.
（22）Yahya, *op.cit.*, p. 202.
（23）Heidi J. Larson, *Stuck: How Vaccine Rumors Start - and Why They Don't Go Away* (New York: Oxford University Press, 2020)（小田嶋由美子訳『ワクチンの噂——どう広まり、なぜいつまでも消えないのか——』みすず書房、二〇二一年）.
（24）WHO, *op.cit.*
（25）GPEI, “Contributions and Pledges to the Global Polio Eradication Initiative, 1985–2020,” (June 2021), https://polioeradication.org/wp-content/uploads/2021/07/GPEI_FIN_Historical-Contributions_Journals-Charts_asat_2020-12-31.pdf, [二〇二三年三月一日最終アクセス].
（26）Alex Kornblum, “Can a Costly Campaign to Eradicate Polio From Nigeria Possibly Succeed?,” *The Nation* (November, 2014), https://www.thenation.com/article/archive/can-costly-campaign-eradicate-polio-nigeria-possibly-succeed/, [二〇二三年三月一日最終アクセス].
（27）Government of Nigeria, *Abuja Commitments to Polio Eradication in Nigeria* (July 2016).
（28）Bill Gates, “Nigeria Advances the Fight Against Polio,” (July 2010), https://www.gatesnotes.com/Health/Nigeria-Advances-the-Fight-against-Polio, [二〇二三年三月一日最終アクセス].
（29）Bill and Melinda Gates Foundation, “To Help Nigeria Stop Polio, Bill Gates Launches ‘Governors’ Immunization Leadership Challenge’,” (October 2011), https://www.gatesfoundation.org/ideas/media-center/press-releases/2011/10/to-help-nigeria-stop-polio-bill-gates-launches-governors-immunization-leadership-challenge, [二〇二三年三月一日最終アクセス].
（30）Bill Gates, “What I Learned About Polio in Nigeria,” (December 2013), https://www.gatesnotes.com/health/what-i-learned-about-polio-in-nigeria, [二〇二三年三月一日最終アクセス].
（31）Pan African Health Organization, “President Goodluck Jonathan launched Nigerian Presidential Task Force,” (2012), https://www3.paho.org/hq/index.php?option=com_content&view=article&id=6527:2012-president-goodluck-jonathan-launched-nigerian-presidential-task-force&Itemid=0&lang=en#gsc.tab=0, [二〇二三年三月一日最終アクセス].
（32）Mckinsey&Company, *Eradicating Polio in Nigeria*, (February 2016).
（33）Jackie Marchildon, “Bill & Melinda Gates Are Paying Off Nigeria's \$76M Debt to Japan,” *Global Citizen* (January 2018) https://www.globalcitizen.org/en/content/gates-paying-off-nigeria-debt/, [二〇二三年三月一日最終アクセス].
（34）GPEI, “Public Health Emergency Status,” (2022) https://polioeradication.org/polio-today/polio-now/public-health-emergency-status/, [二〇二三年三月一日最終アクセス].
（35）National Primary Health Care Development Agency, *2019 Nigeria Polio Eradication Emergency Plan* (December 2018).
（36）WHO, *Presidential Task Force on Immunization Renews Commitment to Polio Eradication* (April 2017), https://www.

afro.who.int/news/presidential-task-force-immunization-renews-commitment-polio-eradication, [二〇二三年三月一日最終アクセス].

（37）玉井隆「2015年大統領選挙――政権交代の背景とブハリ次期大統領の課題――」『アフリカレポート』五三巻、二〇一五年六月、二五―二八頁。

（38）Elisha Renne, "Polio Vaccination, Political Authority and the Nigerian State," in Christine Holmberg, Stuart Blume and Paul Greenough eds., *The Politics of Vaccination* (Manchester: Manchester University Press, 2017), pp. 303–306.

（39）Elisha Renne, "Parallel Dilemmas: Polio Transmission and Political Violence in Northern Nigeria," *Africa*, 84-3 (July 2014), pp. 466–486; John Shiklam, "Kaduna to Prosecute Anyone Who Rejects Polio Vaccines," *This Day*, (September 2016), https://www.thisdaylive.com/index.php/2016/09/16/kaduna-to-prosecute-anyone-who-rejects-polio-vaccines/, [二〇二三年三月一日最終アクセス].

（40）*Ibid*., pp. 476–477.

（41）Nasir Ibrahim, "Emir Sanusi Suspends Village Head For Sabotaging Polio Immunisation," *Premium Times*, (February 2018), https://www.premiumtimesng.com/regional/nwest/257347-emir-sanusi-suspends-village-head-for-sabotaging-polio-immunisation.html, [二〇二三年三月一日最終アクセス].

（42）Elisha Renne, "Polio Vaccination," pp. 288–317.

（43）Svea Closser et al., "The Global Context of Vaccine Refusal: Insights from a Systematic Comparative Ethnography of the Global Polio Eradication Initiative," *Medical Anthropology Quarterly*, 30-3 (September 2016), pp. 321–341.

（44）Vanessa Glavinskas, "The Plus in PolioPlus," (September 2019), https://www.endpolio.org/the-plus-in-polioplus, [二〇二三年三月一日最終アクセス].

（45）Nigeria Health Watch, "The Last Mile: On the Frontlines of Polio Eradication in Kano State," (August 2018), https://nigeriahealthwatch.medium.com/the-last-mile-on-the-frontlines-of-polio-eradication-in-kano-state-37a3cb4e4f40, [二〇二三年三月一日最終アクセス].

（46）Lawan Danjuma, "Polio: Dangote Rewards Immunised Families," (July 2013), https://allafrica.com/stories/201307091276.html, [二〇二三年三月一日最終アクセス].

（47）Chibuike Alagboso, "Identify and Report: How Grassroots Informants Accelerated the End of Polio in Niger State," (September 2018), https://nigeriahealthwatch.com/identify-and-report-how-grassroots-informants-accelerated-the-end-of-polio-in-niger-state/, [二〇二三年三月一日最終アクセス].

（48）戸別訪問において、在宅の女性（母親）は、家に男性（父親）が不在の自宅で、男性の訪問者と会うことはできないとされる。Oscar Lopez, "Nigeria's Women Volunteers Fight Polio," (September 2019), https://www.usnews.com/news/best-countries/articles/2019-09-19/volunteer-health-worker-program-boosting-roles-of-women-in-nigeria, [二〇二三年三月一日最終アクセス]; WHO, "The Challenge of Gender Inequality in Nigeria's Surveillance Network," (October 2019), https://www.afro.who.int/news/challenge-gender-inequality-nigerias-surveillance-network, [二〇二三年三月一日最終アクセス].

（49）UNICEF, "The Game Changer," (June 2012), https://www.yumpu.com/en/document/read/4884900/unicef-nigeria-newsletter-on-pei-polio-free-torch-, [二〇二三年三月一日最終アクセス]; Nigeria Health Watch, *op.cit*.

(50) Bashar Abubakar, "Simple but Effective: The Community Mobilisers Driving Immunization in Borno State," (September 2018), https://nigeriahealthwatch.com/simple-but-effective-the-community-mobilisers-driving-immunization-in-borno-state/, [二〇二三年三月一日最終アクセス]; Lopez, *op.cit.*; WHO, Rotary International, CDC and UNICEF, *Global Polio Eradication Initiative (GPEI) Status Report April 30, 2014* (April 2014), p. 54.

(51) WHO, Rotary International, CDC and UNICEF, *Ibid*., p. 53.

(52) WHO, "Nigeria's Polio Infrastructure Bolster COVID-19 Response," (April 2020), https://www.afro.who.int/news/nigerias-polio-infrastructure-bolster-covid-19-response, [二〇二三年三月一日最終アクセス]; Joseph Okeibunor, et al. eds., "Polio Eradication Initiative Best Practices in the WHO African Region," *Vaccine*, 34-43 (October 2018), pp. 5141–5208.

(53) The Economist, "Africa is on the Verge of Being Declared Polio-Free," (August 2019), https://www.economist.com/middle-east-and-africa/2019/08/22/africa-is-on-the-verge-of-being-declared-polio-free, [二〇二三年三月一日最終アクセス].

(54) Moise Chi Ngwa et al., "The Multi-Sectorial Emergency Response to a Cholera Outbreak in Internally Displaced Persons camps in Borno State, Nigeria, 2017," *British Medical Journal Global Health*, 5-1 (January 2020), pp. 1–12.

(55) Maryanne Murray Buechner, "Q&A with UNICEF Nigeria: How Polio Paved The Way For A Powerful COVID-19 Response," *Forbes* (April 2021) https://www.forbes.com/sites/unicefusa/2021/04/22/qa-with-unicef-nigeria-how-polio-paved-the-way-for-a-powerful-covid-19-response/?sh=65500b9a1ced, [二〇二三年三月一日最終アクセス]; WHO, *Contributions of the Polio Network to COVID-19 Response: Turning the Challenge into an Opportunity for Polio Transition*, (2020), pp. 6, 21.

(56) Ruth J. Prince, "Situating Health and the Public in Africa," Ruth J. Prince and Rebecca Marsland eds., *Making and Unmaking Public Health in Africa* (Athens: Ohio University Press, 2014), pp. 1–51.

〔付記〕本稿執筆にあたり、査読者および編集責任者である栗栖薫子先生より有益なコメントをいただいたことに感謝したい。なお本稿は、科学研究費補助金若手研究（課題番号 21K13173）の研究成果の一部である。

（たまい　たかし　東京女子大学）

日本国際政治学会編『国際政治』第211号「ヘルスをめぐる国際政治」（二〇二三年一一月）

人間の安全保障と感染症パンデミックの政治過程

西村 めぐみ

はじめに

医療と安全保障は、歴史上、深いつながりがあった。感染症のパンデミックは、国家や社会に対する脅威と古くから認識され、その感染者は、国家権力による過酷な人権弾圧の対象となった。また感染症を諸国家の政策協調で抑止する重要性は早くから認識され、一八五一年には、国際衛生会議が欧州文明諸国を脅かしたコレラに対処するため開催された。[1] その大きな目的は、文明諸国の社会秩序と支配体制の安寧を防衛することであった。

冷戦後の感染症パンデミックの特色は、人間の安全保障ディスコースが、国連を中心に重要性を増す中で、安全保障化が進められた点である。人間の安全保障とは、二〇一二年の国連総会決議によれば「貧困と絶望から解き放たれて、自由と尊厳の中で生きる人々の権利」[2] である。九・一一テロ後の国連加盟国の関心事を反映した二〇〇五年の世界サミットを契機に行われた国連総会決議で、感染症の問題は、開発目標の重要な核心であり、国連が取り組む課題と認識された。[3]

冷戦体制は軍事同盟による国際秩序と軍産複合体を制度化した。人間の安全保障は、感染症パンデミックへの対処を通じて、何を制度化したのであろうか。その高邁な理想が意図したように人々の人権を防衛し人道的制度を構築したのであろうか。人間の安全保障が理想的な目標を達成できなかったとしたら、なぜであろうか。

人間の安全保障と感染症パンデミックの政治力学については、多数の先行業績がある。その幾つかは、世界保健機構（ＷＨＯ）加盟国が、感染症パンデミックに対処する際、人間の安全保障の理念を完全に実現することができなかった事実とその原因の分析を行っている。例えば、デイビスらによる先行研究は、WHO加盟国が国際健康規則（IHR）修正により感染症発生の報告、監視制度を強化するなど規範の制度化を行ったが、その新たな規則が完全に実現されなかったのは開発途上国の遵守能力の欠如によるものであると論じた。[4]また開発途上国での感染症パンデミックを分析したツェレターは、福祉国家への批判と健全財政を求め民間の活力を重視するネオリベラル国際秩序が、人間の安全保障の一例としての感染症パンデミックの抑止に否定的な影響を与えたと分析している。[5]以上の先行研究の暗黙の前提は、人間の安全保障を、公共善を達成する優れた理念とみなし、その理念の実現を阻む要因を解明するという立場であった。

人間の安全保障の負の側面を論じた先行業績は多くはない。たとえばペレイラは、感染症などの非軍事的安全保障問題を人間の安全保障の枠組みで理解することにより、疫学的監視制度を通じて、感染症パンデミックを、超大国の戦略概念に結び付け、発展途上国での人権抑圧を深化させたと論じた。[6]つまり、他の先行業績が人間の安全保障を人道の概念として理想的に捉えていたのに対し、ペレイラの議論は、人間の安全保障が、既存の国際制度が介在することより、本来の目標に反する人権抑圧に帰結する危険性を指摘した。

他方、エルベは、人間の安全保障概念に直接言及してはいないが、HIV／AIDSを安全保障化することにより、感染症への対応が市民社会から軍や情報機関に移行されることになり、[7]こうした相互作用の制度的な変化が人権抑圧を招くメカニズムについて、重要な理論的指摘をした。

しかし、ペレイラやエルベの事例分析は概観的であり、特に、非軍事的安全保障問題が重要性を持った冷戦後に、感染症パンデミックの政治過程が既存の国際制度との相互作用を通じて、国内外の利益配分に、具体的に、どの様な影響を及ぼしたのか、必ずしも十分に検証しているとは言えない。

本稿は、すべての安全保障問題は客観的事実に基づくものではなく、発話行為（speech act）により社会的に形成されるとする「コペンハーゲン学派」の理論的枠組みに依拠したい。[8]そして、ペレイラやエルベの先行業績を踏まえた上で、人間の安全保障概念が登場したことにより、感染症パンデミックに対する政策過程で、いかなる行為体が、何を、国際制度と利益配分に影響を与えてきたかを論じてみたい。

本稿では、まず分析の枠組みと概念を提示し、人間の安全保障とネオリベラル国際経済秩序の共生的関係を論じた上で、WHOが国際健康規則の規定を整備したことによる影響を分析したい。感染症パンデミックへの対処を考察する際、問題の専門性ゆえに、専門家集団の役割は重要である。本稿では、先行業績が想定するように、専門家集団が人道的価値観を促進するのではなく、ネオリベラル経済秩序の擁護者としての役割を果たした点を示してみたい。

一　分析枠組みと概念

本稿では、エルベにならって、安全保障化を「ある争点が、非政治的もしくは政治的地位から取り出され、安全保障を行う行為体が、参照対象（referent objects）を実存的脅威（existential threat）にさらされていると宣言し、この脅威に対抗するため緊急の手段の採用を求めて説得的要請を行う発話行為」[9]と定義する。

「コペンハーゲン学派」は、安全保障を客観的状況とみなさず、発話行為とみなし、参照対象を安全保障化する行為体と聴衆の役割に注目している[10]。その発話行為とは、ある争点を「決まった手順や日常の政治の規範を超える非日常的な手段を求める『実存的脅威』の一つ」[11]とすることである。つまり、「コペンハーゲン学派」は、安全保障化を、平常の政治をパニックの政治とすることとしている。

ウィリアムズは、安全保障化の過程は、発話行為だけに焦点を当てていては十分な分析ができず、政治コミュニケーションの「期間、構造や制度」の幅広い理解が必要であると指摘している[12]。言い変えると、ある問題を安全保障化する過程を分析するためには、発話行為と既存の国際制度や経済構造との相互作用も分析することが必要である。

また感染症問題や環境問題の様な高度に専門的な知識を必要とする分野で欠かすことができないのが、医者や公衆衛生専門家から成る認識共同体である。本稿では、ハースに従って、認識共同体を「特定の分野における認知された専門性と能力及びその分野と問題領域における政策に重要な知識への権威ある主張のネットワーク」[13]と定義する。国際政治学のあらゆる理論的枠組みにおいて、認識共同体は一致団結し、人権、環境問題、人間の安全保障などの分野で斬新で道徳的規範の重要性を政策決定者に教育し公益実現に邁進したと想定されている[14]。

しかし、感染症や医療の分野の認識共同体構成員は、伝統的に、政治権力者や治安機構と共同して、感染者の検疫や強制隔離、生物化学兵器の開発やその制限、巨大製薬会社によるワクチン開発にも主要な役割を果たしてきた。政治権力者に主体的に専門知識を教育する専門家もあるが、他方で、権力者と癒着し利権を共有して国家安全保障や社会の安寧維持に貢献し、巨大製薬会社の利権の防衛に重大な影響力を持った専門家も決して少数ではない[15]。本稿は、すべての医師や公衆衛生専門家が、国家権力や巨大製薬会社の利権と癒着、共生してネオリベラル経済構造の防衛者であると述べるものではない。医療の専門家の中にも、社会構造の不平等が感染症パンデミックに大きな影響を与えていることを認識している者は多い。しかし、本稿では、医師や公衆衛生専門家の中でも、権力の客体となった構成員が、感染症のパンデミックで、政治権力者と共に、巨大製薬会社の権益を増幅させた認識共同体行為体の発話行為がネオリベラル経済秩序を強化していく点を示したい。

二　ネオリベラル国際経済秩序と人間の安全保障
——機能不全国家と国際ディスコース——

人間の安全保障は、一九九〇年代後半から、人権の尊重と人道主義的価値観に基づく人々を中心にした安全保障として国連や欧米の学界で大きな期待を集めた。人間の安全保障の最も重要な特色は、参照対象を国家から人々とした点である。つまり、従来の安全保障観では、国益が優先され、人々の安全はその後に置かれた。しかし、人間の安全保障は、国連加盟国に、「現在と表れつつある脅威に対して、包括的、統合された人々中心の戦略」[16]を求めている。言うまでもなく、人々の第一の権利は生命であり、生命を脅かす感染症対策が、人間の安全保障の重要であることは当然であり、二〇〇五年国連総会決議を再確認した二〇一二年の国連総会決議でも、人間の安全保障の重要項目として、より一般化した形で、言及されている[17]。

ところで、人々の生存と自由に対する脅威は、多方面にわたり、感染症のみならず、テロの脅威、開発、大量移民、犯罪、貧困、民主主義的政府の構築、環境問題、自然災害まで含まれる[18]。まさに、人間の安全保障が何であるか述べるのは容易であるが、何が、人間の安全保障でないかを述べることは困難なほどである。

こうした特色を持つ人間の安全保障に対する批判は初期の段階から指摘されていた。例えば、パリスは、人間の安全保障は概念的には正確な定義を欠き、包摂的であるが曖昧で空疎な内容であると批判している[19]。つまり人間の安全保障の包括性は、互いに矛盾した概念を内包しており、人間の安全保障の一分野を正当化することは他の重要な側面を犠牲にする可能性もありうる。例えば、国際テロの脅威から人々の安全を防衛する事は人間の安全保障の重要な争点領域であるが[20]、対テロ戦争は常に人権の侵害の危険性を伴っていた。そして、人間の安全保障概念には、本来の目的と矛盾する効果を生じる恐れがある時、どの争点領域を優先すべきか、もしくはいかなる抑止手段を取るべきか、具体的施策を含んでいるとは思われない。

人間の安全保障の第二の特色は人権と人道主義の理念である。そして、スカンジナビア諸国や国際NGOなど、従来の国家安全保障とは異なる行為体が積極的な役割を果たしてきた[21]。そのため、人間の安全保障に関連する計画を実施する際、伝統的安全保障観では、動員できなかった人々から援助資金の提供を受け、活動支援のために国際NGOなど非国家行為体の力を最大限に利用できた。

さらに、人間の安全保障の第三の特色は、伝統的安全保障と比較して、非国家行為体の役割をより重視している点である。伝統的な国家安全保障もしくは国際安全保障は、国家がその役割の大部分を担っていた。人間の安全保障も、その責務を担うのは、本来は国家であり、二〇一二年の国連総会決議も、政府が主たる役割を担うと述べている[22]。しかし同決議は、NGOなど地上の現実に通暁している行為体、地域組織[23]、国連システム[24]が機能不全国家に代替する役割を取ることを想定していた。そして、現実には、国際NGOが重要な役割を果たすことになった。

第四に、人間の安全保障は、国連総会決議などから示唆される様に、破綻国家、民主化支援、貧困など、国家が本来担うべき役割を果たしていない開発途上国の問題を解決することを目的としていた。

他方、一九八〇年代から、国際機関及び西側主要国から成る国際借款団が求めてきたネオリベラル国際経済政策の特色は、福祉国家、大きな政府、開発支援のための多額の政府間援助などから生まれた巨額の債務問題を解決するために、緊縮財政、社会福祉支出、病院など公共施設への支出削減と緊縮財政を実行することであった。(25) つまり、この考えは、国家が伝統的に担うべき役割を、国家から非国家行為体に移行させることを想定していた。国家の役割を、伝統的安全保障ほど想定していない人間の安全保障は、ネオリベラル経済思想と両立しやすい概念ではなかろうか。

三　冷戦期の感染症と国際関係

一九世紀に入り、科学技術の発展に伴う人及び物の交流の増大により、感染症が、一層の脅威となった時、西欧諸国は、一八九二年に、ベニスで主権国家の検疫政策を調整することを主な内容とした国際衛生条約を締結した。一九四八年には、WHOが創設されたが、感染症に対する基本政策は、国際健康規則に示されていた。その内容は、貿易と交通を規制することが主眼であり、各国の公衆衛生政策を取り上げることはなく、主権国家の内政不干渉を原則とするものであった。(26) 冷戦期には、米ソ両陣営は、競って、開発途上国に経済援助を行い、その中には、巨大な病院施設の建設、上下水道や幹線道路の整備、医学教育支援などが中心であった。

一九七三年の石油ショックに端を発する経済不況は、西側資本主義諸国のみならず開発途上国の経済にも大きな打撃を与えた。西側資本主義所国の経済低迷と開発途上国の巨額の債務は、従来型の大型設備の建設を中心とした開発支援政策の在り方に再考を迫ることになった。発展途上国の自立的な経済成長を促進すると決議された新経済秩序（NIEO）の考えは、一九七八年のWHOのアルマ・アタ（Alma Ata）宣言にも反映している。これは、「すべての人々への健康（Health for All）」という考えを示し、健康が人権に関連していると述べた。また、一次医療の重要性を述べ、人々に適切な医療を与えることが政府の責任であることを明示した。(27) アルマ・アタ宣言は、先進諸国が緊縮財政に向かい第三世界の資源保有国のナショナリズムが高揚する中で、健康が人権の一側面であると規定することにより、主権国家の自律的判断を絶対的なものと考える伝統的な安全保障から人間の安全保障の枠組みの中で医療を考える敷設となったと考えられよう。

ところで、超大国アメリカは、冷戦体制下で、生物化学兵器による戦争を想定し、海外の軍事展開を行う際の軍の要員の健康管理のため、ワクチンの研究開発に多額の資金を投入してきた。ホイトは、巨大製薬会社が、ワクチン開発に成功したのは、軍事的要請による連邦政府の支援があった時期であると、二〇世紀の歴史を実証的に検証している。(28)

一九七〇年代に入り、ベトナム反戦運動が高まった時期には、国防関連のワクチン研究開発費が削減され、巨大製薬会社は、製造物責任に関する訴訟でも敗訴が続き、多額の損失を被った。そのためワクチン開発は停滞期に入った。この時期のアデノウィルス・ワクチン開発の失敗は、軍と製薬会社の軍産複合体の置かれた状況をよく示している。[29] ベトナム戦争後、ワクチン開発が再度活性化するためには、新たなディスコースと枠組みを必要としていた。

先進工業国の巨大製薬会社は、一九八〇年代、世界が新自由経済思想に回帰し、GATTの枠組みに知的所有権を取り込み、WTOが生まれたことにより大きな飛躍の機会を得ることになった。そして、先進工業国の知的所有権を保護するために締結された、知的所有権の貿易関連の側面に関する協定（TRIPS）は、大きなビジネスチャンスの幕開けであった。[30]

感染症と安全保障の関係をより強力な制度化の要請は、WHO憲章二一条に基づく国際健康規則の改正という形に帰結した。つまり、WHOの原則は、主権国家政策への内政不干渉の原則が最も重要であったため、一九五一年の制定時の国際健康規則は、六つの検疫措置を規定するだけであった。また一九六〇年代以降の改正も、報告義務のある感染症の変更が主であった。[31] しかし二〇〇〇年代に入り、SARS、鳥インフルエンザと多数の感染症パンデミックが続いた後、国際健康規則は、届け出義務のある感染症の追加にとどまらず、WHOによる非国家行為体の情報の活用、機密情報の共有など、加盟国がより規定を遵守しやすくし、透明度の高い情報が得られるような措置を盛り込んだ。[32]

WHOが国際健康規則の改正により情報の共有システムなどの制度を強化した背景は、冷戦後の物流の増大により、感染症が一層脅威となっただけではなかった。二〇〇三年の、人間の安全保障委員会報告書『人間の安全保障の現状』は、九・一一テロ後の人間の安全保障の認識を最もよく表していた。そして、この報告書では、暴力紛争、テロリズム、破綻国家から人々を守ることの重要性が繰り返し述べられている。[33] 同時に、感染症パンデミックは地域国際秩序と国家の効率性を危殆にさらし、破綻国家の一因ともなると位置づけられ、「健康安全保障と軍事安全保障は直接に連結している」[34] と結論づけている。

また人間の安全保障委員会報告書は、生物化学兵器をテロ団体が使用する危険性にも言及し、生物化学兵器と感染症問題が明瞭に関連している点にも触れている。[35] 九・一一後の対テロ戦争により、生物化学兵器拡散の脅威と、世界規模の感染症パンデミックの危機が人々の安全保障の枠組みにより不可分の問題となった。そして、改正され強化されたWHOの国際健康規則は、感染症パンデミックの問題に対処する際、先進国と開発途上国とを連動させる重要な制度となった。

この結果、二一世紀の国際関係において、WHOが、加盟国に通報義務を遵守することを求める際、安全保障のレトリックが効果的に利用され、感染症報告の義務を遵守するように求められた。[36] これらの例は、従来、人道的で博愛主義的論説に包んで議論しなければならなかった感染症の問題が、人間の安全保障の論説に位置付けられ、テロリズムや破綻国家の問題と結びつけられることにより、容易に、軍事、国家の安全保障と同等の脅威とみなし得ることを明瞭に示したと言えよう。

次に、本稿は、感染症パンデミックの安全保障化の過程を経て、人間の安全保障は、WHO加盟国に、何を、どの様に制度化したのかを検討したい。

四　人間の安全保障と感染症パンデミック関連付けの発話行為

(1)　安全保障化の発話行為

伝統的安全保障観は、国境を越えて押し寄せる国家への脅威から国家を防衛することが主たる目的あった。人間の安全保障概念は、国家破綻もしくは機能不全に起因する内戦やテロ団体から、個々人の安全を防衛する必要性を国連加盟国政府に認識せしめた。そして、以下の様な経緯により、国連加盟国は、感染症パンデミックを人間の安全保障の枠組みで国家安全保障と同等の問題と認識するに至った。

まず国連安全保障理事国の政策の特徴は、二一世紀の感染症パンデミックをテロリズムや破綻国家の問題と結びつけて安全保障化したことであった。HIV／AIDSは一九八〇年代半ばに発見されたが、その後約二十年間、公衆衛生問題として理解されてきた。しかし、二〇〇〇年、二一世紀最初の国連安全保障理事会で、アメリカ副大統領ゴアは、HIV／AIDSは、サハラ以南の諸国にとって「単なる人道危機ではない。それは安全保障危機である。なぜなら、それは単に個々の市民だけでなく、社会の性格を規定し防衛するまさに制度を脅かすためである。この病気は、労働力を弱体化し、経済を脆弱にする。……それは軍に打撃を与え、警察と平和維持軍を転覆させる」と述べた。[37]この議論は、超大国及び国連指導者がHIV／AIDSパンデミックをサハラ以南アフリカの地域秩序と軍の弱体化と結びつけた象徴的な演説であった。

九・一一テロが勃発し、感染症パンデミックは破綻国家のみならず生物化学兵器と関連付けて言及されるようになった。二〇〇三年人間の安全保障委員会『人間の安全保障の現在』は、二つの章を、国際テロに深くかかわる内戦と破綻国家に起因する問題に割き、この両者の問題が人間の安全保障の争点領域の中でも最重要課題であると論じた。[38]

第六章では、次のように健康問題が、軍事安全保障だけでなく生物兵器によるテロリズムと関連していると述べている。

> 軍事安全保障に関心を持つ人々は、防衛の健康的側面、——兵器としての細菌、脆弱国家を弱体化させる感染症、軍隊の間での健康リスク、軍事行動の人道的インパクト——などへの焦点を倍加させている。大量破壊の生物兵器が使用される可能性が、公衆の関心の急激な高まりを起こし健康問題は正面切って安全保障議題となった。[39]

エボラ出血熱パンデミックは、一九七六年最初にアフリカで報告されて以来一九九〇年代にも中央アフリカで発生していたが、国連機関の文書や国際メディアに報道されることは殆どなかった。二〇一四年、アメリカなど先進国に感染者及び死者が見られるようになり、西アフリカの武力紛争地帯の農村に止まらず都市部で感染者数が増加したことを契機に、国連安全保障理事会緊急集会で、エボラ出血熱の拡大が安全保障の問題であるとする決議が採択された。[40]この安全保障理事会決議では、リベリア、シエラ・レオネ、ギニアなどエボラで最も影響を受けた地域の平和構築と発展の利益について言及し、「最も影響を受けた諸国の安定を崩し、封じ込めなければ、市民の不安、社会緊張、政治的また安全保障の雰囲気の悪化のさらなる出来事を招く」[41]と述べて、破綻国家や内戦の危機の問題と関連付けた発話行為を繰り返している。

以上の様に、感染症パンデミックは、国家破綻や内戦に結び付けられた。しかも、こうした関連付けは、民主的統治など人間の安全保障の他の争点領域を軽視するのみならず、人権の蹂躙を厭わない手段を選択する可能性を意味した。

また以上の発話行為は、WHOの国際健康規則の性質に多大な影響を残すことになった。つまり、WHOは、歴史的には、内政不干渉の原則に沿いつつも、人々の健康という基本的人権に深いかかわりがある分野の専門技術的組織であった。WHOは一九四八年の国連安全保障理事会との合意で、後者の要請があれば、合意七条の規定により、協力する義務を有していたが、要請は、歴史的には稀であった。[42]

しかし、ブルチが指摘する様に、二〇一一年には、WHOは、国連と化学兵器禁止機構と共に、シリアで化学兵器が使用されたとの調査を行った。またWHOの国際健康規則は、安全保障理事会との恒常的な協力を想定していない。にもかかわらず、二〇一四年の国連安全保障理事会決議二一七七は、安全保障理事会はWHOが「中心的役割」を担っているとし、[43]関係国との協力だけでなくエボラ伝染を監視し、治療とワクチン開発を急ぐように技術的指導等を強化するよう要請している。[44]国連機構の中でも安全保障理事会とWHOとのより密接な協力関係が、人間の安全保障ディスコースが残した一つの制度的遺産である。WHOと国連安全保障理事会との関係強化は、WHOの国際健康規則は改正され、先進国と開発途上国の公衆衛生とパンデミックについての連動が強化されたことと相まって、一層、大きな影響を開発途上国の社会に残すことになった。

エボラ出血熱が、きわめて大きな脅威と国際的な対応を集めたのは、二〇一四年の国連安全保障理事会の決議二一七七により国連エボラ緊急対応使節団（UNMEER）が派遣され、その後の国際的な人道団体などの認識共同体との共同撲滅作戦が遂行されたためであった。国境のない医師団（MSF）などの人道支援団体は、国連や世界銀行など、先進国の利益を反映した国際政府間組織から多額の資金を受けていた。オバマ政権下で、疾病予防管理センター医療団はアメリカの国益を防衛するために派遣された。[45]この国際機関及び国際NGOからの多大な関心は、人間の安全保障のディスコースとWHOの国際健康規則改正に伴う履行事項の義務が大きな影響を与えた。国際制度の整備により、感染症の発生源とされるアフリカ諸国を国際公衆衛生統治構造に組み込むまれることとなり、先進国への政治的経済的依存は、一層、強くなったと言えよう。(46)

(2) 感染症パンデミックのネオリベラル解釈と認識共同体

医療や感染症の分野は専門性が高いため、WHOの感染症対策を決める上で、認識共同体の影響力は、歴史的に、極めて大きかった。例えば、二〇世紀初頭、南アフリカから広まった腺ペストは結核より致死率は低かったものの、欧州文明社会の安全への重大な脅威とみなされ、罹患者は、強制移住など警察権による弾圧の対象となった。(47)この隔離政策は露骨に人種差別的であり、その歴史には、医師を初めとする公衆衛生専門家集団が深くかかわっていた。(48)

その後の毒ガス兵器、生物兵器の開発は、医療と軍事安全保障との明確な結び付きの歴史を示していた。第二次世界大戦後、アメリカではマラリア感染から社会の防衛を主な任務として設立された疾病管理予防センターはベトナム戦争復員兵のダイオキシン汚染、湾岸戦争に伴う米軍兵の健康被害など軍事安全保障問題にも医学の面から深く関与した。(49)

感染症罹患の原因に関する認識共同体の主流派の見解は、感染症は個人の不運や不衛生もしくは反社会的な行動が原因とする裕福層の白人男性を中心に支持されたネオリベラル解釈(50)で、政治社会構造の不平等、労働問題もしくは不十分な社会保障政策を指摘するものではなかった。

認識共同体が特定の人種集団に差別的取り扱いを生み出した経験はアメリカなど先進国にも見られた。一九八〇年代初頭、アメリカの疾病予防管理センターは、HIV／AIDSを同性愛者や薬物常習者と結びつけ、ハイチ人移民が感染している事実を大々的に宣伝した。この発表は*Journal of the American Medical Association*にも大きく報告された。ハイチ人に対する偏見はアメリカのハイチ系移民のみならずハイチ本国の経済、観光にも多大な負の影響を与えた。(51)ハイチ系移民団体からの激しい抗議に合い、一九八五年に、疾病予防管理センターは、ハイチ系住民をリスク集団とするディスコースを停止した。しかしアメリカ食品医薬品局（FDA）は一九七七年以降にアメリカに入国したハイチ系移民からの献血を受け付けないとする決定を行い、一九九〇年二月には、すべてのハイチ系移民の献血を禁止すると発表した。(52)

COVID―19・パンデミックの際には、中国の伝統的な食文化や不衛生な都市インフラが非難されるばかりではなく、中華人民共和国科学院武漢ウィルス研究所が、意図的に変異ウィルスを作り出したとアメリカは激しく中国を非難した。この論争は、中国の影響力の急激な上昇を背景に、主に、トランプ政権によって引き起こされ、アメリカ政府部内、疾病予防管理センター内部ですら政争の道具となった。(53)

感染症パンデミックのネオリベラル解釈の弊害は開発途上国でより甚大であった。例えば、HIV／AIDSに関するあらゆるディスコースが、病気はアフリカに端を発していたと述べ、先進国の医療関係者による現地調査は、現地住民の性的行動に焦点を当てていた。また先進国のメディアは、HIV／AIDSがアフリカ大陸に蔓延したのは、野生動物を蝕す住民の習慣が原因であると報道した(54)。

　野生動物から人類への感染症の伝播は先進国でも稀な現象ではない。HIV／AIDSは、アフリカ大陸に瞬く間に広まったが、その広がりは一様ではなく、ウガンダ、コンゴ民主共和国、ブルンジ、タンザニア、ルワンダ、ケニア、ザンビア、ザイールなどグレート・レイク周辺の史上最も凄惨な内戦が持続し大量難民が発生している地帯に集中していた事実は、先進国ではほとんど報道されていない(55)。また先進国の患者の多くは男性であったが、開発途上国では圧倒的に女性患者が多く、伝統的社会での女性の土地所有の禁止と悲惨な経済状況、一夫多妻制、多産、児童婚などの社会問題が取り上げられることもなかった(56)。

　さらに、WHOや先進国メディアは、迷信深い住民が先進国の先進的な医薬品を拒否し呪術を妄信していると論じている。イスラム教徒の多いナイジェリア北部カノ州で、宗教指導者が、イスラム教徒を断種する意図があるとしてポリオワクチンの接種を延期するように求めたファトワを出した(57)。これを非科学的と断罪することは容易である。しかし、現地の宗教指導者は、九・一一テロ後の超大国の反イスラム的ディスコースを強く意識しており、認識共同体の「科学的」公衆衛生上の見解を正統なものとは認識していなかったのである。

　開発途上国の国家の腐敗も忘れてはならない要因である。例えば、エボラ出血熱で多大な影響を受けたシエラ・レオネの健康衛生省は二〇一〇年から一四年の間、同国の最大の予算の拠出を受けたが、その約半額は、非効率な管理もしくは腐敗のため無駄になったと報告されている(58)。

　当然のことながら、地元の住民は、国際的認識共同体を価値中立とはみなしていない。アフリカ諸国の人々は、先進国が多額のHIV／AIDS対策費用をアフリカ諸国に支援したのは、地元住民の健康が脅かされたためではないことは理解していた。なぜなら、先進国の軍人にHIV／AIDSの感染が拡大した時、先進国からの大規模な支援が開始されたからであった。そして、治療薬は一般住民より軍要員や政府高官に優先的に付与されてきた(59)。アフリカ統一機構（OAU）も二〇〇一年にはHIV／AIDSを地元住民の福祉や人権問題というより、むしろアフリカ大陸の政治的安定、大陸の持続する平和と政治的安全保障の問題として考えると発表していた(60)。

　開発途上国宗教指導者や少数民族地域の地元住民の非科学的な行動は、開発途上国が近代以降、西欧文明諸国に人道的レトリックにより搾取されてきた歴史を顧みずに評価することは困難であろう。こうした認識共同体の感染症に関するディスコースは、開発途上国はもとより先進国の社会構造の持つ問題点の解決を放棄したものであり、既得権益を保護するのみならず、社会の分断を激化させるものであった。

(3) 感染症パンデミックと社会分断の激化

　感染症パンデミックが発生した時、社会的貧困層や移民集団は、常に、差別され他者化（othering）され、排斥する国家政策や社会的圧力の犠牲となってきた。差別は、先進国特有の現象ではなく、南アフリカ共和国では地元住民はマラウィからの移民炭鉱労働者をCOVID—19の感染源として激しく糾弾した。いずれも差別の犠牲となった移民の出身者が実際に感染症の発生国であるという客観的事実に基づくものではない。地元住民やメディアの「感染の民族的また人種的分布に関するメンタルな地図（mental map）」[61]に基づく非難であった。またCOVID—19の伝播の責任は、世界中の至る所で中国人やアジア系移民、旅行者への敵意となって向けられたことも記憶に新しい[62]。

感染症を防疫措置によりくい止め人々の健康と声明を守るとする口実により、感染者に苛烈な弾圧を加える人類の愚行は、特に、国家機能の破綻した開発途上国で激しさを増した。シエラ・レオネでのエボラ出血熱は、内戦で分断された社会で民族的アイデンティティの問題として理解された。反対党の支配地域南西部でエボラ危機は発生したが、政府与党は、感染症防止政策を遅滞させ、感染症を南西部の民族的病気とする差別的言語行為をメディアが拡散した。感染症は瞬く間に支配政党の優位な北部地域にも広まったが、今度は、反対党が感染症を北部民族の病とする言説で対抗するという負のスパイラルが生まれた[63]。

シエラ・レオネでは、国家機能が破綻し、公衆衛生制度の維持は、完全に、超大国の拠出に依存していた。しかし国家機構は腐敗し、多額の援助金が、公務員や政治家により着服され、地元の一般住民の支援には回らなかった。人々の政府不信は強烈で、政府が超大国から援助金を集めるために、ウィルスをばら撒いているとする陰謀説までまことしやかに流布されていた[64]。

二〇一四年八月一日までに、シエラ・レオネ、ギニア、リベリア政府は、国境沿いの森林地帯で大規模な強制隔離を行い、リベリア政府は国内最大のスラム街で強制隔離を行った。さらにシエラ・レオネでは、九月一九日から二一日まで大規模隔離を強行し、公衆衛生専門家にエボラ感染者が隠れていた場合は探し出す権限を与えた。内戦中の暴力と抑圧を主導した軍と医師、国際NGO、国連エボラ緊急対応使節団が一体となって、強制隔離と患者連行作戦を行うことにより、現地の人々の超大国や国際機関の専門家集団の中立性への疑義は一層深まり、政府への憎悪が深まることは疑いもなかった[65]。

WHOの国際健康規則のみならず国連決議で全く言及していないのは、国家が罹患者を識別し封じ込める際の手段であり患者の人権保障である。WHOなどを通じて国際的に調整する必要がある政策の実施を求められると、加盟国は、国内の特定の集団を感染症蔓延の責任を負わせる言説を広め、彼らへの締め付けを強化することにより、国際的義務を履行したとする口実を作る恐れもある。なぜならば、WHOの義務不履行の非難を先進国から受けると、検疫や航空機の乗り入れ拒否の対象とされる可能性が大きくなり、開発途上国の輸出産業や観光業は甚大な被害を受けるからである[66]。国際機関の義務としての正統性ゆえに、世界資本主義システムに組み込まれた開発途上国の感染症蔓延地帯の患者のみならず一般住民の人権は、覇権的ディスコースにより黙殺される可能性が大きいのではないだろうか。

冷戦下では新興独立国は米ソ両陣営の開発援助の草刈り場となった。しかし二度の石油危機後の先進国の経済不況に伴い、多額の開発支援の拠出政策は再検討され、開発途上国の貧困を解決していないばかりか、巨額債務の一因となり、自立更生の妨げとなっていると批判された。その結果、一九八〇年代に入り、すべての国際機構の開発援助政策の基本政策はネオリベラル経済哲学に基づく「ワシントン・コンセンサス（Washington Consensus）」と呼ばれる政策を軸とし、市場経済の導入、財政健全化、緊縮財政、国有企業の民営化、規制緩和、貿易の自由化が行われる様になった。(67) この政策は、社会保障費の削減、公衆衛生及び医療費削減、医療関係への設備投資の停止などを意味し、いずれも感染症対策には負の影響を及ぼすものであった。そればかりか、政府の財政緊縮政策は、国民を糾合する誘因となる公務員採用の削減や公共投資の削減を意味していた。特に、発展途上国では、以上の様な便益供与の削減は、元々、辺縁部にまで及んでいなかった脆弱国家が一層統治能力を失うことになった。

開発途上国では、住民の経済的窮乏を背景に、感染症のパンデミックが発生するたびに、政府の感染症防止政策への激しい反対運動が展開された。感染症から社会と住民の防衛を口実に、地元政府が、政治的自由の弾圧、選挙の延期、集会の禁止など、便宜的弾圧政策を行っていることは、世界の各地で数多く報告されている。(68) COVID―19危機の際、世界中のあらゆる場所で、特に、反対派政治家と住民の集会に対する激しい弾圧が見られ、ウガンダ(69)やジンバブウェ(70)で詳細に記録されている。

開発途上国政府は、積極的に、アメリカのディスコースにおもねる態度すら見せている。例えば、ジンバブウェではCOVID―19よりマラリアでより多くの人々が死亡していた(71)が、政府はマラリア感染を口実に国民の自由を制約する政策は取っていない。つまり、ジンバブウェ政府のCOVID―19対策は、WHOの義務履行に対する超大国の反応を、明らかに、意識したものであり、住民がその命令に従わないことを口実に行われた政治的自由の弾圧は、WHOから課される義務がなければ考えにくいものであった。ジンバブウェ政府の便宜的な政治的自由の抑圧政策は、明らかに、アメリカの発話行為とジンバブウェ政府に対する評価を意識したものであった。またウガンダ政府も、WHOから奨励された数々のCOVID―19感染拡大防止政策を、積極的に取ったと称賛されてきた。

この様に、人間の安全保障ディスコースに根拠を置いた超大国を中心とした感染症対策は、国連安全保障理事会理事国、WHO、国際NGO、現地政府と、反対派住民という明確な分裂を、一層、深化させたと言いうるのではないだろうか。

(4)　感染症対策の薬剤化とパニック政治の制度化

人間の安全保障で防衛すべき最も基本的な人権は人命であり、そのディスコースで伝統的安全保障と同等の重要性を持つと認識された感染症パンデミックへの対応策は、短期的に目に見える即効性がある対策が取られた。即ち、感染症を安全保障の枠組みで定義することによって、薬剤開発に巨額の公的資金が投入されるだけでなく、通常取られるべき安全上の手続きを迂回した緊急措置的な法令が制定され、繰り返し利用されることによって制度として強化されていく、いわゆる感染症対策の過剰な薬剤化とワクチン化である。(72)

二〇〇六年、アメリカ議会は、パンデミック及び総危機準備法（PAHPA）を制定し、同法に基づき公衆衛生緊急医療対策事業（PHAMCE）管理役員会が作られ、新薬品やワクチン開発、製造、配備の手続きに取る時間を短縮する措置が取られた。(73)この措置は、政治家主導のトップダウン方式で行われ、一九八〇年代以降、知的所有権や臨床試験の規制強化のため、小規模のベンチャー企業に細分化されていた製薬業界を大いに活性化した。(74)

エボラ危機の際、二〇一四年八月一二日、WHO専門家パネルは、人体での安全性と効果を検証されていない薬品を使用する倫理的基準について議論すると公表した。(75)アメリカ国内では、公衆衛生緊急医療対策事業に基づく緊急使用許可、動物実験有効原則、製薬会社を法的責任から保護する原則が作られ、新薬開発を加速化させた。(76)

ワクチン開発には、標準的手続きを踏襲すると一〇年から一五年かかると言われる。エボラ出血熱のワクチン開発には五年を要した。(77)アメリカでは、二〇二〇年、一〇〇億ドルの資金が、コロナウイルス援助、救済及び経済安全保障法により、モデルナ社やアストラゼネカ社のワクチン開発に拠出された。アメリカの食品医薬品局は、二〇一〇年の鳥インフルエンザ蔓延の直後に作られた医療対策イニシアチヴの手続きを用いて、コロナウィルスワクチンをわずか一〇カ月で承認した。(78)開発当初、有効率九〇％以上という夢のワクチンの様に言われたワクチンの真の有効率と安全性を語ることは、なおタブーである。

より本質的な問題は、ワクチンが、知的所有権保護の原則により先進国巨大製薬会社に独占され、開発途上国の一般住民は入手困難であり、際限のない変異株の出現で、感染症の脅威から世界が脱却するために多くの歳月が必要となる事である。

おわりに

本稿では、冷戦後、新たに登場した人間の安全保障ディスコースが感染症パンデミックの対処を通じて、国際関係に残した影響を考察した。人間の安全保障は、人々の人権と人道主義にかかわる問題全体を含んでいた。言い変えると、そのディスコースは、感染症パンデミックの問題を、冷戦後新たな脅威として浮かび上がったテロリズムと破綻国家の問題と結び付け、(79)伝統的な安全保障と同等の価値があることを、超大国の指導者と国民を、説得的に教育した。

人間の安全保障の枠組みに包まれた感染症のパニック政治は、国際関係において、何を制度化したのであろうか。まず、人間の安全保障は、人道と博愛のレトリックにより、伝統的安全保障には、ほとんど登場しなかった国際NGOを動員し、資金を集め、発展途上国で、現地の軍隊等と共に感染症対策の共同作戦に従事することを可能にした[80]。その活動は、地元住民からは、中立性を欠くと認識されたが、国家が機能していない場で、超大国の検疫を機動的に果たしたと言えよう。

第二に、特に、ＨＩＶ／ＡＩＤＳとエボラへのアメリカの対応は、ＷＨＯと国連安全保障理事会との制度的連携の先例を制度化した[81]。本稿で既に指摘したように、安全保障理事会との連携は、予期せざるＷＨＯ憲章の帰結であった。

第三に、ＷＨＯの国際健康規則の改正強化により、特定感染症発生の際の、観察、通報、検疫義務は、世界中に広まった[82]。この義務に乗じて、権威主義的政府は、西側先進国からの援助と利益を得るために、防疫を口実にした住民の人権の制限を正当化した認識共同体による発話行為を学習し、反政府支持者から成る感染症発生地帯の住民の自由を抑圧する結果となった。

最後に、感染症パンデミックは、テロの脅威と生物化学兵器に結び付けられ、ワクチンと治療薬の開発という即効性のある解決策が選ばれた[83]。その結果、従来の安全基準を無視した手続きで、新薬が次々と承認され市場に出回り、巨大製薬会社に巨万の富をもたらせた[84]。

人間の安全保障のもう一つの柱は、民主的統治機構の強化であった。それは、感染症から人々の生命と健康を防衛する事が伝統的安全保障にも劣らない重要性を持つと主張しながら、現実には、権威主義体制の腐敗を深化させ、住民弾圧の一助となり、権力者に多大の富をもたらす巨大製薬会社[85]の寡占化を、一層、促進させたのは、誠に皮肉な帰結である。

（1）Stefan Elbe, *Virus Alert: Security, Governmentality, and the AIDS Pandemic* (New York: Columbia University Press, 2009), p. 1.

（2）United Nations, General Assembly (UN, GA), “Follow-up to General Assembly Resolution 64/291 on Human Security: Report of the Secretary -General,” 5 April 2012, A/66/763, p. 8, para. 36 (a), https://www.mofa.go.jp/mofaj/gaiko/oda/bunya/security/pdfs/hs_report1204_e.pdf (February 28, 2023).

（3）UN, GA, “Resolution Adopted by the General Assembly on 16 September 2005 60.1. 2005 World Summit Outcome,” 24 October 2005, A/RES/60/1, p. 15, para. 57, https://www.un.org/en/development/desa/population/migration/generalassembly/docs/globalcompact/A_RES_60_1.pdf (February 28, 2023).

（4）Sara E. Davies, Adam Kamradt-Scott, and Simon Rushton, *Disease Diplomacy: International Norms and Global Health Security* (Baltimore: The Johns Hopkins University Press, 2015) pp. 137–148.

（5）Simon Szreter, “Health and Security in Historical Perspective,” in Lincoln Chen, Jennifer Leaning, and Vasant Narasimhan, eds., *Global Health Challenges for Human Security* (Cambridge: Harvard University Press, 2003), pp. 44–45.

（6）Ricardo Pereira, “Processes of Securitization of Infectious Disease and Western Hegemonic Power: A Historical-Political Analysis,” *Global Health Governance*, 2-1 (2008), pp. 1–4, 6.

（7）Stefan Elbe, “Should HIV/AIDS Be Securitized? The Ethical Dilemmas of Linking HIV/AIDS and Security,” *International Studies Quarterly*, 50-1 (March 2006), p. 120.

（8）Thierry Balzacq, “The Three Faces of Securitization: Political

Agency, Audience and Context," *European Journal of International Relations*, 11-2 (June 2005), pp. 179–180.

(9) Elbe, 2006, *op. cit.*, pp. 125–126.

(10) Balzacq, *op. cit.*, pp. 173–174.

(11) Michael C. Williams, "Words, Images, Enemies: Securitization and International Politics," *International Studies Quarterly*, 47-4 (December 2003), p. 514.

(12) *Ibid.*, p. 512.

(13) Peter M. Haas, "Introduction: Epistemic Communities and International Policy Coordination," *International Organization*, 46-1 (Winter 1992), p. 3.

(14) *Ibid.*, pp. 3–4.

(15) Melinda Cooper, *Life as Surplus: Biotechnology and Capitalism in Neoliberal Era* (Seattle: University of Washington Press, 2008), pp. 31–45.

(16) UN, GA, A/66/763, *op. cit.*, p. 3, para. 7.

(17) *Ibid.*, pp. 13–14, paras. 52–55.

(18) UNDP, *Human Development Report 1994* (New York: Oxford University Press, 1994), pp. 31–37.

(19) Roland Paris, "Human Security: Paradigm Shift or Hot Air?" *International Security*, 26-2 (Fall 2001), p. 88.

(20) UNDP, 1994, *op. cit.*, p. 37.

(21) Paris, *op. cit.*, p. 87.

(22) UN, GA, A/66/763, p. 8, *op. cit.*, para. 33.

(23) UN, GA, A/66/763, p. 8, *op. cit.*, para. 34.

(24) UN, GA, A/66/763, p. 8, *op. cit.*, para. 35.

(25) Dambisa Moyo, *Dead Aid: Why Aid Is Not Working and How There Is A Better Way for Africa* (New York: Farrar, Straus, and Giroux, 2009), pp. 18–19.

(26) David P. Fidler, *SARS, Governance and the Globalization of Disease* (New York: Palgrage Macmillan, 2004), pp. 29–31, 36–38.

(27) *Ibid.*, p. 39.

(28) Kendall Hoyt, *Long Shot: Vaccines for National Defense* (Cambridge: Harvard University Press, 2012), pp. 81–109.

(29) *Ibid.*, pp. 123–125.

(30) Susan K. Sell, *Private Power, Public Law: the Globalization of Intellectual Property Rights* (New York: Cambridge University Press, 2000), pp. 10–11.

(31) Davies, Kamradt-Scott, and Rushton., *op. cit.*, p. 5.

(32) *Ibid.*, pp. 34–38.

(33) Commission on Human Security, *Human Security Now* (New York, 2003), pp. 22–23, file:///C:/Users/user/Downloads/Humansecuritynow.pdf (February 26, 2023).

(34) *Ibid.*, p. 97.

(35) *Ibid.*, p. 97.

(36) *Ibid.*, p. 106.

(37) The White House, Office of the Vice-President, "Remarks as Prepared for Delivery by Vice President Al Gore, U.N. Security Council Session on AIDS in Africa," January 10, 2000, U.S. Department of State, Archive, https://1997-2001.state.gov/global/oes/health/000110_gore_hiv-aids.html (March 2, 2023).

(38) Commission on Human Security, *op. cit.*, Chapters 2 and 4.

(39) *Ibid.*, p. 97.

(40) David P. Fidler, "Epic Failure of Ebola and Global Health Security," *The Brown Journal of World Affairs*, Volume XXI, Issue II (Summer 2015), pp. 181–182.

(41) UN, Security Council (SC), "Resolution 2177 (2014) Adopted

by the Security Council at 7268th Meeting, on 18 September 201," S/RES/2177 (2014), 18 September 2014, p. 1/5, https://www.securitycouncilreport.org/atf/cf/%7B65BFCF9B-6D27-4E9C-8CD3-CF6E4FF96FF9%7D/S_RES_2177.pdf (March 2, 2023).

(42) Gian Luca Burci, "Ebola, Security Council and the Securitization of Public Health," *QRL Zoom in*, 2014 (10), pp. 36–37.

(43) UN, SC, S/RES/2177 (2014), *op. cit.*, 3/5.

(44) *Ibid.*, 5/5, 12.

(45) John Idriss Lahai, *The Ebola Pandemic in Sierra Leone: Representations, Actors, Interventions and the Path to Recovery* (New York: Palgrave Macmillan, 2017), pp. 55, 79, 81–83.

(46) *Ibid.*, pp. 79–80.

(47) Alexander I. R. White, "Global Risks, Divergent Pandemics: Contrasting Reponses of Bubonic Plague and Smallpox in 1901 Cape Town," *Social Science History*, 42-1 (Spring 2018), pp. 138–139.

(48) *Ibid.*, pp. 147–148.

(49) Center for Disease Control and Prevention, "Veterans' Health Activities," https://www.cdc.gov/nceh/veterans/default.htm (October 8, 2022).

(50) Colleen O'Manique, *Neoliberalism and AIDS Crisis in Sub-Saharan Africa: Globalization's Pandemic* (New York: Palgrave Macmillan, 2004), pp. 4–6.

(51) Paul Farmer, *AIDS and Accusation: Haiti and the Geography of Blame* (Berkeley: University of California Press, 1992), pp. 210–212.

(52) *Ibid.*, pp. 217–218.

(53) Nomia Iqbal and Sam Cabral, "Covid-19 Origin Debate 'Squashed,' ex-CDC Chief Dr. Robert Redfield Claims," 9 March 2023, BBC News, https://www.bbc.com/news/world-us-canada-64891745 (March 18, 2023).

(54) O'Manique, *op. cit.*, pp. 26–27.

(55) *Ibid.*, p. 26.

(56) *Ibid.*, p. 27.

(57) Lahai, *op. cit.*, p. 55.

(58) *Ibid.*, p. 31.

(59) Elbe, 2006, *op. cit.*, p. 129.

(60) *Ibid.*, p. 132.

(61) KimYi Dionne and Fulya Felicity Turkmen, "The Politics of Pandemic Othering: Putting COVID-19 in Global and Historical Context," *International Organization*, 74-4 (December 2020), pp. E217–E218.

(62) *Ibid.*, pp. E219–E223.

(63) Lahai, *op. cit.*, pp. 48–49.

(64) Emma-Louise Anderson and Alexander Beresford, "Infectious Injustice: the Political Foundations of the Ebola Crisis in Sierra Leone," *The Third World Quarterly*, Vol. 37, Issue. 3 (2016), pp. 473–474, 478.

(65) Patrick M. Eba, "Ebola and Human Rights in West Africa," Vol. 384, December 13, 2014, *The Lancet*, p. 2092, https://www.thelancet.com/action/showPdf?pii=S0140-6736%2814%2961412-4 (March 18, 2023).

(66) Davies, Kamradt-Scott, and Rushton, *op. cit.*, pp. 29–30.

(67) Moyo, *op. cit.*, pp. 18–19.

(68) Donald Gasse, Melissa Pavlik, Hilary Matfess, and Travis B. Curtice, "Opportunistic Repression: Civilian Targeting by the State in Response to COVID-19," *International Security*, 46-2

(Fall 2021), pp. 130–165.

（69）*Ibid.*, pp. 155–164.

（70）Ishmail Mugari and Emeka E. Obioha, “Covid-19 and the Restrictive Measures: The National Security Conundrum for Zimbabwe,” *African Security Review*, 30-3 (Autumn 2021), pp. 403–415.

（71）*Ibid.*, p. 409.

（72）Ann Roemer-Mahler and Stefan Elbe, “The Race for Ebola Drugs: Pharmaceuticals, Security and Global Health Governance,” *Third World Quarterly*, Vol. 37, Issue 3 (2016), pp. 487–500.

（73）Hoyt, *op. cit.*, pp. 155–157.

（74）*Ibid.*, p. 156.

（75）WHO, “Ethical Considerations for Use of Unregistered Interventions for Ebola Virus Disease (EVD),” Summary of the Panel Discussion, 12 August 2014, https://www.who.int/news/item/12-08-2014-ethical-considerations-for-use-of-unregistered-interventions-for-ebola-virus-disease-(evd) (March 18, 2014).

（76）Roemer-Mahler and Elbe, *op. cit.*, p. 497.

（77）Ulrich Kalinke, et. al., “Clinical Development and Approval of Covid-19 Vaccines,” *Expert Review of Vaccines*, 2022 Mar 4, pp. 2, 4, doi: 10.1080/14760584.2022.2042257 (March 18, 2023).

（78）*Ibid.*, pp. 4, 5.

（79）UN, GA, A/66/763, *op. cit.*, p. 13, paras. 53–54.

（80）Lahai, *op. cit.*, pp. 76–79.

（81）Burci, *op. cit.*, p. 37.

（82）Davies, Kamradt-Scott, and Rushton, *op. cit.*, pp. 58–72.

（83）Roemer-Mahler and Elbe, *op. cit.*, pp. 487, 500.

（84）Hoyt, *op. cit.*, pp. 155–157.

（85）アメリカ製薬企業による政治家への献金は下記を参照。Open Secrets は、産業による政治家及び政党への献金を監視する市民団体である。Open Secrets, “Summary,” https://www.opensecrets.org/industries/indus.php?cycle=2022&ind=h04 (March 21, 2023).

（にしむら　めぐみ　　立命館大学）

日本国際政治学会編『国際政治』第211号「ヘルスをめぐる国際政治」（二〇二三年一一月）

プラネタリー・ヘルスの危機と新たな開発原病

——〈健康／病気〉の政治に関する一考察——

土佐弘之

はじめに

ヘルスの問題を考えるためには生命論を避けて通ることはできないだろう。「個としての生命」を外界との物質・エネルギーの交換・代謝を通じて動的均衡を維持しているエントロピー定常的開放系とみなす考え方がある(1)。狭義のヘルスとはそうした定常的開放系の動的均衡が保たれている状態であり病とはその均衡が崩れている状態とみなすことはできよう。ただし、どの程度の均衡であれば健康とみなすかといった線引きの問題は生じる。個体における均衡が破綻し崩壊に至った場合、エントロピー増大の法則に従って不可逆的な系の崩壊・離散、つまり死を迎えることになる。個としての生命はそこで終わる訳だが、生殖等を通じた再生産により、「集合としての生命（種）」はウェブ（空間的網）と同時にフロー（時間的潮流）をなしながら脈々と存続している。またウイルス・細菌から動植物に至る様々な種は捕食や寄生などの相互依存関係を通じて大きなマルチスピーシーズ(2)のウェブを形成している。ガイア(3)という表現にあらわされてきた地球システムはそうした生命系の最大単位とも言えよう。現在の人為的気候変動や海洋酸性化、生物多様性喪失などの地球環境危機は、そうしたエントロピー定常的開放系としてのガイアのヘルス危機、つまりプラネタリー・ヘルスの危機(4)と見立てることも可能だ。換言すれば過度な人間中心主義（anthropocentrism）に立脚し自分たちだけの健康、快適さを追求しようとするあまり地球環境に不可逆的で大きな負荷をかけて「人新世（Anthropocene）」とも呼ばれる新たな地質学的時代つまり「ガイアの病い」という危機、それに伴うパンデミックという予期せぬ帰結を招来していると言ってもよい。

　後述するように二〇二〇年以降のＣＯＶＩＤ―19パンデミックに代表されるような新興・再興人獣共通感染症（zoonosis、以下、新興感染症と略）パンデミックといった現象もまた、そうした「ガイアの病い」の一兆候とも見なすことができる。「健康への権利」の実現が惑星的限界にぶち当たった事態を受けて、最近では国際機構においてもヘルス問題に関連する形で人間社会、動物、エコ・システムを統合的に捉える「ワン・ヘルス（one health）」といったアプローチの必要性が唱え始められてはいる[5]。しかし「ガイアの危機」は人間（社会・文化）／自然といった分節化に依拠した形で前者が後者をひたすら採取・搾取し続けるヨーロッパ近代のデカルト主義、行き過ぎた人間中心主義や資本主義がもたらしたものでもある。そうしたラディカルな見方からすれば世界銀行などが唱えるワン・ヘルス・アプローチもまた資本主義を前提にしたテクノクラート的なシステム管理の域を出ておらず、問題の本質から目を逸らした弥縫策にも見えよう。本稿では、そうした根源的で批判的な見方、例えばムーア（Jason W. Moore）が『生命の網の中の資本主義』[6]で展開しているような、人間によって構成される世界システムと（社会科学がその対象外として軽視し続けてきた）ノン・ヒューマンを含む生態系とを包括《ホーリスティック》的に捉えようとする視座に立ちながら議論を展開していく。つまり本稿の目的は、新興感染症パンデミックに代表されるようなグローバル・ヘルス危機を地球環境危機という文脈の中に位置付けながら、同時にその政治経済的位相つまり資本新世（capitolcene）の側面にも着眼しつつ、その問題の構図を明らかにしていくことにある。資本新世とは限りない資本蓄積を追い求める資本主義システムの特質が地球システムの破局をもたらしているという側面を強調すると同時に、人新世という言葉が前提にしている人間社会の同質性（階級等の異質性の無視）に対する批判を含んでいる[7]。

本稿の構成は以下の通りである。前半において健康／病気といった二元論の政治の問題性をフーコー（Foucault）的視座を導入しながら指摘した上で、新興感染症パンデミックの根幹には自然に対する過剰な採取主義（extractivism）[8]がもたらした予期せぬ帰結という側面があることを論じる。そして後半ではパンデミックに伴うバイオセキュリティの政治が生体認証や接触確認アプリなどによる人の移動管理・監視装置の遍在化を推し進めていること、またそこにおける「まなざしの権力関係」の圧倒的非対称性や境界の増殖、社会の分断・敵対やプライバシーや自由権の侵害、特に弱者の人権侵害を引き起こしていることを確認する。最後に、バイオセキュリティを引き起こしている根元的問題（社会が自然を過剰開発し予期せぬ帰結を受けるといった問題）とバイオセキュリティが社会に引き起こしている問題（社会の中で人が監視下におかれデータ、モノとして搾取され疎外されている問題）[9]は連動、共振しているという視点の必要性を唱える。その上で、グローバル社会の連帯性の構築と同時にプラネタリー・ヘルスやモア・ザン・ヒューマン[10]といったアプローチからノン・ヒューマンとの関係を見直していく必要性について述べていく。

一　〈健康／病気〉二元論の政治

〈健康／病気〉の二元論的政治の問題性を問う形で新興感染症の背景的構図を解き明かしていくことは健康であることのポジティブな意味を否定するものではもちろんない。また「健康への権利」を実現していくべきものであるとすることについて異論をさしはさむものでもない。健康への権利ということで言えば、たとえば「経済的・社会的及び文化的権利に関する国際規約（一九六六年採択）」第一二条に「この規約の締約国は、すべての者が到達可能な最高水準の身体及び精神の健康を享受する権利を有することを認める」と規定されているように、今日、それは基本的人権の重要な構成要件と理解されている。

　しかし人権規約の締約国は、その権利の完全な実現を達成するために必要な措置をとる義務を有することになっているものの、実際には「健康への権利」の実現からほど遠い現実がある。特に発展途上国における「健康への権利」実現は置き去りにされている状況があるがゆえに、二〇〇〇年に策定された国連のミレニアム開発目標（ＭＤＧｓ）において「乳幼児死亡率の削減」、「妊産婦の健康の改善」、「ＨＩＶ／ＡＩＤＳ、マラリア、その他の疾病の蔓延防止」と八目標のうち三つが健康に関するものが設定されたと見るべきであろう。二〇一五年に策定された後継の「持続可能な開発目標（ＳＤＧｓ）」でも「すべての人に健康と福祉を」という形で一七目標の一つにされているが現実の格差は縮まらないのが実情だ。民間においても、たとえばビル＆メリンダ・ゲイツ財団による寄付などによるグローバル・ヘルス資金は、エイズ、マラリアなどに振り向けられてはいるものの、ネオリベラリズムの下では、大手製薬会社はやはり途上国向けの新薬開発には積極的ではないこともあり、特にマラリアについては根本的な解決に至っていない。

　また土壌伝播性蠕虫（寄生虫）感染症など「顧みられない熱帯病（ＮＴＤｓ：neglected tropical diseases）」については、国際社会（主にグローバル・ノース）は依然としてあまり注意を払っておらず、こうした病気は貧困を助長する疾患である一方で貧困が病気の温床ともなっているように病気と貧困の悪循環から抜け出せない状況がある。[11] こうしたことを受けて「経済成長→健康への権利実現」といった従来の考え方に代わり「マラリアやＮＴＤｓの制圧→経済成長」といったヘルス・ファーストの図式が前面に出されるようになってきている。ヘルス・ファーストが唱えられるようになっていることが示していることは皮肉なことだが「健康への権利」実現が殆ど達成されていない現実があるということであろう。ネオリベラリズムが絶対的ヘゲモニーの位置にある中で生命より利益が優先され、人のおかれているポジションによって、その命の値段が異なってくるという状況が「健康への権利」をめぐるレトリックの空洞化をさらに引き起こしている。二〇二〇年に始まったＣＯＶＩＤ―19パンデミックは、そうした構図をさらに鮮明にした形になった。その一方で後述するように健康を守るという名目の下で体制が個人の自由を厳しく制限するといった問題があることも明らかになった。

健康への権利は確かに重要な人権の一つではあるが他の重要な権利とのバランスを考えなければならない。さもないとカミュ（Albert Camus）の小説『ペスト』が示唆しているように伝染病への恐怖がナチス・ドイツ占領下のパリのような抑圧的な政治社会的状況を引き起こすことになってしまう。

そもそも健康の定義・内容や健康と病気と間の線引きの場所は、歴史家ヴィガレロ（Georges Vigarello）が指摘するように時代状況によって変転、推移するものである。[12] 健康の定義をめぐっては、WHO憲章（一九四六年署名）の序文にある「単に疾病又は病弱の存在しないことではなく、身体的、精神的、社会的に完全に健康な状態」という定義がしばしば引用されるが、それもまた社会的に構築されたものである。単に疾病ではないことが健康を意味するものではないと強調している点で広い定義に見えるがWHOの定義もまた結局のところ「精神的病い」や「社会的病い」といったものを前提にした〈健康／病気〉の二元論を前提にしている点では従前の健康の考え方と変わらない。繰り返しになるが健康、清潔といったものが、その対極にあるものである病気、不潔というものを排除する形で構成されていると同時に、いずれも時代的文脈によって規定されながら変転するものである。[13] 加えて、ここで問題として指摘すべき点は〈健康／病気〉の間のスラッシュつまり閾、グレーゾーンをどう考えるのかといったこととともに、こうした二項対立を前提にして前者により後者を圧倒するというやり方は往々にして予期せぬ帰結を引き起こす場合があるということである。過度な潔癖症から無菌状態を実現しようとして逆に免疫力低下を招き結果として、より脆弱な状態を引き起こすといったような場合も、そうした例の一つであろう。また、抗生物質は感染症を引き起こす細菌を滅殺することができるが、一方で、それはヒトの腸内にある善玉的な役割も果たしているマイクロバイオータを壊滅させてしまい慢性的な下痢などの副作用を引き起こされるといったことが指摘されている。[14] つまり、ヒトを含む動物は微生物とともに「共進化」してきたのであり、広域抗生物質のいたずらな使用は、細菌に対する無差別攻撃となり、腸内微生物の生態的均衡を崩してしまう。その結果、ヒトは過敏性腸症候群、アレルギーといった「新たな病気」という予期せぬ帰結に直面することになる。換言すれば健康といったものを過度に追求するということで、逆に医原病（iatrogenic disease）のように病的な状況を引き起こしてしまうということである。

付言すればフーコーが指摘していたようにヨーロッパ近代に立ち現れて来た臨床医学の「医学的なまなざし」はモノを支配するまなざしとして国家、警察と接続しながら環境を匡正し組織し監視していくことで病気というものを完全に消滅させようとする政治的無意識（夢）を内包している。[15] おのずと、そこには病的なものとは対称的な位置におかれる「健康的なもの」さらには「正常性」という概念が形づくられてきた。正常な模範的モデルとしての健康な人間に対して「病的なもの」は生の稀薄になった形として位置付けられ「死の空虚の中で生存が衰弱し疲弊するという意味」を与えられることになる。[16]

健康という概念への執着・欲望は、ある意味で、そうした死という不安を忘却しようとするものでもある。死の不安を払い除けようとする果てしない試みは今日では病気を制圧する健康プロジェクトとして資本蓄積に接続する形で大手製薬会社などのプレーヤーによって担われるようになっている。しかし徒に「完全に清浄化された健康な社会」を追求しようとどうなるか。例えば冷戦期にアメリカはマラリア根絶プログラムのもと殺虫剤ＤＤＴの散布と抗マラリア薬クロロキンの供与を大規模に行ったが耐性蚊と耐性原虫を生み出しただけではなくカーソン（Rachel Carson）『沈黙の春』で描かれたような自然生態系の危機をもたらした。そうした苦い歴史的経験が示唆するように過度な「清浄化」を通じた病気の制圧の試みや開発は逆に「別の病い」の状態を引き起こしかねない。同様のことは新興感染症についても言える。

二　新興人獣共通感染症のインプリケーション
――「開発原病」の系譜

ＣＯＶＩＤ―19パンデミックのウイルス駆逐の困難さを受けて我々人間を含む動物はウイルスと絡み合った生命の網をなしており地表上において生命がある限りウイルスなき世界はありえない、といった指摘がしばしばされる。[17] 天然痘といった例外はあるものの実際には制圧は不可能と言ってよい。一方で「人類が新型コロナウイルスに打ち勝つ証しとして、（東京オリンピックを）完全な形で実現する」[18] 旨の安倍晋三元首相の発言に象徴されるように、人間がウイルスを完全に制圧できると考える人は依然として多い。

まず歴史家マクニール（William H. McNeill）らが指摘している[19]ように人間社会はグローバリゼーションのギアを上げる度に新たな感染症パンデミックに襲われてきたことを忘れてはならないだろう。振り返ってみると、①感染症の拡大は、ユーラシア大陸の東西交易や帝国による遠征・戦争などの人の移動といったグローバリゼーション第一波を通じて引き起こされることになった。特に騎馬によるモンゴル帝国の拡大とそれに随伴する形でのペスト（黒死病）のヨーロッパへの感染拡大は、一三世紀のヨーロッパ全人口の約三分の一を死に追いやり、その人口激減は中世の封建制社会の危機を招き結果としてルネサンスへの転換を促すことになった。②感染症のグローバルな拡大による悲劇的帰結ということで言えば帆船によるグローバリゼーションの第二波つまり大航海時代における「コロンブス交換」（新旧大陸間の生物大移動）に伴ってヨーロッパから持ち込まれたウイルス・細菌によりアメリカ大陸の先住民の総人口の約九割すなわち約五千万人近くが免疫がないため死んだとされていることは特筆に値する。③第一次世界大戦期、蒸気機関による船舶・鉄道といった近代交通システムによる人、特に兵士の大量移動（グローバリゼーションの第三波）を媒介としたスペイン風邪の世界的大流行を経験した。そして④二一世紀の現在、原生林の乱開発により未知のウイルスとの遭遇機会が増えるとともにそれがジェット機での大量移動（グローバリゼーションの第四波）やグローバル・シティの拡大・過密化などによってグローバルに感染拡大するための絶好の環境が整えられパンデミックが引き起こされている。

繰りかえされるパンデミックという歴史的経験、そして最近の新興感染症パンデミックといった事態が示していることは自然に対する人為的攪乱の意図せざる帰結であり「ウイルスに打ち勝つ」という状況からはほど遠く、むしろ地球環境システム危機の一徴候に見える。COVID—19パンデミックを人新世という地球環境危機の時代、転換点において立ち現れてきた事象として捉える必要があるという指摘には説得力がある。[20]

逆に人間がウイルスを制圧できるといった楽観的な考え方の根底には人間と自然とを分けて考える近代的（デカルト的）二元論の世界観とともに人間が自然に対する絶対的な主権者の立場にあるといった強い人間中心主義による認知バイアスがあると言える。「ウイルスに打ち勝つ」という考え方は実は二〇世紀半ば頃には多くの医学者に支持されていたということも確認しておいた方がよいであろう。「ウイルスに打ち勝つ」と断言するまではいかなくても主要な死因としては退行性疾患・生活習慣病が感染症に置き換わり感染症の脅威は少なくなるといったといった考え方つまり広域伝染病の時代は終わって退行性疾患の時代へと移行するといった「疫学転換（epidemiologic transition）論」[21]が一九七〇、八〇年代において医学界で支配的であった。ある意味で疫学転換論は近代化論的世界像の反映ないしは感染症に対する近代医学の勝利という夢が反映されたものであったと言えるかもしれない。

しかし一九九〇年代頃から新興感染症が新たなリスクとして認識されるようになり、[22]『カミング・プレイグ：迫りくる病原体の恐怖（一九九四）』や『ホットゾーン（一九九四）』などに代表されるジャーナリズムによるキャンペーンもあり特にHIV／AIDSやエボラ出血熱などを契機に、感染症問題の安全保障化が進められるようになっていった。[23]例えば国連安保理決議だけ見ても二〇〇〇年のHIV／AIDSに関する決議一三〇八、二〇一一年および二〇一八年のエボラ出血熱に関する決議二一七七、二四三九、そして二〇二一年のCOVID—19に関する決議二五六三など、パンデミックを国際の平和と安全に対する脅威とみなし国際社会に対しパンデミックへの協力的対応を求めるようになったのは大きな変化と言えよう。そこに人間の安全保障という観点からもグローバル・ヘルス問題を捉える動きも加わったことも触れておく必要があろうか。[24]新興感染症が重要な問題として認識されるようになったことで先述した疫学的転換論に代表されるような近代化論的世界観が揺らぐことになる。同時に途上国の問題とされ放置されていた感染症が先進国の問題でもあると再認識されるようになった。これは後述するように「熱帯的他者」の再登場ともいえよう。

歴史家の指摘にもあるように新興感染症の問題は帝国主義時代における「開発原病（developo-genic disease）」[25]と同じような古い構図を想起させる。開発原病とは、「経済開発→生活水準の向上→健康増進」という進歩史観を裏切るような形で農業開発を通じた自然環境の破壊、交通網の発達、都市人口の増大などの開発を契機として感染症拡大が引き起こされたという見方をあらわしたものである。[26]「マラリアもアジア・アフリカが西欧列強によって植民地化され、その下での開発が進むにつれて猛威をふるった病気である。たとえば、もともと乾燥地域であったところに灌漑用水路や溜池を掘り、鉄道の敷設を進めたことがマラリア蚊の繁殖と人間から人間への感染を促してしまったり森林を過剰に伐採した結果、地域の気候が変わり高温となったためマラリアの異常流行を招いたというような因果関連である。[27]」といった指摘のように熱帯病とされたものは帝国主義の侵略と開発によって引き起こされた火事のようなもので、それに対して帝国主義的医療介入が行われるといったマッチポンプの様相を帯びていた。

　最近の新興感染症の流行はこうした帝国主義時代の「開発原病」と似たような構図にあると言ってもよい。開発による環境破壊や人の大量移動など経済的利益優先の力学が結果的にパンデミックを引き起こす構図を作り出してきた。さらに言えば、商業、特に遠距離交易が人類の疫病という運命を形づくってきたとも言える。[28]ある医療ジャーナリストが指摘しているように「最近の新しい人獣共通感染症のアウトブレイクや、以前からある人獣共通感染症の再燃や蔓延は、より大きなパターンの一部であり、そのパターンを生み出した責任が人類にあることを理解しなければならない。そして、そこには私たちの身に起きていることだけではなく私たちが行っていることが反映されていることを自覚しなければならない。[29]」だろう。

　ただ人新世といった時代の文脈を考え合わせると最近の新興感染症の流行は過去のパターンの単なる繰り返しというより地球システムの危機の予兆の一つとして見るべきであろう。[30]森林破壊などの過剰開発に伴う病原体と宿主—媒介動物と人間との間の生態的均衡の崩壊、ブッシュ・ミート（野生動物から得る食肉）の市場取引拡大、ウイルスの感染拡大・変異のホットスポットとなる危険性の高い過密な養鶏場・養豚場（ファクトリー・ファーム）の拡大、急速な都市化、人の移動を含むグローバリゼーションの進展が加わりパンデミックはスケール・アップしている。幾多の感染症研究者や生態学者が感染症パンデミックが生物多様性喪失や気候変動などの地球環境危機によって増加傾向にあることを指摘しているように[31]人為的活動によって地球システムの生態的均衡が崩れていく過程（人新世）の一現象として捉えるのが妥当であろう。[32]専門家が指摘しているように、野生的自然が脅威であるというのは誤った理解であり、むしろ自然林を耕作地や住宅地などへと転換する形で土地開発することが契機となるとともに家畜化した動物が非常に増え生物多様性が失われることで人獣共通感染症の脅威が増大しているのである。[33]開発を前提とする「健康への権利」の追求は今や惑星的限界（**planetary boundary**）に突き当たってしまった、という現実を見るべきなのであろう。

　その上で必要なのはヒト、家畜と野生動物を一体として捉えるワン・ヘルスの考え方や人とノン・ヒューマンを同じ地平で捉えようとするマルチスピージーズの世界観への転換であろう。マルチスピーシーズ的な世界観に立脚したヘルスへのアプローチへつながるものとしてプラネタリー・ヘルスという概念も提唱されるようになっていることは先述した通りである。プラネタリー・ヘルスとはワン・ヘルスと同様に我々人間のヘルスを守るためにはノン・ヒューマンを包むガイアのヘルスを守ることが必要不可欠であるという考え方である。ここで留意すべきことはプラネタリー・ヘルスを守るためには、その場しのぎ的な技術的対応だけで乗り切るのが難しくなっているということである。先に挙げたＤＤＴの例は象徴的であるが科学技術によってリスクを制御しようとすると新たなリスクを生み出してしまい結果的により一層制御できなくなるということもある。

そうした意図せざる人為的リスクの増殖を回避するためにはムーアが指摘しているように社会／自然の分節化を前提に前者が後者をコントロールするといったデカルト的二元論から脱却する必要がある。また根本的には、そうした認識を難しくしている資本制社会といった人間社会システムの構造そのものの転換が必要となる。次にグローバルな資本制社会が引き起こしている地球環境危機、その一徴候である「開発原病」とも言える新興感染症が監視資本主義という新たな展開と絡みながらグローバル社会に対してどのような政治的・社会的影響を与えてきたか、また与えているかについて見ていく。

三　感染症パンデミックの政治社会的帰結
——監視社会化のバイオ／ネクロ・ポリティクス

パンデミックの政治的・社会的影響と言えば、まず監視社会化や生政治の深化が挙げられる。そこでまず想起されるのは、フーコーの『監獄の誕生』での記述である。

> ある都市でペスト発生が宣言された場合に採るべき措置は、十七世紀末の一規則によれば次のとおりであった。まず最初、空間の厳重な基盤割りの実施。つまり、その都市およびその《地帯》の封鎖はもちろんであり、そこから外へ出ることは禁止、違反すれば死刑とされ、うろつくすべての動物は殺され、さらにその都市を明確に異なる地区に細分して、そこでは一人の代官の権力が確立される。（中略）細分され、固定され、凍結された空間。各人はその場に結びつけられる。しかも動き出せば自分の命にかかわる。感染か、もしくは処刑か、なのだ。[34]

ここで指摘されている重要なポイントはパンデミックに伴う空間の封鎖・条理化とその中の個々人の行動への規制といったものが監獄と同様に近代社会の規律的権力による監視社会化の一起点となっているということである。それは今でも同様で、監視研究を牽引しているライアン（David Lyon）が指摘しているようにＣＯＶＩＤ—19パンデミックは最新のデジタル技術などを動員して劇的に監視社会化を推し進めることになった。[35] もちろん監視社会化を推し進める要因はパンデミック以外にもあるだろうが、パンデミックは監視社会化の流れに連綿と強く結びついているということである。フーコーが着眼している通り公衆衛生の政治は清潔／不潔、健康／病気、正常／異常といった範疇的秩序の形成を意味しており、その秩序形成のために規律的権力を発揮することになる。その際における監視とは不潔、病気、異常を表象する者を見極めて隔離、入国拒否、強制送還などを行うために「個人データを、影響力の行使や権利の付与、管理のために収集し分析する慣行および経験」[36]を意味する。そこには範疇的秩序に沿った人種主義など差別主義が伴う。[37]病のメタファー濫用とそれに伴う差別主義の昂進ということで言えば、ここでは病気についての軍事的メタファーつまり安全保障化のさらなる危険性について批評家ソンタグ（Susan Sontag）が警鐘を鳴らしていたことを指摘することに留めておく。[38]加えて、リスクをもつ「怪しい者」や「望ましくない者」を入国させない方向で国境だけではなく彼方此方で壁が増強される形で排除が行われることになる。[39]

ある医療社会学者によるフーコー評釈を借りる形で言えば監獄が自らの意思で逸脱した者に対して排除・正常化を試みる社会統制の制度であるとすれば感染症対策の隔離病棟を含む病院は自らの意思とは関係なく社会を脅かす者（逸脱してしまった者）に対して排除・正常化を図る社会統制の制度である。[40]パンデミックの際には自らの責任ではなく「逸脱者」となったもの、つまり感染者を早期発見し隔離施設に収容するなどの措置をとるために時々の科学技術によって得た情報（医療データ・身体データや接触アプリなどを通じた行動データ）を収拾しながら超パノプティコンの構築が進められることになる。その監視社会における「まなざしの政治」の特徴は、監視する側から一方的に監視対象者を見ることができるという顕著な非対称性、半透過性とそのグローバル化である。感染症問題についても「対テロ戦争」など他の安全保障問題と同様に国外と国内との間の境界が不鮮明化していくとともに「監視のグローバル化」が必然的に推し進められていった。

「まなざしのグローバル・ポリティクス」における非対称性ということで言えば、たとえばスノーデン事件で明らかになった「対テロ戦争」を口実としたアメリカの国家安全保障局（ＮＳＡ）によるＳＮＳなどにおける個人データの監視活動は代表的な事例であろう。[41]そうした「対テロ戦争」の下で進んでいた実質的民間協働でのグローバルな監視社会化がＣＯＶＩＤ－19によるグローバル・パンデミックによってグレードアップした。加えてズボフ（Shoshana Zuboff）が指摘するように二一世紀に入って急速に進むデジタル化を梃子にした監視資本主義が[42]監視社会化の新たな段階を作り出していることにも留意すべきである。プラットフォーム資本主義の主役プレーヤーであるビッグ・テックによる膨大な個人データ（ビッグデータ）の収拾・解析、そこにおけるアルゴリズムによる選別（さまざまな埋め込まれた認知バイアス）による無意識的差別が[43]パンデミックと絡みながら弱者の不利益を大きくさせるとともに強者の独占的特権をさらに強めている。[44]監視のための個人データが該当者自身からＳＮＳなどを通じて供与されるといった状況、つまりデジタル・コモンズがビッグ・テックによってアルゴリズムを通じて収奪されながら監視データに変換されるといったアルゴリズム統治性の到来はフーコーも予見していなかったことであろう。[45]その意味でも二一世紀初頭、「対テロ戦争」やパンデミックを契機に深化していった監視社会化は、かなり劇的なものと言えよう。そうした流れは例外状態の常態化を引き起こすとともに市民的自由権やプライバシーの喪失を引き起こすことになる。[46]「新宗教である健康教と、例外状態を用いる国家権力との節合から帰結する統治装置を、私たちは『バイオセキュリティ』と呼ぶことができる。（中略）じつのところ、経験によって示されたのは、ひとたび健康への脅威が問題になれば、人間たちは自由の制限を受け容れる用意があるらしいということである。[47]」と、イタリアの思想家アガンベン（Giorgio Agamben）は警鐘を鳴らしている。記号論を専門とする石田英敬もまた次のように警告を発している。「人々が治安・健康に関するセキュリティーの範囲内に『安全安心』に生かされ管理されている。ひとりひとりの生が、アルゴリズムによってきめ細かくケアを施され人工知能によって管理され、生活は自動化され、すべてがスマート化された『ガラスの檻』の世界に、このまま行くと、この社会は行き着くことになるのかもしれない。[48]」

こうしたデータヴェイランス（dataveillance）とも言われるパンデミック監視社会では個々の人間は実存的存在としてではなくセグメント化された単なるデータとしてのみ扱われ感染者数や死亡者数などの数としてカウントされる。同時に、デジタル監視資本主義の下では個々の人間はマーケッティングのための行動データとして捉えられることになる。そしてスノーデン事件が示唆しているように監視資本主義社会での個人の行動データはしばしば治安維持のために転用される傾向も見られる。換言すれば諸個人の行動がデジタル・データに変換され捕捉される状況が示していることはヒトがモノや情報（商品）として捉えられるという資本主義社会に見られる「物象化の経済」であると同時にヒトが国家安全保障の観点からの監視対象として捉えられるという「物象化の政治」でもある。そこに感染症に関する「監視のグローバル化」が接続された形になった。利便性供与という名目で個人データを収集、監視下に置く功利主義的アルゴリズム統治性に安全、健康を守るという名目で個人的生体情報を収集、監視下に置く機序が組み込まれたということである。

しかし、その態様は新しくはなっているものの感染症問題を通じた監視のグローバル化とか物象化の政治といった事態はとりたてて新しいものでない。最近の新興感染症に対する公衆衛生の政治は、かつての帝国主義期における国際的な公衆衛生の政治と同様に、海外を起源とする細菌・ウイルスといった脅威に対して集合的身体としての国民を守るといった国家安全保障の論理に貫かれている点は変わらないし、また、その措置は通商（資本の論理）の要請との兼ね合いで現実的妥協策として決まってくるところも同じである。[49]

たとえば、一四世紀半ば頃、レヴァント交易の絡みで東方からの疫病伝染に対応してジェノバなどに検疫隔離（quarantine）施設・隔離病棟（lazaretto）が設けられたのがヨーロッパにおける検疫制度の走りとされているが[50]、この当初から検疫制度は安全保障の論理と通商（資本）の論理との間の綱引きとその政治的妥協の中で立ち現れてきたものと言ってよい。先述したようにパンデミックそのものが通商と過剰な開発によって間歇的に引き起こされたものとすればパンデミックに対応して設置された検疫隔離拘留施設・隔離病院はグローバリゼーションのダークサイドを表象する「ユニークなポータルサイト」とも言える。[51]

一九世紀の帝国主義時代に入ると検疫制度を含む国際公衆衛生の問題は安全保障の論理と通商（資本）の論理との間の綱引きの中で、ますます重要なものになっていった。一九世紀半ば以降、何回かの感染症パンデミック（ペスト、コレラ、黄熱病、チフスなど）を契機に、第一回国際衛生会議（パリ、一八五一）、国際衛生規約締結（一九〇三）、国際連盟保健機関設立（一九二一）、そして世界保健機関（WHO）設立（一九四八）といった形で国際公衆衛生（ないしはグローバルヘルス安全保障）レジームが徐々に形成されてきた。[52] こうしたレジームの系譜は商業的利益を優先する植民地主義的文脈の中でバイオセキュリティの観点から南から北への人の移動を管理する制度にあると言ってもよい。[53] 特に一九世紀場半ば、インドのベンガル地方の風土病であったコレラが帝国主義的ネットワークに沿って世界中へと広がるとヨーロッパでは上下水道の整備が進み、清潔な文明圏のヨーロッパと不潔な野蛮圏のアジアといった衛生学的オリエンタリズムのまなざしが成立することになる。

つまり国際的な公衆衛生レジームの形成について見るときグローバルな監視社会化とともに、帝国主義的医療介入と植民地統治の強化といった原点もあわせて考えていく必要があるということである。[54] この点については歴史家アールノドが次のように鋭く指摘しているところである。

コレラは、身体を植民地化するさいの理想的な現場となってくるようにみえた病気である。広く蔓延し、軍事的にも経済的にも多大な影響をあたえた。それゆえに、一刻も早い医療・衛生の介入を要する対象となった。ヒンドゥー教と民衆の宗教儀式と慣習にかんする、ひどく批判的な言説を勢いづかせもした。フローレンス・ナイチンゲール（Florence Nightingale）風に、西洋側の観察者が衛生を文明と同じものとみなし、インドはその両方にひどく欠けているとみることを可能にした。イギリス本国でも、コレラは公衆衛生の初期段階で突出した病気であった。コレラは『アジア的な無秩序』であり、ヨーロッパ側の恐怖をかり立て、数度にわたって国際衛生会議が招集されることにもなった。[55]

国際的公衆衛生レジームの原点は不潔で不健康な「熱帯的他者」がもたらす感染症から文明国の自分たちを守るとともに、その他者（の行動）を正常化するべく文明化の医療的介入を行うことにあった。その意味で、国際的公衆衛生レジームは優れて「文明化の政治」に導かれたものであった。しかし最近の新興感染症に対応するグローバルな公衆衛生レジームが目指すところは途上国の貧困要因である熱帯病を撲滅することで経済成長を促し国際開発という名の下で途上国を世界資本主義経済へ包摂・統合することになった。[56]

しかし包摂というレトリックとは違い実際にパンデミックが始まると途上国は実質的に置き去りにされることをCOVID―19パンデミックはあらためて明らかにしてしまった。それはタイタニックの救命ボートのように経済のグローバル化に見合う国際的公衆衛生制度が整備されていない実情をさらしたとも言えよう[57]。さらに先に触れたように大手製薬会社中心の経済的利益優先主義、知的所有権保護の原則といったネオリベラル・ヘルス・ガバナンスの側面がグローバル・サウスにおける健康への権利、いのちを置き去りにする傾向を助長していることも指摘する必要があろう[58]。UNDPのレポートを見ても社会経済的状況の悪化とともに医療アクセスにおける格差拡大、リスク格差拡大が顕著になっている[59]。例えば新型コロナウイルスのワクチン接種率最低水準にある国を見るとエリトリア0%、ブルンジ0%、コンゴ0・1%、南スーダン0・8%、ハイチ0・8%と完全に取り残されている状況があるのは歴然である。またCOVID―19による死者数についてはアメリカが百万人以上と飛び抜けている。しかし致死率を見るとアメリカは1・1%と全世界平均1・08%に近く、一方でスーダン7・9%、シリア5・6%、エジプト4・8%、メキシコ4・7%、アフガニスタン4・0%となっていて医療へのアクセスの有無が致死率に大きな影響を与えていることをうかがわせる[60]。

こうした状況は集合的身体の健康を管理する生政治（バイオ・ポリティクス）ではなく法の外ないしは例外状態を野放しにする死政治（ネクロ・ポリティクス）の新たな展開と言ってよい。ネクロ・ポリティクスと言えばグローバル・サウスにおける「緩慢な暴力[61]」として例えば南部アフリカ諸国でのHIV／AIDSによる静かな死に象徴されるような形で見られたが[62]COVID―19パンデミックでも同様の状況が見られた。現代的な権力形態を分析するにはフーコーの生権力・生政治の視点だけでは不十分でネクロ・ポリティクスという視座が必要だとアフリカの社会思想家のムベンベ（Achille Mbembe）は指摘している[63]。COVID―19パンデミックを襲ったグローバル・サウスの状況を見ると、かつてファノン（Frantz Fanon）が「私は他の数多くのもののうちのひとつにすぎぬ自分を発見したのだ[64]」と喝破したのと同じくネクロ・ポリティクスはヒトがモノとして扱われるという「物象化の政治」の極限的形態として展開しているように見える。

むすびにかえて

以上、プラタネリー・ヘルスの危機というホーリスティックな観点から、新興感染症を新たな開発原病として捉え直すことから始めて感染症パンデミックがもたらすバイオセキュリティの政治について論じてきた。まずCOVID―19パンデミックなどに代表されるバイオセキュリティ問題の根幹にはヒトによる過剰な開発による地球システム（ガイア）の危機がある。そして、そうしたプラネタリー・ヘルスの危機の根源には社会／自然二元論に立脚した自然に対する過剰な採取主義があることを指摘した。その上で、そうした予期せぬ帰結を受ける形で引き起こされたバイオセキュリティの政治（ヘルスの安全保障化）は帝国主義時代の国際公衆安全レジームを引き継ぐ形で展開してきたグローバル・ヘルス安全保障レジームを再編しながら境界の増殖、社会の分断・敵対やプライバシーや自由権の侵害、さらにはアルゴリズム統治性の強化・拡充を引き起こしている。一方でグローバル・サウスにおいては見捨てる形で死においやるネクロ・ポリティクスが展開していることを指摘した。そこで顕著な傾向として認められるのは、さまざまな情報技術を駆使した人の移動管理・監視装置の遍在《ユビキタス》化と、そこにおける圧倒的な非対称的なまなざしである。端的に言えば人間社会による自然の過剰な開発を通じて引き起こされた新たな「開発原病」パンデミックが監視社会化や境界の増殖を引き起こすといったように、開発の「負のフィードバック」が複雑に絡み合いながら展開している構図が見て取れる。こうした状況を前にしてプラネタリー・ヘルスといったコンセプトが唱えられるようになっているのは少なくとも行き過ぎた人間中心主義の開発が我々のヘルスを脅かすようになってきているという危機感が共有され始めているということであろう。こうした危機を克服するためにはノン・ヒューマンをも視野に入れた社会（科学）／自然（科学）の二元論を超えた本当の意味での文理融合の知が一層求められている。それは「人間しかいない世界」を前提とする国際関係論から「人間しかいないわけではない[65]」世界を扱うプラネタリー・マルチスピーシーズの関係論への転換でもある[66]。

（1）例えば福岡伸一『生物と無生物のあいだ』講談社（講談社現代新書）、二〇〇七年など。
（2）近藤祉秋「マルチスピーシズとは何か？」『思想』二〇二二年一〇月、七—二六頁。
（3）J・ラブロック（星川淳訳）『地球生命圏——ガイアの科学』工作舎、一九八四年。
（4）Samuel Myers and Howard Frumkin (eds.), *Plantetary Health: Protecting Nature to Protect Ourselves* (Island Press, 2020)（長崎大学監訳『プラネタリーヘルス』丸善出版、二〇二二年）.
（5）UNEP and IIRI, "Preventing the Next Pandemic: Zoonotic Disease and How to Break the Chain of Transmission" (2020); The World Bank, "One Health: Operational Framework for Strengthening Human, Animal, Environmental Health Systems at Their Interface" (The World Bank, 2018); UNEP, "Guidance on Integrating Biodiversity Considerations into One Health Approaches (Cbd/Sbstta/21/9)" (2017).
（6）ジェイソン・W・ムーア（山下範久監訳）『生命の網の中の資本主義』東洋経済新報社、二〇二一年。
（7）Andreas Malm, *Fossil Capital: The Rise of Steam Power and the Roots of Global Warming* (Verso, 2016), 391-396.
（8）過剰な採取主義については土佐弘之「過度な採取主義の行方——資本の構成的外部をめぐる政治——」『思想』二〇二一年二月、二一七頁を参照。
（9）社会の自然に対する収奪と社会内の収奪の共振、連動については土佐弘之『ポスト・ヒューマニズムの政治』人文書院、二〇二〇年。
（10）モア・ザン・ヒューマンのアプローチについては例えば奥野克巳他『モア・ザン・ヒューマン』以文社、二〇二一年。
（11）ピーター・J・ホッデズ（北潔監訳）『顧みられない熱帯病——グローバルヘルスへの挑戦——』東京大学出版会、二〇一五年、一七頁。

(12) Georges Vigarello, *Histoire des pratiques de santé Le sain et lemalsain depuis le Moyen Âge* (Seuil, 1993).

(13) 例えば、清潔さや健康の社会史については、ジョルジュ・ヴィガレロ（見市雅俊監訳）『清潔になる〈私〉——身体管理の文化誌——』同文館、一九九四年。

(14) アランナ・コリン（矢野真千子訳）『あなたの体は九割が細菌 微生物の生態系が崩れはじめた』河出書房新社、二〇二〇年。

(15) ミシェル・フーコー（神谷美恵子訳）『臨床医学の誕生　医学的まなざしの考古学』みすず書房、一九六九年、五五頁。

(16) フーコー、同上、二三四頁。

(17) Carl Zimmer, *A Planet of Viruses* (3rd edn.) (The University of Chicago Press, 2021).

(18) 竹地広憲、浅妻博之「首相「東京五輪を完全な形で実現。G7の支持得た」　共同声明には記述なし」『毎日新聞』二〇二〇年三月一七日、URL：https://mainichi.jp/articles/20200317/k00/00m/050/185000c

(19) ウィリアム・H・マクニール、（佐々木昭訳）『疾病と世界史（上、下）』（中公文庫）中央公論新社、二〇〇七年。

(20) Eva Horn, "Tipping Points: The Anthropocene and Covid-19," in Gerard Delanty (ed.), *Pandemics, Politics, and Society: Critical Perspectives on the Covid-19 Crisis* (De Gruyter, 2021), 123–37.

(21) A. R. Omran, "The Epidemiologic Transition: A Theory of the Epidemiology of Population Change," *Milbank Memorial Fund Quarterly*, 49(4) (1971), 509–38.

(22) Mike Davis, *The Monster at Our Door: The Global Threat of Avian Flu* (Owl Books, 2005).

(23) Andrew Lakoff and Stephen J. Collier, *Biosecurity Interventions: Global Health and Security in Question* (Columbia University Press, 2008).

(24) Stefan Elbe, *Security and Global Health* (Polity, 2010), 99–131.

(25) Charles C. Hughes and John M. Hunter, "Disease and Development in Africa," *Social Science and Medicine*, 3 (1970), 443–93.

(26) 見市雅俊「病気と医療の世界史——開発原病と帝国医療をめぐって——」見市雅俊・斎藤修・脇村孝平・飯島渉編『疾病・開発・帝国医療　アジアにおける病気と医療の歴史学』東京大学出版会、二〇〇一年、四頁。

(27) 斎藤修「開発と疾病」見市雅俊・斎藤修・脇村孝平・飯島渉編『疾病・開発・帝国医療』東京大学出版会、二〇〇二年、五六頁；大木昌「開発・環境変化・病——ジャワ史におけるマラリアの蔓延を事例として——」『アジア経済』40（5）、一九九九年、二一二三頁。

(28) Mark Harrison, *Contagion: How Commerce Has Spread Disease* (Yale University Press, 2012), xii.

(29) クアメン、デビッド（甘糟智子訳）『スピルオーバー　ウイルスはなぜ動物からヒトへ飛び移るの』明石書店、二〇二一年、四六四—六五頁

(30) *Horn, op.cit.*

(31) Damian Carrington, "Deadly Diseases from Wildlife Thrive When Nature Is Destroyed, Study Finds," *The Guardian*, 5 August 2020; Cyril Caminade, K. Marie Mcintyre, and Anne E. Jones, "Impact of Recent and Future Climate Change on Vector-Borne Diseases," *Annals of the New York Academy of Science*, 1436 (2019), 157–73; Feicia Keesing and Richard S. Ostfeld, "Impacts of Biodiversity and Biodiversity Loss on Zoonotic Diseases," *Proceedings of the National Academy of Sciences*, 118(17) (2021), e2023540118; Felicia Keesing et al., "Impacts of Biodiversity on the Emergence and Transmission of Infectious

Diseases," *Nature*, 468(7324) (2010), 647–52.

(32) UNDP, "New Threats to Human Security in the Anthropocene: Demanding Greater Solidarity," (2022).

(33) IPBES, "Workshop Report on Biodiversity and Pandemicts of the Intergovernmental Platform on Biodiversity and Ecosystem Services," (2020).

(34) ミシェル・フーコー（田村俶訳）『監獄の誕生――監視と処罰――』新潮社、一九七七年、一九八―二〇二頁。

(35) ディヴィッド・ライアン（松本剛史訳）『パンデミック監視社会』筑摩書房、二〇二二年

(36) 同上、五〇頁。

(37) 例えば、腺ペストに対する防疫・封じ込め政策は、アパルヘイト制度の原点との指摘もある。Alexandre I. R. White, "Historical Linkages: Epidemic Threat, Economic Risk, and Xenophobia," *The Lancet*, 395/10232 (2020), 1250–51.

(38) スーザン・ソンタグ（富山太佳夫訳）『隠喩としての病　エイズとその隠喩』みすず書房、一九九二年、二七〇―二七一頁。

(39) Claudia Aradau and Martina Tazzioli, "Covid-19 and the Re-Bordering of the World," *Radical Philosophy*, 2(10) (2021), 3–10; William Davies et al., *Unprecented? How Covid-19 Revealed the Politics of Our Economy* (Lonfon: Goldsmiths Press, 2022), 36–39; Nicholas De Genova, "Viral Borders: Migration, Deceleration, and the Re-Bordering of Mobility During the Covid-19 Pandemic," *Communication, Culture and Critique*, 15(2) (2022), 139–56.

(40) 美馬達哉『生を治める術としての近代医療』現代書館、二〇一五年、一三三頁。

(41) スノーデン事件が明らかにした監視社会化の一端については、グレン・グリーンウォルド（田口俊樹ほか訳）『暴露　スノーデンが私に託したファイル』新潮社、二〇一四年。

(42) ショシャナ・ズボフ（野中香方子訳）『監視資本主義：人類の未来を賭けた闘い』東洋経済新報社、二〇二一年。

(43) Safia Umoja Noble, *Algorithms of Oppression* (New York University Press, 2018).

(44) Davies et al., *op.cit.*, 33–36.

(45) アルゴリズム統治性、またパンデミックリスクとの関係については、次を参照。A. Rouvroy, "Algorithmic Governmentality and the Death of Politics," *Green European Journal*. 27(2020); S. Roberts, "Big Data, Algorithmic Governmentality and the Regulation of Pandemic Risk," *European Journal of Risk Regulation*, 10(2019), 94–115.

(46) Rob Kitchen, "Civil Liberties or Public Health, or Civil Liberties and Public Health? Using Surveillance Technologies to Tackle Thre Spread of Covid-19," *Space and Polity*, 24(3) (2020), 362–81.

(47) ジョルジョ・アガンベン（高桑和巳訳）『私たちはどこにいるのか？　政治としてのエピデミック』青土社、二〇二一年、一二頁。

(48) 石田英敬・東浩紀『新記号論　脳とメディアが出会うとき』ゲンロン、二〇一九年、三九八―三九九頁。

(49) Nicholas B. King, "Security, Disease, Commerce: Ideologies of Postcolonial Global Health," *Social Studies of Science*, 32(5-6) (2002), 763–89.

(50) Harrison, *Contagion: How Commerce Has Spread Disease*.

(51) Alison Bashford, "Maritime Quarantine: Linking Old World and New World Histories," in Alison Bashford (ed.), *Quarantine* (Pulgrave, 2016), 1–11.

(52) Steven J. Hoffman, "The Evolution, Etiology and Eventualities of the Global Health Security Regime," *Health Policy and Planning*, 25 (2010), 510–22；安田佳代『国際政治のなかの国際保

健事業』ミネルヴァ書房、二〇一四年、一九—三六頁。

（53）King, *op.cit.*

（54）Reynald C. Ileto, "Cholera and the Origins of the American Sanitary Order in the Philippines," in D. Arnold (ed.), *Imperial Medicine and Indigenous Societies* (Manchester University Press, 1988), 125–48：飯島渉『マラリアと帝国　植民地医学と東アジア広域秩序』東京大学出版会、二〇〇五年、三四三—四四頁。

（55）デイヴィッド・アーノルド（見市雅俊訳）『身体の植民地化　一九世紀インドの国家医療と流行病』みすず書房、二〇一九年、一九三—九四頁。

（56）King, *op.cit.*

（57）マイク・デイヴィス（柴田裕之・斉藤隆央訳）『感染爆発　鳥インフルエンザの脅威』紀伊國屋書店、二〇〇六年、一八九—一九一頁。

（58）Mohan J. Dutta, *Neoliberal Health Organizing: Communication, Meaning, and Politics* (Routledge, 2016), 134–35; Audrey R. Chapman, *Global Health, Human Rights and the Challenge of Neoliberal Policies* (Cambridge University Press, 2016).

（59）UNDP, *op.cit.* 122.

（60）WHO, *Coronavirus Disease (COVID-19) Pandemic*. https://covid19.who.int/table 二〇二三年一月二六日時点データ。

（61）Rob Nixon, *Slow Violence and the Environmentalism of the Poor* (Harvard University Press, 2013).

（62）Jessica Auchter, "Death in This Country Is Normal: Quiet Deaths in the Global South," in Caroline Alphin and François Debrix (eds.), *Necrogeopolitics: On Death and Death-Making in International Relations* (Routlege, 2020), 104–20.

（63）Achille Mbembe, *Necro-Politics*, trans. Steven Corcoran (Duke University Press, 2019).

（64）フランツ・ファノン（海老坂武・加藤晴久訳）『黒い皮膚・白い仮面』みすず書房、一九九八年、一二九頁。

（65）久保明教・近藤祉秋「「人間しかいないわけではない世界」の人類学」『思想』二〇二二年一〇月、二七—四八頁。

（66）たとえばノン・ヒューマンを包摂した気候正義の政治について論ずることができよう。土佐弘之「気候正義の政治　そこにはノン・ヒューマンも含まれるのか」『現代思想』二〇二〇年三月、一五四—一六三頁。

〔付記〕本稿は科学研究費補助金（23K01275）の助成を受けた研究成果の一部である。

（とさ　ひろゆき　神戸大学）

日本国際政治学会編『国際政治』第211号「ヘルスをめぐる国際政治」（二〇二三年一一月）

ソ連による日本の分割占領と海峡管理計画
——新史料からの再検討——

麻田雅文

はじめに

一九四五年八月一四日、日本はポツダム宣言を受諾した。しかし、ソ連軍は引き続き攻勢を継続した。戦闘が続く中、ソ連はアメリカに、北海道の北半分を要求し、拒絶された。

この北海道をめぐる米ソの対立は、多くの先行研究で活写されているが、長谷川毅の『暗闘』をはじめ、先行研究の主な関心は、北方領土やシベリア抑留との関連性に向けられてきた(1)。

史料については、『アメリカ合衆国外交文書』に掲載の米ソ首脳の往復書簡を基礎にするのは共通する。ソ連崩壊後に世に出た史料は、北海道への侵攻の準備過程を明らかにする、軍部の命令書や戦闘報告書が中心である(2)。

そのため、北海道の北半分を要求した前後に、クレムリンでどのような検討がなされたのか、未だ不明の部分は多い。本論は、ロシア連邦外交政策文書館所蔵の公文書から、その一端を解き明かす。これらの史料は、日本全土の分割占領を、連合国の一員として、ソ連側が計画したことを示す(3)。

対日戦終了後も、ソ連が日本の占領統治への参画に固執していたことは、すでに先行研究で明らかになっている(4)。だがその詳細な計画は不明だった。新史料は、ソ連が北海道への進駐を諦めていなかったことを示す。さらに、日本と朝鮮半島近海の海峡の管理にも関心を示し続けた。本論は、こうした史料から、ソ連の戦後対日構想の全体像を再検討する。

本論は四節に分かれる。第一・二節はソ連軍部の対日戦後構想を、第三・四節は外務人民委員部のそれを検討する。なお、以下の引用文中の（　）は原文にある補足で、［　］は筆者による補足である。また当時のソ連の軍隊の正式名称は労農赤軍だが、本論では便宜上、ソ連軍とした。

一　「一般命令第一号」をめぐる米ソの攻防（一九四五年八月中旬）

一九四五年八月一四日、ハリー・トルーマン（Harry S. Truman）米国大統領は日本陸海軍の解体指令である「一般命令第一号」の草案を承認する。翌日に大統領がダグラス・マッカーサー（Douglas MacArthur）元帥に送った草案には、極東ソ連軍総司令官に降伏すべき地域は「満洲、北緯三八度線以北の朝鮮、樺太《ママ》、クリル諸島［千島列島］」とある。[5]

しかし、スターリンへ八月一六日に届けられた草案では、ソ連の極東軍総司令官に降伏すべき地域は、「満洲、北緯三八度線以北の朝鮮、サハリン」となっている。[6] これは、「一般命令第一号」の草案を書いた米軍人たちが、千島列島に関するヤルタ秘密協定を「葬り去る」狙いだったというのが、ロシアの研究者の見解だ。[7] まず、この点を再検討しよう。

八月一五日に大統領がイギリスのクレメント・アトリー（Clement Attlee）首相に送った草案は、「満洲、北緯三八度線以北の朝鮮、サハリン」となっている。[8] つまり大統領は、英ソの首脳には千島列島を除外した草案を送った。

なぜ二通りの草案が存在するのか。後述するが、この草案の作成中に、千島列島の占領がワシントンで話し合われていた。アメリカは、対外的な「一般命令第一号」の草案では、千島列島の問題を棚上げしたと見られる。

千島列島を「一般命令第一号」に含むのかは、アメリカの統合参謀本部や、日本の占領計画を策定する、国務・陸軍・海軍三省調整委員会（SWNCC）で話し合われていた。八月一一日の草案では、極東ソ連軍総司令官に降伏すべき地域は「満洲、北緯三八度線以北の朝鮮、樺太《ママ》」となっており、千島列島は除外されている。[9]

八月一一日、ジェームズ・バーンズ（James Francis Byrnes）国務長官は、七月二六日にポツダム会談で米ソの軍代表が決めた千島列島の作戦区域の境界（温禰古丹《おんねこたん》海峡）を、米ソが降伏を受け付ける地域の境界にすると決めた。つまり、幌筵島よりも南の島々は、アメリカが降伏を受ける。これを、国務・陸軍・海軍三省調整委員会のジェームズ・ダン（James Clement Dunn）委員長が翌日に明かした。[10]

もっとも、千島列島の米ソによる分割が、バーンズの本心だったかは疑わしい。八月一三日、彼はハリマン駐ソ米国大使へ、千島列島への一つの島への着陸権について、ソ連側と協議したことがあるかを問い合わせている。[11] 千島列島では、着陸権を得れば十分だと考えていたのだろう。

八月一二日の国務・陸軍・海軍三省調整委員会は、千島列島についてはダン委員長がさらに情報を集め、統合参謀本部代表が必要な見直しを行うまで、「一般命令第一号」の審議を延期することで合意した。[12] そこで八月一四日、統合参謀本部事務局長のマクファランド（A. J. McFarland）陸軍准将は、次の文書を国務・陸軍・海軍三省調整委員会に提出する。

クリル諸島の問題では、米ロ両参謀総長が、オンネコタン海峡を通過する作戦区域の境界線で合意した。このような現状を踏まえ、統合参謀本部は、ニミッツ提督に、本線以南のクリル諸島の降伏を受け入れる計画を立てるよう提案する。また、適切な時期にこの手順をロシア人に通知し、ロシア人が支援を要請しない限り、ソ連がパラムシロとシュムシュで日本軍の降伏を受け入れて武装解除すると、統合参謀本部は期待している。(13)

統合参謀本部は、ポツダムでソ連軍の代表と合意した作戦区域通り、千島列島の最北端である幌筵島と占守島の占領しか、ソ連に「期待」していなかった。その上で、幌筵島以南の島々は米軍が占領する目論見だ。「一般命令第一号」の草案で千島列島が除外されたのは、このようにアメリカ内部で議論が続いていたためだろう。

ソ連側は即座に反応する。八月一六日、ニコライ・ブルガーニン（Николай Александрович Булганин）国防人民委員代理兼国家防衛委員会委員と、アレクセイ・アントーノフ（Алексей Иннокентьевич Антонов）ソ連軍参謀総長は、ヴャチェスラフ・モロトフ（Вячеслав Михайлович Молотов）外務人民委員に、トルーマンへの返信の草案を提出した。(14) ソ連軍部の野心を示す重要な新史料なので、全訳する。

トルーマン大統領へ

私は、マッカーサー将軍宛の一般命令第一号に示された、日本軍の降伏の詳細に関する貴殿の提案を受け取りました。

私は、日本の降伏のために貴殿がまとめた取り決めに、次のような変更を加える必要があると思います。

（一）極東において連合国を代表する最高司令部は、創設されるべきではない。軍の指揮権は、それぞれの占領地域における、連合国の総司令官たちに委ねる。

（二）日本との降伏交渉の遂行と、無条件降伏の文書への調印は、マッカーサー将軍と、連合国（ソ連、イギリス、中国）の総司令官たちから全権を委任された者たちに委ねる。

（三）日本軍がソ連軍に降伏する地域に関する一般命令第一号の「B項」は、次のように修正されるべきである。

「満洲、大連港とポルト・アルトゥール（旅順）港を含む遼東半島、内モンゴル、サハリン島（樺太）、クリル諸島、対馬、釜山港、同じく北緯三八度線以北の朝鮮と華北の域内にいる、日本の司令官たちと全陸海空軍、補助部隊は、極東ソ連軍総司令官に降伏しなければならない。」

（四）日本の主要な島々を、連合国の占領地域に分割し、特にソ連には北海道を割り当てる。

（五）降伏の日、海上のすべての日本の軍艦及び商船は、恒久的に係留される港に向かわなければならない。

（六）連合国軍の代表者たちに、日本軍の司令部から受け取ったすべての情報と、陸、空、海軍の軍事施設、および商船隊の状況を調査することを許可し、これらの代表者に日本から受け取ったすべての情報の写しを与えること。[15]

草案の第一項と第四項は、日本の分割占領を意味する。つまりソ連の軍部は、北海道の占領を単独で担おうとした。それにより、アメリカによる日本単独占領を阻止しようとした。

実際に、ソ連側はこの前にも、アメリカによる日本の単独占領を阻止しようと動いている。八月一一日にモロトフは、アヴェレル・ハリマン（William Averell Harriman）駐ソ米国大使に、マッカーサーと並んで、極東ソ連軍総司令官のアレクサンドル・ヴァシレフスキー（Александр Михайлович Василевский）元帥を連合国最高司令官に任命するよう求めた。ハリマンは、たった二日間、対日戦に参加しただけのソ連がそのような提案はできないと、「イライラした口調で」断った。[16]

結局、連合国最高司令官には、八月一四日にマッカーサーだけが任命される。米ソによる共同統治が否定されたことで、ソ連の軍部は分割占領を画策したと考えられる。

ソ連側は、マッカーサーが連合国最高司令官としてソ連軍を指揮するのも嫌っていた。在ソ米軍使節団長のジョン・ディーン（John Russell Deane）少将は、八月一五日に、マッカーサーが対日攻勢の停止を求めた文書をアントーノフ参謀総長に渡した。[17] しかし八月一六日にアントーノフは、攻勢停止か、継続かを決めるのは、ソ連軍最高総司令官、すなわちスターリンであると返信した。[18] 同日の新聞『プラウダ』には、アントーノフの名で、攻勢を継続する声明が掲載された。

つまりソ連側は、マッカーサーが連合国最高司令官に就任するのは認めたが、極東ソ連軍がその指揮下に置かれることは拒絶し、分割占領することで、できれば彼の権限を本州に限定したかった。

草案の条項に話を戻す。第二項は、日本の降伏交渉と降伏文書の調印には、マッカーサーと、ソ英中からの代表も加えるよう求めている。実際に、九月二日の降伏文書の調印は米英中ソの代表によって行われたが、主な降伏交渉は日米間で進められる。ソ連は口を出せなかった。

日本軍がソ連軍に降伏する地域について修正を求めた第三項は、極めて重要である。ソ連軍部が対馬と釜山港を要求しているのは、朝鮮海峡（対馬海峡西水道）を制するためだったと思われる。対馬と釜山は対岸だ。なぜこの海峡を重視したのかは後述したい。内モンゴルと華北の要求は、ソ連の占領地域を北京（北緯三九度五四分）周辺まで拡大することを意味した。

なお、第三項で列挙された地名の中で、「クリル諸島」だけは、すべて大文字で記されている。これは、軍部が千島列島を重視していたことを示すと思われる。スターリンも同意見で、ヴァシレフスキーの回想によると、八月一七日の夜、スターリンは彼に電話をかけ、こう述べた。

「クリル諸島の問題について、アメリカ人はより賢くなり始めている。南サハリンの早期解放とクリル諸島全島の獲得は、我々にとって極めて重要だ。[19]」

これが事実なら、スターリンはアメリカが寄越した「一般命令第一号」の草案に千島列島が書いていなかったことで、逆にアメリカも関心を寄せていると判断し、占領を急いだ。なお対馬、釜山港、北緯三八度線以北の華北の占領は、クレムリン内の議論だけで終わった。ヴァシレフスキーは八月一八日にスターリンへ宛て、極東ソ連軍および太平洋艦隊に課せられた占領目的地に、満洲全土、内モンゴル、大連港と旅順港を含む遼東半島、北緯三八度線までの朝鮮半島、南樺太、北海道の北半分を列挙している。[20] 恐らく、この当日か前日に、モスクワからの指示があったのだろう。[21]

軍部の過大な要求を抑え、最終的な判断を下せたのはスターリン以外に考えられない。スターリンのクレムリンにおける来室者名簿によると、八月一六日の二一時一〇分から、モロトフ、ブルガーニン、アントーノフ、セルゲイ・シュテメンコ（Сергей Матвеевич Штеменко）が来室している。シュテメンコは参謀本部作戦部長で、対日作戦の立案にも携わっていた。ブルガーニン、アントーノフ、シュテメンコという軍関係の三人は、二二時四五分にそろって退室した。[22] おそらく、この一時間半の間に、トルーマンへの回答の最終案が練られた。というのも、その後すぐに正式な返信が送られているからだ。

スターリンのトルーマン宛書簡は、モロトフが但し書きを付し、駐米ソ連大使館へ送付した。この電報の記載によると、モスクワから現地時間八月一七日三時二〇分に送信され、ワシントンのソ連大使館は、現地時間八月一六日二三時三五分に受信している。[23]

有名な書簡だが、内容を再確認しておく。ソ連に降伏する地域には「満洲、北緯三八度線以北の朝鮮、サハリン」に加え、「全クリル列島」を含めるよう求めた。さらに、「樺太と北海道の間に位置する宗谷海峡と北で接する、北海道の北半分を含めること」も要求する。

スターリンは、オホーツク海から太平洋へ出るため、宗谷海峡、そして北方領土を、ソ連の完全な支配下に置きたかったのだろう。そのためには、南樺太と北方領土だけでなく、対岸の支配も必要になる。北海道の北半分というのは、そのために必要な最小限の領域だったと思われる。

日本の分割占領は、同じタイミングでアメリカでも検討されていた。しかし八月一八日に、トルーマン大統領は、分割占領を否定する国務省主導の文書を承認した。同時に、北海道の北半分をソ連の占領下に置くことを拒否する。[24]

一方、八月一七日付のスターリンへの返信で、トルーマン大統領は、「全クリル諸島」を極東ソ連軍総司令官に明け渡す領域に含むことには同意した。[25] これは、千島列島の分割を目論んだ統合参謀本部の案が挫折したことを意味する。ディーン在ソ米軍使節団長は、「全クリル諸島」も極東ソ連軍総司令官に降伏する地域に加えた、「一般命令第一号」の改訂版を八月一九日にソ連側へ渡す。[26] 北海道の半分すら認めないというトルーマンの書簡は、八月一八日にハリマン大使が様式を整え、ソ連側に渡した(27)。

このあとも、北海道上陸作戦の準備は進められた。しかし、スターリンはついに諦める。八月二二日のトルーマンへの返信で、北海道の占領を拒否された失望を記す(28)。同日午前一〇時から午後一時の間に、スターリンは北海道上陸の準備中断を命じたとされる(29)。

二　ソ連軍部による分割統治の再検討（一九四五年八月末）

日本は、恐らくソ連の予想も上回る早さで終戦を選んだため、ソ連は日本の分割構想を、武力による占領から、アメリカの同意に基づく進駐で実現しようとした。その第一歩が、アメリカが提案した連合国最高司令官総司令部（以下、GHQと略記）の上部組織の設立に参入することだ。そこで、対日政策の立案が急がれ、以下に記す二人の軍人の意見書や、外務人民委員部の意見書の作成につながった。

一九四五年八月二〇日、イギリス政府は、米国務省に対し、米・英・ソ・中・濠五カ国の代表による対日管理理事会の設置を提案する。アメリカも同意し、八月二二日、ハリマン駐ソ米国大使がモロトフに、可及的速やかに「極東諮問委員会のような」組織を連合国で作る必要があると伝えた。九月五日にモロトフは委員会の設置に同意する(30)。それからスターリンがソ連軍の日本駐兵を諦める一〇月まで、占領統治の在り方がソ連内部で活発に議論された。

その際、ポツダム宣言第七項に、「連合国ノ指定スヘキ日本国領域内ノ諸地点ハ吾等ノ茲ニ指示スル基本的目的ノ達成ヲ確保スルタメ占領セラルヘシ」と定められていることは、ソ連側が武装解除の名目で、日本の要地を要求する根拠となった。以下の新史料は、ソ連軍部における日本分割占領計画の青写真である。

時系列を確認すると、二名の軍人が外務人民委員部へ構想を提示したのは、八月二七日のトルーマンからの書簡の直後である。八月二七日二三時一〇分、ハリマン大使がトルーマンの書簡を渡してスターリンの執務室を退室したのと入れ替わりに、アントーノフとブルガーニンが、二七日二三時四〇分から翌日二時一〇分まで在室した。大統領への返信について協議したのだろう(31)。軍人二名の意見書は、この協議と関連すると思われる。

以下では、この二名の軍人の意見書を分析する。八月二七日、海軍軍令部国際法部長ニコライ・ボロゴフ（**Николай Александрович Бологов**）(32)海軍少将によって作成された、「日本におけるソ連占領地域についての意見」では、「海軍としては日本の以下の地域の管理に関心を抱く」として、南樺太、千島列島、北海道、朝鮮北部、釜山港、対馬があげられている。ボロゴフの各地域の評価は以下の通りである。

南樺太は、占領により、サハリンにおける国境と、ソ連沿海地方のソヴィエツカヤ・ガヴァニ、デカストリの安全が確保された。さらに、宗谷海峡の航行の管理もできるようになった。

千島列島は、占領して、オホーツク海沿岸の安全が確保された。また、オホーツク海から太平洋への出口は千島列島の通過でのみ可能である。カムチャツカ半島に隣接する、幌筵、占守島の陸海軍基地から日本人を排除したことで、ソ連極東における最重要の港の一つ、ペトロパブロフスク・カムチャツキーの安全も確保された。

北海道については、以下のように評している。

「この地域に展開する日本の海軍基地は、ソ連との戦争のためのものだ。連合国による全島、もしくはその一部の占拠が一時的なものであっても、我々にとっては、軍事戦略的に好ましくない。」(33)

ボロゴフはこの部分で、北海道は宗谷海峡と津軽海峡、サハリン島に面しており、ソ連極東とも近いと書いている。また北海道がソ連の占領地域となれば、宗谷海峡と津軽海峡に加え、函館、稚内、留萌、小樽、室蘭といった港を自由に利用できるとも記す。要するに、ソ連海軍としては、太平洋の出入り口となる北方の海域において、航行の自由につながる戦略的拠点は全て確保したいので、北海道全島への進駐は、それを一挙に実現する魅力的な案であり続けた。

ボロゴフの意見書に戻ろう。ボロゴフは朝鮮北部については、雄基、羅津、清津の港と、北緯線三八度以北の占領を勧告する。そして朝鮮北部の占領は、ソ連の国境と、海軍の主要な基地であるウラジオストクの安全を保障すると主張している。

釜山は朝鮮海峡の管理のためで、ボロゴフは租借の準備をするよう進言している。対馬もやはり朝鮮海峡の管理のためだが、下関海峡へのアプローチも可能にするためだ。また釜山と合わせて、ウラジオストクと旅順の間の連絡線を確保するためだという。

ボロゴフは八月二九日にも、「日本海軍の武装解除」と、「連合国の占領下に置く日本の海軍基地と港を管理する監視団について」という二通の意見書を作成し、外務人民委員部米国部長のセミョーン・ツァラプキン（Семён Константинович Царапкин）に提出した。なお、これらの報告書には、「太平洋戦域」と題する地図が一枚添付されている。

三頁にわたる意見書「日本海軍の武装解除」は、ソ連は対日参戦したことで、「日本の軍縮に貢献する権利を与えられている」と主張している。そして海軍の軍縮の目標は、「日本から海軍力を完全に奪い、海軍力を回復できないようにすること」と定めた。(34)

その上で、日本の海軍力を無力化する方法が示されている。まず、日本海軍は対日戦に参戦した米英中ソによって武装解除する。第二に、海軍兵学校など、海軍の教育施設は閉鎖する。第三に、戦争に転用されることを防ぐため、残存する商船は米英中ソで分配する。第四に日本海軍の施設の破却、第五に日本沿岸を守る施設の撤廃である。第六は造船能力の破壊。そして第七が、宗谷海峡、津軽海峡、対馬海峡（東西両水道において）の非武装化である。ボロゴフは、これらの海峡や海峡周辺の港に、ソ連の艦艇が入港する権利も求めた。(35)

スターリンも日本の武装解除には強い関心を抱いていた。八月二七日の会談でスターリンは、ハリマン大使に日本の残存兵力について質問した。ハリマンは翌日、日本海軍の残存艦船と地上兵力数、その駐屯地について、モロトフを経由してスターリンに報告している。(36) 最終的に、ソ連は一九四七年にナホトカで旧日本海軍の艦

艇三四隻を受け取り、太平洋艦隊に配備している。(37)

なお後者の意見書「連合国の占領下に置く日本の海軍基地と港を管理する監視団について」では、連合国が管理すべき日本の港は以下である。

北海道：小樽、留萌、稚内、根室、厚岸、室蘭、函館

本州：大湊、青森、秋田、新潟、七尾、敦賀、舞鶴、下関、呉、

　神戸、大阪、名古屋、横須賀、東京

九州：佐世保、門司、長崎、大分、鹿児島

四国：徳島

朝鮮半島：釜山、鎮海、仁川、済物浦

なお、対馬の港の厳原《いづはら》は別項を立てられているが、これは別格視を物語る。

ここで重要なのは、北海道の全域と対馬、それに釜山と鎮海については、「もしもソ連の占領区域に入らなかった場合」という但し書きが付けられていることだ。(38)逆に言えば、これらの地域の占領を、ソ連側が担うと想定されていた。

同じ八月二九日に、ソ連軍参謀本部特別部長のニコライ・スラヴィン（Николай Васильевич Славин）(39)陸軍中将によって作成された二通の報告書は、海軍だけでなく、陸軍も日本と朝鮮の分割占領と武装解除に強い関心を抱いていたことをうかがわせる。(40)

このうちの一通、「日本の無条件降伏という事実から結論付けられる、朝鮮に関する基本的意見」をまずは紐解こう。

冒頭では、朝鮮は公式には独立が認められているものの、日本がまだこの地域との縁を切っていないことからすると、「連合国による一時的な占領体制が導入される可能性はありえるかもしれない」。そして、ソ連の軍事的な利益という観点からは、以下が望ましいとした。

①朝鮮に一時的な占領体制が敷かれること。

②前記の目的のため、「連合国管理ソヴィエト」という、特別な組織を組織する。

③朝鮮の占領地域は、ソ連と連合国（米英中）によって二分される。

④ソ連の占領地域は満洲との国境から北緯三八度線まで、連合国は朝鮮半島南部。(41)

さらにスラヴィンは、ソ連の占領地域に対馬と済州島が含まれるべき七つの理由をあげている。かいつまんで記そう。

①両島を占領した場合、カムチャツカ半島から旅順にいたる沿海地方、満洲、オホーツク海、日本海、黄海で、陸上と海上の戦略的地位を確立できる。

②このようにして確立される戦略システムにより、沿海地方、ウラジオストク、サハリン島、旅順を守るだけでなく、艦隊にとってより広い作戦上の可能性を確立できる。

③ウラジオストクと旅順を結ぶ連絡線、並びにオホーツク、日本海、黄海を結ぶ海上交通路の安全を確立できる。

④オホーツク海、日本海、黄海を結ぶ、通常の海上交易路の確立。

⑤敵対国の艦隊がオホーツク、日本海、黄海に侵入する可能性を著しく減らす。

⑥ウラジオストクと旅順を結ぶための条件である、朝鮮と南満洲の間の連絡の確保。

⑦朝鮮で最も豊かな天然資源と様々な産業を持つ地域をソ連の管理下に置ける[42]。

では連合国が、ソ連の占領地域に対馬と済州島を加えるのに反対したらどうするのか。スラヴィンは、その際に取るべき措置も抜かりなく考えていた。

第一に、前述した朝鮮の半分を占める占領地域を確保すること。第二に、対馬と済州島を非武装化すること。第三に、釜山、済物浦、鎮海、馬山の要塞施設と、蔚山と木浦にある飛行場を撤去すること。最低でも、これらの地点に連合国（ソ連）の将校が監視員を置けるようにする[43]。

このように、ウラジオストクと旅順の海上輸送路の確保が主目的でありながら、他国が朝鮮周辺の海域に進入できないようにし、朝鮮半島がソ連にとって安全保障上の脅威にならないように配慮した上での提案であったことが分かる。

スラヴィンのもう一通の意見書「日本の完全な武装解除についての提案」は、ボロゴフの日本海軍解体の意見書と表裏一体をなすものだ。これは、日本陸軍も含めた武装解除の方針を示している。四頁にわたるこの意見書の冒頭で、スラヴィンはこう記している。

「日本は侵略的な国家で、とりわけソ連に敵対的な傾向を持つから、日本の完全な武装解除と、その経済力を著しく弱めることが望ましい[44]。」

注目すべきは、この意見書の第七項だ。そこでは、北海道、本州、対馬、済州島の武装解除が目標として掲げられている。スラヴィンによると、「こうした要求が生ずるのは、サハリン島、我らの沿海地方の安全を保障するためで、宗谷海峡、朝鮮海峡、対馬海峡［東水道］を自由に利用できるように保障するためである[45]。」

このように、ソ連軍部が作成したトルーマン大統領への返信草案や、二名の軍人の意見書には、朝鮮海峡が明記されている。これは、日ソ戦争の完勝による高揚感だけでは説明できない。やはり、直前の八月一四日に調印された中ソ友好同盟条約により、事実上、旅順、大連を新たに勢力圏に組み込んだことも、朝鮮海峡への関心を高めたのだと考える。

まとめると、ソ連軍が北海道と対馬、朝鮮南部の一部を占領する案は、トルーマンに拒否されてからも、ソ連軍部は放棄しなかった。ただし、八月一六日のアントーノフらの草案は分割統治に主眼が置かれていたが、スラヴィンとボロゴフの案は、それに加え、日本の周辺海域の非武装化や、日本陸海軍の武装解除がセットになっていたことに特徴がある。

なお八月二七日、大統領からスターリンへの書簡で、トルーマンは千島列島への島一つへの着陸権を要求していた。スターリンは、八月三〇日付の大統領への返信で、アメリカの航空機に千島列島への着陸権を認めると知らせた。ただし、「アリューシャン列島にあるアメリカの飛行場の一つに、ソ連の民間機を着陸させる権利」を代わりに要求した[46]。だからだろうか、先に紹介した二名の軍人が

外務人民委員部へ提示した構想を収めたファイルには、「アリューシャン列島」という四頁の報告書も同封されている。(47)

三　外務人民委員部の戦後構想（一九四〇年～一九四四年）

ボロゴフとスラヴィンの意見書の他に、軍部からの要望は見当たらないが、これは対日戦後構想で、次に主導権を握ったのが外務人民委員部だったためだろう。

外務人民委員部の外交官も、日本周辺の海峡管理に執着した。これは戦時中の苦い記憶と結びついていると思われる。

宗谷海峡は、一九〇五年のポーツマス講和条約により、ロシア船の自由航行や軍事利用の禁止が定められていた。(48)しかしソ連側はそれが守られていないと、以前から不満をつのらせていた。

一九四〇年の夏に、米内光政内閣が五年間の中立条約を申し込んできた際にも、ソ連側は日本への返答案で、南樺太の大泊が日本海軍の基地となり、ソ連の船舶が宗谷海峡を自由に航行できない現状を指摘した上で、改めて自由航行を認めさせようとした。宗谷海峡はウラジオストクとオホーツク、カムチャツカ沿岸を結ぶ重要な航路だというのが、草案での主張である。さらに、北千島でのソ連の船舶の航行権も求めた。(49)だが、これらは同年八月一四日付のソ連側回答文には盛り込まれなかった。

しかし、スターリンも、日本が太平洋に抜ける海峡の管理に、強い権限を有するのを快く思っていない。一九四一年四月一二日の松岡洋右外相との会談で、松岡が北サハリンの買収をほのめかすと、スターリンは「地図の前に来て、沿海地方とその海への出口を指差して」こう言った。

> 日本はソ連の沿海地方から海への出口をすべて押さえている。カムチャツカの南の岬に面するクリル海峡、サハリンの南にあるラペルーズ海峡、朝鮮のそばの対馬海《ママ》峡。加えて今度は、北サハリンをあなたは要求し、ソ連を完全に封鎖しようとしている。同志スターリンは微笑みながら言う。あなた方は私たちの首を絞めたいのか。いったいどんな友情だというのか。(50)

さらに日本は、一九四一年一二月八日の対米英戦争勃発と同時に、津軽海峡と宗谷海峡を含む、日本の領土の沿岸一二方面に「防御海面」を設定し、この海域内では特許船舶を除き、一般船舶の通行を禁止した。宗谷海峡については、ポーツマス講和条約の関係もあって、昼間一定の航路に限って開放したが、津軽海峡は通行特許を与えない方針で臨む。

これにより、アメリカとカムチャツカ半島、ウラジオストク間を航行するソ連の船舶は、昼間に宗谷海峡を通過するか、朝鮮海峡を迂回する他なくなる。しかも、宗谷海峡は冬の間は流氷のために航行は困難で、朝鮮海峡を通るより仕方なくなった。ソ連側は、津軽海峡の閉鎖はソ連の正当な権利の侵害であると抗議し、外交問題となった。(51)

ソ連海軍は、日本の津軽海峡の事実上の封鎖に強く反発する。一九四二年一月一五日、ニコライ・クズネーツォフ（Николай Герасимович Кузнецов）海軍人民委員は、モロトフ外務人民委員に窮状を訴える。津軽海峡の航行が許可制である限り、日本海からペトロパブロフスク・カムチャツキーとオホーツク海の間の航行は完全停止になりかねない、という。(52) 海軍側の試算によれば、ウラジオストクとペトロパブロフスク・カムチャツキーの海路は、宗谷海峡を通れば一三五〇キロ、津軽海峡を通れば一四一〇キロだが、朝鮮海峡を通れば三六四五キロもの遠回りになる。(53)

こうした声を背景に作成されたのが、ソロモン・ロゾフスキー（Соломон Абрамович Лозовский）外務人民委員代理の意見書だと思われる。彼は一九四一年一二月二六日、スターリンに宛てた戦後構想で、日本の軍艦が宗谷海峡、千島の諸海峡、津軽海峡、対馬《ママ》海峡を閉鎖できるのが「我慢がならない」と記す。(54) これは日本周辺の海域、特に太平洋への出入り口を確保したいという願望の裏返しである。

スターリンも、一九四三年のテヘラン会談で、ウラジオストクなどソ連の太平洋側の港湾について、不便を口にする。これを聞いたローズヴェルト大統領はすかさず、大連を自由港にしては、と提案した。米英の指導者は、スターリンの不凍港への渇望が、対日戦へ誘う餌になると思ったのだろう。(55)

日本の海峡に言及した戦後構想が次に現れるのは、一九四四年一月である。前駐英ソ連大使のイヴァン・マイスキー（Иван Михайлович Майский）は、南樺太と「太平洋からソ連を隔絶する」千島列島などをソ連領に組み入れるべきだと主張した。(56)

より具体的な戦後構想を起草したのが、現役の駐日ソ連大使だったヤコフ・マリク（Яков Александрович Малик）である。彼は一九四四年七月の報告書で、対馬は中立化するかソ連の海軍基地を置くこと、また日本の周辺の海峡の「自由通行原則の確立」などを提起した。(57)

マリク同様、スターリンも海上交通路の確保を重視する。一九四四年一二月一四日の会談でハリマン駐ソ米国大使に、日本軍は現在ウラジオストクへの接近路を支配しており、ロシア人はこの重要な港への連絡を保護される権利があると考えている、と述べている。(58)

以上のように、一九四五年の日ソ戦争前から、宗谷海峡、津軽海峡という太平洋への出入り口にあたる海峡の自由な航行の確保は、ソ連の戦略的目標であった。

四　外務人民委員部による対日戦後構想（一九四五年九月）

大戦開始直後から対日構想を練り上げてきた外務人民委員部にとっても、対日戦後の一九四五年八月二二日に、後のＧＨＱの上部組織の設立がアメリカから提起されたのは、数少ない構想実現のチャンスだった。このアメリカの提案を逆手に取り、ロンドンで行なわれた米英仏中ソ五大国外相会談で、九月二四日にモロトフ外務人民委員が突如、対日委員会の設置を求める覚書を配布する。同委員会は米英中ソ四カ国共同の対日管理体制を目指すもので、それまでアメリカが進めてきた単独占領に根本的変更を迫った(59)。

一九四五年九月に外務人民委員部が作成した一連の文書は、こうした背景のもと、ソ連が対日占領に参加する場合を想定して作られた。最初に紹介する「日本の旧植民地と信託統治領について」は、すでにキャサリン・ウェザーズビー(Kathryn Weathersby)によって、朝鮮半島の部分を中心に、一部が紹介されている(60)。本論では、さらにロシア語原文から得た、新たな知見と共に分析したい。

この文書によると、朝鮮は米英中ソの四大国による信託統治を一年半から二年の間継続すること、ソ連による朝鮮占領は、アメリカの朝鮮占領と同期間継続しなければならないこと、また釜山、鎮海、済州島、済物浦はソ連の軍指揮官の管轄下に置くよう提言している。その理由は、「旅順の海軍基地への確実な海上交通と通路を確保するため」(61)だ。

さらにこの報告書は、朝鮮へ対馬を移管するよう提言している。

「日朝の将来の国境を決定する上で、対馬の朝鮮への移管を提案することが必要であろう。これは歴史上、対馬は日本による大陸諸国、特に朝鮮半島に対する侵略行為の拠点として機能してきたという事実によって正当化される(62)。」

このように、朝鮮半島と対馬への強いこだわりは軍部と共通する。

外務人民委員部は、ポツダム会談前から、安全保障の観点から朝鮮へ関心を寄せていた。一九四五年六月二九日付の報告書でも、次のように記す。

「朝鮮の独立は、朝鮮が将来、日本だけでなく、東方からソ連に圧力をかけようとする他のいかなる国からも、ソ連に対する侵略の中継地となることを防ぐのに十分な効果を持たなければならない(63)。」

なお、九月の文書と同時期に、外務人民委員部が作成したと思われる、「日本の統治機構についての合意文書」案では、日本は旧領を含め、対日委員会の管理のもと、米英中ソの軍事占領下に置くとしている。そして第四項で、列強による海峡の管理を提唱している。見え消し線の部分は、実際にその草案に引かれていたものだ。

一、[前略]ソ連への海上ルートの防衛において、以下の海峡の利用が死活的に重要なことに鑑み、ソ連の軍艦には、海峡地帯の港へ寄港する権利が認めなければならない。

二、ラペルーズ海峡の管理は、日露間のポーツマス条約第九条により、海峡の航行の自由を妨げるような軍事的手段をとらないことが義務づけられていた。日本はこの条文を組織的に破ってきた。ラペルーズ海峡の自由航行の原則は、~~日本による同海峡の自由な使用を永遠に保護するために、~~ソ連がラペルーズ海峡の管理を監督する権利とともに再確認されなければならない。

三、~~日本の武装解除のための連合国四カ国の共同措置として、~~ラペルーズ海峡、サンガルスキー(津軽)海峡、対馬を含む朝鮮海峡に隣接している、すべての日本沿岸部を、永久に非軍事化する原則が宣言されなければならない。

その協定には、日本が北海道の北端と、サンガルスキー海峡の両岸、朝鮮海峡沿岸、そして対馬においては、恒久的か臨時かを問わず、海軍基地や空軍基地、要塞を新たに建造するか、再建することを永久に禁止すると特記しなければならない[64]。

しかし、ソ連はアメリカの提唱する極東諮問委員会への不参加を明確にし、予定されていた一〇月二三日の発足会議は一週間延期された。

この直後、スターリンはアメリカ側と対日政策を二日にわたり話し込んだ。一〇月二四日の会談では、ハリマン駐ソ米国大使が、英ソ中も「若干の軍隊」を送り、占領に参加してはどうかと提案した。スターリンは、マッカーサーの権限を制約することになるので、英ソ中の軍隊の駐留は必要ないという見解を示した[65]。これは日本の分割占領構想を、スターリンが最終的に断念したことも意味する。

もっとも、スターリンは、翌二五日にはハリマンに、日本の占領行政で疎外されている不満をもらし、「ソ連は日本列島に軍隊を上陸させ、アメリカを助ける用意があった」と語り、北海道上陸作戦への未練を匂わせた[66]。

日本本土へ占領軍を送るのは諦めたが、ソ連は日本の重要拠点の確保まで諦めたわけではない。一九四五年一二月一九日、ロゾフスキー外務人民委員代理は、部下の意見書を添え、かつての日本の委任統治領など、戦略的な重要拠点の今後について、アメリカ側と「非公式かつ検討課題」として協議するよう、モロトフに提起した。ロゾフスキーは、対馬をはじめ、済州島・琉球諸島・台北・マカオなどに米軍が基地を設置し、「ウラジオストクから南方への海上交通路に米軍の海軍基地が設置されている」と警鐘を鳴らす[67]。

これを受けて、一九四五年一二月二五日にも、モロトフはバーンズに、日本の島々と委任統治領について協議したいと持ちかける。しかし、今はその用意が出来ていないと、バーンズは断った[68]。

その後の経緯は省くが、一九四五年一二月二七日、連合国最高司令官の諮問機関として、拒否権を持たない連合国対日理事会が発足した。日本の占領体制におけるソ連の発言権は著しく制限され、日本の占領行政で影響力をほぼ行使できなかった。

だが、海峡の安全保障を確保する構想は長く尾を引く。その裏には、対岸の北海道に米軍が駐留する宗谷海峡は、いざとなれば航行できないという危機感があった。この懸念は、一九五〇年四月の、スターリンによるサハリン・トンネル構想にも結びつく[69]。

朝鮮戦争の勃発に伴う冷戦の激化も、こうした危機感を助長した。一九五一年二月二日、ソ連軍参謀本部外交部のマカロフ（Макаров）司法中佐も、宗谷・津軽海峡がソ連への攻撃の際、どのように利用されるかを想定した報告書を提出している[70]。

海峡をめぐるソ連の危機感は、同年の国際会議でも噴出した。一九五一年九月六日、サンフランシスコの対日講和会議で、ソ連代表のアンドレイ・グロムイコ（Андрей Андреевич Громыко）外務次官は、米英の平和条約草案を批判し、修正案を披露した。その中で、具体的な数字をあげつつ、日本の軍事力を制限することを提唱した。さらに、「宗谷海峡、根室海峡の日本側全沿岸及び津軽海峡及び対馬《ママ》海峡を非武装化する。右の諸海峡は、常にあらゆる国の商船に対して開放されるものとする」、そしてこれら「諸海峡は、日本海に隣接する諸国に属する軍艦に対してのみ開放されるものとする」という条項の挿入を求めた(71)。後者は、ソ連の軍艦に海峡を通行する権利を要求するものに他ならない。

おわりに

戦争の終結に際しては、将来の禍根を断つため、「紛争原因の根本的解決」を望むと「現在の犠牲」が増大し、「妥協的和平」を求めれば「将来の危険」が残る(72)。このジレンマの中で、ソ連が重視していたのは「紛争原因の根本的解決」である。そのため、日本の軍事力が復興した際、対ソ戦略拠点となりうる地域を、できる限り占領下に置き、非武装化を進めようとした。

中でも北海道に、ソ連側は強い関心があった。八月一六日付の、スターリンがトルーマンへ北海道の北半分を要求した書簡は、スターリンの欲深さを示すものとして引用されてきた。今回見つかった、軍部の作成した書簡の草案から、スターリンよりも軍部がより大きな野心を抱き、スターリンがそれを抑えてアメリカ側に伝えたことが判明した。

このスターリンの返信以降も、北海道への進駐は、ソ連軍部では公然と議論されていた。そもそも、宗谷海峡のみならず、津軽海峡に野心があるなら、当然の帰結であろう。

さらに、アントーノフらの書簡の草案や、ボロゴフとスラヴィンのまとめた提言書からは、ソ連の軍部が、朝鮮海峡の確保のため、釜山や済州島、対馬などをソ連の占領地域に加えることに執着していたことが分かる。これは、朝鮮海峡と対馬が単に日本海と太平洋を結ぶだけでなく、中ソ友好同盟条約に付随して、新たに使用権を得た旅順や大連と、ウラジオストクの中間地点として重要だったためだ。

連合国との交渉が外交である以上、軍部に代わり立案の中心となっていったのは外務人民委員部である。その構想案には北海道の分割占領はない。しかし、朝鮮半島や日本周辺の海峡の確保は、なおも追求された。

まとめると、ソ連による日本占領への介入計画は、次のように下方修正されていった。

第一に、連合国最高司令官を米ソが一名ずつ出すことによる、日本の共同統治である。

第二に、北海道を中心にソ連が軍政下に置く、日本の分割占領だ。

第三に、戦略的要衝を連合国の共同管理に移し、ソ連が海峡とそれに面した諸港の管理を担う。

ソ連は、このように要求を切り下げていったが、いずれもアメリカに阻まれた。だが、ソ連の関心は、一九四〇年代から五〇年代初期にかけて、太平洋との海上交通路の確保に向けられていたのは一貫する。この点は、当該時期のソ連の軍事や外交を研究する上での要点であろう。

(1) 長谷川は、ソ連は北海道の占領で日本人労働力を得るつもりだったが、占領をアメリカに阻止されたために、五〇万人の日本軍の捕虜を抑留したとする。長谷川毅『暗闘――スターリン、トルーマンと日本降伏』下巻、中公文庫、二〇一一年、二一六頁。

(2) 軍関係の史料を駆使した研究書は以下がある。ボリス・スラヴィンスキー（加藤幸廣訳、木村汎解説）『千島占領　一九四五年夏』共同通信社、一九九三年。富田武『日ソ戦争　南樺太・千島の攻防――領土問題の起源を考える』みすず書房、二〇二二年。

(3) 本書で利用している同文書館の史料は、すべて下記のサイトで閲覧したものである。同サイトは、第二次世界大戦終結七〇周年を記念して、ロシア連邦の外務省が公開した。https://agk.mid.ru/ [二〇二三年三月七日参照]

(4) 平井友義「ソ連の初期対日占領構想」『国際政治』八五号、一九八七年、一六―一九頁。

(5) *Foreign Relations of the United States: Diplomatic Papers*（以下ではFRUSと略記), *1945. Vol. VII: The Far East, China* (Washington, D.C.: United States Government Printing Office, 1969), p. 530.

(6) Российский государственный архив социально-политической истории（以下ではРГАСПИと略記). Ф. 558. Оп. 11. Д. 372. Л. 104.

(7) A・I・クラフツェヴィチ「ヤルタ会談前後のソ米関係と日本」五百旗頭真、下斗米伸夫、A・V・トルクノフ、D・V・ストレリツォフ編『日ロ関係史――パラレル・ヒストリーの挑戦』東京大学出版会、二〇一五年、三六七頁。

(8) "President Truman to Prime Minister, 15 August 1945, Personal and Top Secret," FO 800/461, The National Archives, Kew.

(9) *FRUS, 1945, Vol. VII*, p. 636.

(10) *Ibid.*, p. 644. ダンはヨーロッパ、極東、近東、およびアフリカ担当の国務次官補でもある。

(11) "James F. Byrnes to W. Averell Harriman," 13 August 1945, Telegrams Maintained by W.A. Harriman, 1944–45, Box 2, RG84, National Archives, College Park, Maryland.

(12) *FRUS, 1945, Vol. VII*, p. 645.

(13) *Ibid.*, p. 658.

(14) Архив внешней политики Российской Федерации（以下ではАВПРФと略記). Ф. 06. Оп. 7. П. 1. Д. 10. Л. 4.

(15) Там же. Л. 5-6.

(16) Советско-американские отношения. 1939–1945. М., 2004. С. 735.

(17) "From John R. Deane to Army General A. E. Antonov No. 1257," 15 August 1945, W. Averell Harriman Papers, Box 181, Manuscript Division, The Library of Congress, Washington, D.C.

(18) ボリス・スラヴィンスキー（加藤幸廣訳）『日ソ戦争への道――ノモンハンから千島占領まで』共同通信社、一九九九年、四九七―四九八頁。

(19) *Василевский А.М.* «Финал» // Военно-исторический журнал. 1967. № 6. С. 86.

(20) Русский архив: Великая Отечественная. Т. 18(7-1). Советско-японская война 1945 года. История военно-политического противоборства двух держав в 30-40-е годы. М., 1997. С. 355.

(21) 以下は傍証となる。八月一七日、スターリンとアントーノフは連名で、マッカーサーの司令部に赴くクジマ・デレヴャンコ（Кузьма Миколайович Дерев'янко）陸軍中将に以下の指令を送った。アメリカ政府はソ連に降伏するのは「満洲、サハリン、北緯三八度以北の朝鮮」と指定した。ソ連政府は以下を付け加えることで承認した。千島列島、大連と旅順を含む遼東半島、そして北海道の北半分である。「貴下はマッカーサー元帥に、ソ連政府のこの要求を主張する義務がある」。Русский архив: Великая Отечественная. Т. 18(7-2). Советско-японская война 1945 года. История военно-политического противоборства двух держав в 30-40-е годы. М., 2000. С. 262.

（22）На приеме у Сталина. Тетради (журналы) записей лиц, принятых И. В. Сталиным (1924–1953 гг.): Справочник. М., 2008. С. 460.

（23）Dmitriĭ Antonovich Volkogonov Papers, Box 26, Reel 18, Manuscript Division, The Library of Congress, Washington, D.C. このコピーはスターリンにも送付された。

（24）五百旗頭真「米国における対日占領政策の形成過程――その機構的側面と占領軍構成の問題」『国際法外交雑誌』七四巻四号、一九七五年、四五頁。

（25）*FRUS, 1945, Vol. VI: The British Commonwealth, The Far East* (Washington, D.C.: United States Government Printing Office, 1969), p. 670.

（26）長谷川毅『暗闘』下巻、二二二頁。一九四五年八月二〇日にはマニラで、降伏文書と「一般命令第一号」が日本側に手渡された。そこでは、極東ソ連軍総司令官に降伏する地域は、「満洲、北緯三八度線以北の朝鮮、カラフト、クリル諸島」とされている。『日本外交文書　太平洋戦争』第三冊、外務省、二〇一〇年、二〇七九頁。

（27）РГАСПИ. Ф. 558. Оп. 11. Д. 372. Л. 112-113.

（28）*FRUS, 1945, Vol. VI*, p. 687.

（29）Великая Отечественная война 1941–1945 годов. Т. 5. Победный финал. Завершающие операции Великой Отечественной войны в Европе. Война с Японией. М., 2013. С. 575. ただし、彼の命令書は残っていない。

（30）下斗米伸夫『日本冷戦史　一九四五～一九五六』講談社学術文庫、二〇二一年、六四頁。

（31）На приеме у Сталина. С. 461.

（32）ボロゴフは帝政期からの海軍軍人で、ロシア革命後にボリシェヴィキに転じた。一九二九年末から一九三二年まで、在日ソ連全権代表部で武官の経験がある。一九四五年のヤルタ会談とクリミア会談にも随行した。海軍軍令部国際法部長の職務については、詳細は不明。ボロゴフはヤルタとクリミアでの会談に参加していることから、連合国との調整を担う部署と推測される。

（33）АВПРФ. Ф. 0129. Оп. 29 АВТО. П. 239. Д. 4. Л. 15.

（34）Там же. Л. 2.

（35）Там же. Л. 2-4.

（36）АВПРФ. Ф. 0129. Оп. 29 АВТО. П. 168. Д. 25. Л. 34-37.

（37）その内訳は駆逐艦七隻、掃海艇二隻（民間船からの改造一隻を含む）、特殊建造の掃海艦一隻、揚陸艦一隻などである。日本の駆逐艦は、主に標的艦として使われた。*Софронов Т.Ю.* Японские и германские военные корабли, переданные Советскому Союзу // Иркутского государственного университета. Серия «История». 2014. Т. 7. С 143.

（38）АВПРФ. Ф. 0129. Оп. 29 АВТО. П. 239. Д. 4. Л. 5.

（39）スラヴィンは一九三八年から翌年にかけて、在華ソ連大使館で勤務し、対華軍事支援を担当して能力を発揮した。ソ連軍参謀本部特別部は、一九四四年九月に創設された、参謀本部で外交問題を扱う部署である。スラヴィンは「外交問題のためのソ連軍参謀総長補佐」という役職も兼任していたので、こちらの職務にも基づいて、提言をまとめた可能性もある。

（40）スラヴィンの二通の報告書は、ともに八月二九日付で、詳細不明のチーキン（Д. Чикин）に送られ、八月三〇日一四時四五分に、チーキンが外務人民委員部のツァラプキンに提出している。スラヴィンの二通の報告書は、ともに一枚目の左上に、ソ連軍参謀総長のアントーノフの「承認」が書き込まれている。承認の日付は一九四五年八月とあるが、日付は空欄である。文書の作成日も日付が空欄になっているが、最初に送付された八月二九日が作成日と推測される。なお、スラヴィンの二通の報告書には、「ソ連軍参謀本部」と記載のある、二枚の地図が添付されていた。
(41) АВПРФ. Ф. 0129. Оп. 29 АВТО. П. 239. Д. 4. Л. 12.
(42) Там же. Л. 13.
(43) Там же. Л. 14.
(44) Там же. Л. 8.
(45) Там же. Л. 9.
(46) *FRUS, 1945, Vol. VI*, pp. 698–699.
(47) АВПРФ. Ф. 0129. Оп. 29 АВТО. П. 239. Д. 4. Л. 22-25.
(48) ポーツマス講和条約第九条は以下の通り。「日本國及露西亞國ハ薩哈嗹《サガレン》島又ハ其ノ附近ノ島嶼ニ於ケル各自ノ領地内ニ堡壘其ノ他之ニ類スル軍事上工作物ヲ築造セサルコトニ互ニ同意ス又兩國ハ各宗谷海峡及韃靼《だったん》海峡ノ自由航海ヲ防礙スルコトアルヘキ何等ノ軍事上措置ヲ執ラサルコトヲ約ス」。
(49) АВПРФ. Ф. 06. Оп. 3. П. 28. Д. 388. Л. 16-18.
(50) 1941 год. Кн.2. (Серия «Россия. XX век. Документы»). М., 1998. С. 73.
(51) 外務省編『日本外交文書——太平洋戦争　第一冊』外務省、二〇一〇年、八六三頁。
(52) АВПРФ. Ф. 06. Оп. 4. П. 29. Д. 306. Л. 7.
(53) Там же. Л. 5.
(54) 横手慎二「第二次大戦期のソ連の対日政策　一九四一～一九四四」慶應義塾大学法学研究会『法学研究』七一巻一号、一九九八年、二〇六頁。
(55) 麻田雅文『日露近代史——戦争と平和の百年』講談社現代新書、二〇一八年、三九九—四〇〇頁。
(56) 横手慎二「ソ連の戦後アジア構想」『東アジア近現代通史［六］——アジア太平洋戦争と「大東亜共栄圏」』岩波書店、二〇一一年、三二三頁。
(57) 横手「第二次大戦期のソ連の対日政策」、二二二—二二三頁。
(58) *FRUS, Conferences at Malta and Yalta, 1945* (Washington, D.C.: United States Government Printing Office, 1950), p. 464.
(59) 平井、前掲論文、一六頁。
(60) Kathryn Weathersby, "Soviet Aims in Korea and the Origins of the Korean War, 1945–50: New Evidence from the Russian Archives," *Cold War International History Project: Working Paper*, No. 8 (1993), p. 14. この英語論文の一部は、以下の論文で紹介されている。横手「ソ連の戦後アジア構想」、三三〇頁。河西陽平「ヨシフ・スターリンの「地政学的関心」と朝鮮半島——極東における戦後ソ連安全保障戦略の再検討」『戦略研究』一九号、二〇一六年。
(61) АВПРФ. Ф. 0129. Оп. 29 АВТО. П. 168. Д. 25. Л. 89.
(62) Там же. Л. 89.
(63) Weathersby, "Soviet Aims in Korea and the Origins of the Korean War," p. 11.
(64) АВПРФ. Ф. 0129. Оп. 29 АВТО. П. 168. Д. 25. Л. 76-77.
(65) 下斗米、前掲書、七六—七七頁。
(66) *FRUS, 1945, Vol. VI*, pp. 787–793.
(67) АВПРФ. Ф. 06. Оп. 7. П. 47. Д. 744. Л. 14.
(68) Советско-американские отношения. 1945–1948. М., 2004. С. 137.
(69) サハリン・トンネルについては以下を参照。麻田雅文「スターリンの戦後極東戦略と鉄道、一九四四～一九五〇年——中国東北・北朝鮮・サハリンを事例に」『日本植民地研究』二六号、二〇一四年、一三—一四頁。
(70) Русский архив: Великая Отечественная. Т. 18(7-2). С. 370-376.
(71) 『日本外交文書——サンフランシスコ平和条約 調印・発効』外務省、二〇〇九年、一〇四—一〇五頁。
(72) 千々和泰明『戦争はいかに終結したか——二度の大戦からベトナム、イラクまで』中公新書、二〇二一年、一五頁。

（あさだ　まさふみ　岩手大学）

日本国際政治学会編『国際政治』第211号「ヘルスをめぐる国際政治」（二〇二三年一一月）

〈書評論文〉

文民保護と保護する責任の二十年
――強制から非強制措置へ、介入から予防へ――

上野友也著『膨張する安全保障――冷戦終結後の国連安全保障理事会と人道的統治』（明石書店、二〇二一年、xiv＋三二〇頁）

西海洋志著『保護する責任と国際政治思想』（国際書院、二〇二一年、三七六頁）

小林綾子

はじめに

ある国で人々が深刻な暴力や人権侵害に苦しんでいるとき、死の危険に晒されているとき、またはそう予測されるとき、誰が、どのようなタイミングや手段で対応するのか。こうした事態に陥っている国の責任をどう考えるべきか。外からの介入は正当化されるのか。国際連合安全保障理事会（国連安保理）が決議や声明で美辞麗句を並べても国連は行動をとれない、と批判をされるとき、どのような説明が可能だろうか。

国際社会が右のような問題に直面する中で、とりわけ冷戦終結以降、人道的介入、人間の安全保障、文民保護や保護する責任を含め、様々な概念が、提唱あるいは主流化され、議論の的となってきた。

ある国で生きる尊厳や人権を著しく制限されている人々に対し、国際社会が、状況の改善、あるいは何らかの対応を試みようとしてきた。こうした中で、国家と非国家主体の役割や機能、より大きくは国際秩序も、再考を迫られてきた。

一　「文民」と「保護」、そして「介入」と「責任」への注目

(1) 一九九〇年代末まで

民間人や非戦闘員とも称される、文民（civilians）、つまり武力紛争下で戦闘にかかわっていない人びとの保護をいかに実現するかは、第二次世界大戦前から、国際人道法上の議論にのぼっていた。第二次世界大戦後、一九四九年のジュネーブ条約および一九七七年の追加議定書に文民保護の規定が盛り込まれ、文民が保護の対象となってきた。政策的にも、一九八〇年代終わりから一九九〇年代始めにかけて、武力紛争下で、戦闘員対非戦闘員の被害の比率が、以前は九対一であったのが一対九になった、という言説が広まり、文民の保護に注目が集まった。保護という文脈では、一九九〇年代に国連難民高等弁務官（UNHCR）を務めた緒方貞子も、人道に関する活動では援助のみならず保護活動も重要であると、保護を含めた人道活動という表現を好んだ。この十年間は、クルド、ソマリア、ボスニア、ルワンダ、コソボといった国・地域で、UNHCR等の人道機関、国際平和活動、あるいは人道的介入が実施され、研究者もこうした活動に目を向けた。国連では、一九九〇年代のこうした経験と反省に立ち、新たに文民に対する保護を強化しようという機運が高まった。文民保護や保護する責任（R2P）の概念は、この潮流の中で発展した。一九九九年、コフィ・アナン（Kofi Annan）国連事務総長は初めて「武力紛争下の文民保護」に関する事務総長報告を出し、安保理は国連平和活動に文民保護の任務を与え始めた。

この時期をどうとらえるか。上野は、「人道的統治」をキーワードとし、この頃に国際社会が人道的統治時代に突入することになったと説明する。「国連安全保障理事会は、なぜ人間の生命と安全の保障のために任務と権限を膨張させてきたのであろうか」という問いを掲げた。そして、安全保障化および統治性（governmentality）という概念を採用し、先の問いに対し、「国家の統治性が、国境を越えて紛争地域に適用されてきたからである」[1]と答える。上述のクルド危機等の事例において、「欧米諸国の積極的介入と中国の黙認によって安全保障化が進」[2]み、二〇〇一年から人道的統治時代に突入することになったと説明する。武力紛争下で人道的統治を実現する手段として安全装置（調整機能）がある。紛争地での援助と支援、そして同地域の管理と制御といった機能の具体的な活動として、経済制裁から平和維持・平和構築、文民保護といった手段が用いられると整理する。[3]そして、軍事問題としての安全保障よりも広い脅威認識（発話）が、国連安保理における規範や大国間の対立にどう影響を受け（コンテクスト）、その結果、どのような安全保障の措置がとられ、制度化が進んだのか（装置と道具）と三段階で、コペンハーゲン学派とパリ学派の安全保障化理論にもとづき定式化を試み

た。上野は、人道的統治時代に突入する決定的転換点として、R2Pの登場をあげた。

(2) 二〇〇一年以降

二〇〇一年が重要なのは、国家主権に関する国際委員会（ICISS）が『保護する責任』報告書を出したから[4]だけではなく、アメリカ同時多発テロが発生したことで、R2Pあるいは人道的統治の前提が変わってしまったからでもある。

『保護する責任』報告書の公表から二十年にあたる二〇二一年、学術雑誌 *Ethics & International Affairs* のR2P特集号の冒頭論文で、ICISSの委員でもあったマイケル・イグナティエフ（Michael Ignatieff）は、起草当時、報告書に明示していない三つの前提があったと述懐する。第一に、アメリカ主導で文民保護を実施する用意と能力がある有志連合が生まれるだろう。第二に、同有志連合は文民保護行為を行うために安保理から正当性を得られるだろう。そして第三に、遠くの国で害されている市民を守るための介入に対しては、介入する国の国民からも前向きに受け止められるだろう、という前提である[5]。しかし、報告書がほぼ出来上がっていた二〇〇一年九月、アメリカ同時多発テロが発生し[6]、アメリカがアフガニスタン、次いでイラクに軍事介入をした。長引く介入は、国内世論から支持を失った。

こうした経緯もあり、二〇〇九年にアメリカ大統領に就任したバラク・オバマ（Barak Obama）は、「軍事的な対外介入には消極的」[7]だった。二〇一一年にR2Pの運用が議論されたリビア介入についても、オバマ大統領は、リビアは核心的利益ではないと判断した。アメリカは、イギリスとフランスが主導するNATO軍によるリビア攻撃に、地上軍を送らず情報収集等で参加した[8]。NATO介入後のリビアの不安定化により、こうした介入のアイデアが、各国で支持を失った。上野が論じた通り、二〇一一年以降のシリアへの対応をめぐっては、国連安保理で何を安全保障問題として扱うか、安全保障化派と脱安全保障化派の間で対立が生じた。安全保障化とは、従来安全保障問題として認識されてこなかった問題を安全保障問題とすることである。反対に、脱安全保障化とは、安全保障化した問題を通常の政治手続きに戻すことである[9]。シリア問題をめぐっては、欧米を中心とする安全保障化アクターと、ロシアや中国といった脱安全保障化アクターという大国間の対立が起こり、妥協できたのは人道支援の安全保障措置だけであった[10]。大国の国民からは、自国による人権侵害国への軍事介入を支持しないという声が強かった。

現在のミャンマーやアフガニスタンのように、国内で暴力的被害や人権侵害が発生してると国連等の場で報告されても、対応には結びつきにくい。現場から遠くに住む大国の国民が、国連の安保理の授権に基づき自国の軍が派遣されることを前向きに受けとる風潮、つまり対応を大国の責任と捉える傾向は強くない。これが、九・一一後の人道を目的とする軍事介入に対する一般的理解である。

二　「次なるコソボの授権ではなく、次なるルワンダを防ぐ」

本書評論文の対象の二冊は、二〇〇一年を境に人道統治時代突入前と後（上野）、R2Pの萌芽期と、論争期・推進期（西海）と分け、特に後半の時期において、文民保護やR2Pの意味を捉え直すことに挑戦したという共通点を持つ。『保護する責任と国際政治思想』は、論争期と推進期において、二〇〇一年以降の人道を目的とする介入に関し、早期警報や紛争予防で発展がみられると説明する。軍事介入論に陥りがちなR2P研究において、紛争予防という視座の重要性を強調する。『膨張する安全保障』は紛争予防を議論してはいないが、安保理や、安保理に授権された平和活動のみならず、NGO等多様なアクターが関与しながら、文民を保護するための監視や諸制度の運用がなされていると整理する。上野は、結語で、人間の生命と安全に対する脅威が生じても、すぐさま強制的手段を正当化する理由にはならず、より非強制的かつ非暴力的な手段を選択する道を模索する必要性を説く(11)。

西海は、R2P概念を形成する基盤となった三つの系譜として、正戦・介入論、ガバナンス論、紛争予防論を提示した。この三つの系譜は、二〇〇九年の国連事務総長報告が提示したR2Pの三つの柱に対応するものである。第一の柱では、ガバナンス論と一致する国家の保護責任が、第二の柱では、紛争予防論に位置づけられる国際支援による能力構築が、第三の柱では、正戦・介入論にあたる適時かつ断固とした対応がある。西海は、この三つの系譜がR2P概念をめぐる論争の中核にあると論じる。そして、注目を集めやすい第三の柱（正戦・介入論）や第一の柱（ガバナンス論）ではなく、国連事務局が中心となって促進した紛争予防論の系譜に読者の目を向ける。紛争予防の系譜は、萌芽期にも概念形成において重要であったし、二〇〇九年以降のR2P概念推進期にはこの概念の中核として浮かび上がるようになったと主張する(12)。

軍事介入論よりも紛争予防や非強制的措置に目を向けたのは、この二冊だけではない。サイモン・チェスターマン（Simon Chesterman）も、R2Pの議論で重要なのは、介入より予防であると、二〇〇三年の共著論文で次のように主張した。「主権と人道原則の緊張関係を解く鍵は、いつ介入を認めるのかではなく、そうした介入が検討されるような人道危機を防ぐことにある(13)」。二〇一一年の論文でも、安保理が二〇一〇年代後半に決議で採用してきたR2Pは、第三の柱（適時かつ断固とした対応）についてであることはなかったと説明しつつ、その目的は「次なるコソボの授権ではなく、次なるルワンダを防ぐため(14)」であったと論じた。国連憲章第九十九条の「事務総長は、国際の平和及び安全の維持を脅威すると認める事項について、安全保障理事会の注意を促すことができる。」を根拠に、R2Pの文言を入れるべく奔走したのは国連事務総長下の国連事務局であったこと、その目的は紛争予防を促進するためであったことをあげる。つまり、「R2Pの真の重要性は、『正しいこと』をする新しい権利や義務を創出することではなく、むしろ、悪いことをしたり何もしないことを難しくする、という点にあるのかもしれない。[15]」保護する責任に関する国連事務総長特別顧問（二〇一三―二〇一六年）であったジェニファー・ウェルシュ（Jennifer Welsh）も、Ｒ２Ｐで問題視されたのは、過度な介入ではなく、市民が危機にあるとき何も行動がとられない事態であったと説明した。上野同様、非軍事的にさまざまなアクターが関与することで、残虐行為を見逃さない必要性を指摘しつつ、現実にはＲ２Ｐのように強制的措置を含む行動如何が安保理のダイナミクスで決まる、という政治性を指摘した。[16]

つまり、『膨張する安全保障』と『保護する責任と国際政治思想』が他の研究と同様に着目したのは、国連における強制措置から非強制措置へ、介入から予防へ、という方針の転換である、と評者は受け取った。

三　文民保護と国家責任をめぐるオルタナティブな国際政治学

以上のように、文民保護やＲ２Ｐに関する議論は、過去二十年間、介入主義を超えて、人道危機が発生した際の不作為を回避するために発展してきた。今後の文民保護及び保護する責任研究の発展に向け、さらに考察すべき課題を以下に三点あげる。

(1)　オルタナティブな国際政治学――規範の伝播の方向性と相互作用

第一に、これまでの研究に、非欧米諸国による人道主義やＲ２Ｐ概念の形成や修正と、それらの国際的影響に関する研究を含めることである。『膨張する安全保障』が終章で認めているとおり、二冊ともマクロな分析であり、安保理が扱わない紛争地は分析していない。[17] 二冊は、強制措置あるいは軍事介入といった従来の狭い視野から読者を解放し、紛争予防や非強制措置に視野を広げるが、既述のとおり、今日のアフガニスタン然り、ミャンマー然り、国際社会の中で見落とされそうな視点や事例までは目を向けていない。

『保護する責任と国際政治思想』の最後で指摘されるように、今後はオルタナティブな国際政治学まで視野に入れた分析が必要だろう。グローバル国際関係学や、国際関係学の脱植民地化（decolonization）が注目される今日の学術的潮流にも合致する。人道主義や保護する責任といった議論においても、決してヨーロッパや北米だけでつくられたのではないと主張する研究が増えている。これらの研究は、欧米中心にＲ２Ｐや文民保護がどう各地域に伝播したかという、「欧米から非欧米へ」とは反対の「非欧米から欧米へ」の方向を議論する。

文民保護との関係では、例えば、東アジアの人道主義文化の研究が重ねられ、[18] 赤十字国際委員会（ＩＣＲＣ）ではイスラム法と国際人道法について議論されている。人道主義に関する教科書でも、いかに非欧米の地域、国家、個人が人道主義を提唱・実践してきたかが解説されている。[19] ただし、人道支援分野を含め、国際協力業界で声高に叫ばれる「現地化（localization）」は、欧米から見た視点や、支援提供国と支援受け入れ国の非対称性を脱していないことがあり、注意が必要である。

Ｒ２Ｐに関しては、中国が、責任ある保護（Responsible Protection）、ブラジルが、保護の最中の責任（Responsibility while Protection: RwP）を提唱したことは、規範起業家（norm entrepreneur）に対する規範形成者（norm shaper）の行動であると整理されることはある。しかしこれも、欧米発の規範を非欧米諸国がどう規範を発展させたかという、規範の伝播という方向性には変わりない。

それとは別に、非欧米圏の主権や介入の概念がいかに欧米圏に影響を与えているかについての研究が重ねられている[20]。中国やブラジルのみならず、非同盟諸国の中で考えられてきた連帯や保護の考え方、アジア・アフリカの地域や国が独自に有する人助けや仲裁の文化、非欧米諸国出身の個人の貢献に関する研究がある。例えば、南スーダン出身のフランシス・デン（Francis Deng）の「責任としての主権（Sovereignty as Responsibility）」構想や、ＩＣＩＳＳ共同議長であったアルジェリアの元外交官モハメド・サヌーン（Mohamed Sahnoun）のアイデアや貢献は、「主流」のＲ２Ｐ研究では十分に光があてられてない。Ｒ２Ｐの「問題の一部は、Ｒ２Ｐの背後にある国家主権の議論が、西側の介入への執着によって原型（評者注：デンの構想）からずいぶん遠くはなれてしまったこと」にあるという指摘がある[21]。実際、デンが、「責任としての主権」を掲げながら模索してきたのは、軍事介入という「罰」を受けた国は立ち直れないだろうという想定で、危機を抱えた国家が、より責任ある主体となれる方法は何かということであった[22]。上野のいう、「国家の統治性が、国境を越えて紛争地域に適用され」る時、当該国家の統治性はどうなるのかという視点も必要だろう。グローバル・サウスの視点から、ＮＡＴＯのリビア介入はＲ２Ｐの濫用だと主張する小国にとっては、欧米諸国以外との国際関係も重要であり、かつ、国家の統治性の拡大が自国にどう影響するのかといった脅威にも映る[23]。欧米から非欧米へという方向性を超えて、非欧米から欧米へ、あるいはそれらの相互作用が生み出す概念の発展や政治的な課題も、研究の余地がある。

(2)　複数形の国際秩序構想

第二に、グローバルな統治と国際秩序構想に関する課題である。二冊とも、ミシェル・フーコー（Michel Foucault）の統治性に関する研究を提示しながら、人道に関する統治が超国家的権力として広まっていったことを説明した。フーコーの議論に依拠する二冊は、これまでの先行研究でもフーコーの統治性概念が用いられてきた潮流に乗っているとも解釈できる。例えば、Ｒ２Ｐ研究の中でも著名な国際法学者アン・オーフォード（Anne Orford）等の研究がある。しかし、前項の批判的考察を踏まえれば、フーコーの統治性概念は、Ｒ２Ｐ研究で必ず取り入れるべき確立した見方といえるのか、修正が必要か、疑問が残る。

二冊の共通点であり、国際政治学全般にも重要な論点は、「Ｒ２Ｐ—国家—国際秩序」の関連である。上野は、書籍のタイトルにもあるように、国連安保理が自ら権限を「膨張」させているという表現を使った。西海も、国際立憲主義から国際機能主義へと国際秩序構想が転換されつつあり、「国家および非国家主体の役割や能力・権力を機能主義的に拡大する」という「肥大化」が進展しつつあると主張する。[24]

アクターの役割・機能の「膨張」や「肥大化」を説明する概念として、両者ともフーコーの統治性という概念を用いる。上野は、統治性概念では、権力は「人間の生命と安全を保障する生権力（生かす権力）」として用いられると説明し、このような統治性を「人道的統治」と呼ぶ。[25]そのうえで、国際秩序の変化を説明する。西海によれば、現代国際社会では、国家主権に集約されてきた国内統治などの諸機能が分解され、一部を国際的に共同管理するといった傾向があり、R2P概念にも顕著に確認される。[26]「R2P概念の制度化から生み出される超国家的な権力の実態」が、「緊急権としての超国家権力」から「統治権力としての超国家権力」を強化する国際秩序構想へと転換した。[27]これは、上野が題名にした「人道的統治」と重なる。上野も、「人道的統治は、人道的介入といった強制措置が行使された時代を経て、より制度化された安全保障措置によって実践される」という変化を述べた。[28]

西海が指摘するように、ここでの「制度化」は、ソフトな制度化である。「グローバルな権利・権威・利益のネットワーク」に組み込まれた「国家・国際機構・NGO」といったアクター、あるいは「ルール・相互行為・実践などの諸要素」も、それぞれが点となり、線で結びつく。そして、国家間の水平的関係にとどまる狭義の国際秩序ではなく、国際社会―国家―ローカル組織のつながりのような垂直的関係を意味するグローバル秩序ともまた異なる、広義の国際秩序が構想されているという。[29]

では、この国際秩序構想は、隣接分野で論じられる秩序構想とは何が違うのか。例えば、『保護する責任と国際政治思想』で用いられた「三つの国連」を提唱したトーマス・ウィース（Thomas Weiss）の研究分野である、グローバル・ガバナンス研究が扱う国際秩序構想とは比較されていない。グローバル・ガバナンス研究の中でも多様な整理の仕方があるが、[30]どの見方と重なり、どの部分が異なるのか。あるいは、リベラル国際秩序の終焉かと議論される中で、[31]文民の保護やR2Pの展開はどのように位置づけられるのか。国際政治学で展開される国際秩序構想およびその変化との関係で本研究の位置づけが明らかにされれば、より広い研究者の関心を集め、より活発な議論が促されるのではないだろうか。

とはいえ、R2Pの議論を牽引したエドワード・ラック（Edward Luck）は、規範の定着は「数十年でなく、数世紀かけて評価される」と主張した。[32]紹介した二冊は、国連で文民保護が主流化し、R2Pが誕生してから最初の二十年について、将来的に立ち返る際、貴重な日本語文献の一部として重要になるだろう。[33]

(3) 政策への貢献

第三に、政策への貢献について指摘したい。ある国で人々が深刻な人権侵害や暴力被害に遭いそうだと予測される場合、あるいは実際に被害に遭っている場合に、保護を「いかに実現するのか」という問題が残る。二〇二二年二月、国連開発計画（UNDP）は、新世代の人間の安全保障報告書を発表した[34]。このとき、オンライン・パネル報告で、アン＝マリー・ゴーツ（Anne-Marie Goetz）は、新世代の人間の安全保障との関係でR２Pの再生が必要だと述べた。ゴーツは、ただし、ある国の国境を越えて、「いかに（how）」その国境の中の人びとを守るのかということは、報告書は明確にしていないという問題を取り上げた。

この問題は、二冊にも共通するだろう。文民保護やR２Pの概念が広まることで、国連安保理をはじめとして、その他の国際機関や各国政府が行動をとらないことに対する評判費用（reputation cost）は高まってきた。紛争予防は目に見えないために効果も測定しにくいという課題や、非強制的な措置は有効に機能するのかといった疑問もあるが、紛争予防や非強制的な人道保護の措置は支持を集めてきた。とはいえ、危機に際して守られない人びとがいることも事実である。グローバル化やネットワーク化が進む中で、多様なアクターが声を上げる中、逆説的ではあるが、伝統的な国家の役割や主権の機能、とくにデンのいう「責任としての主権」を再考する必要がある。

おわりに

国際社会は、さまざまなアイデア、アクター、アプローチによって、地球上で苦しむ人が少なくなるよう議論を重ねてきた。人道的介入以降の介入主義的な議論を超えて、強制から非強制的措置へ、介入から予防へと、国連による議論及び対応の軸が移ってきたことが明らかになった。規範の定着には時間がかかるが、同じ地球上で生じている危機に「いかに」対応するかの決定には時間をかけられない。国家がより責任ある主体となるには、安保理が有効に機能するには、何が必要か。二冊を読みながら、文民保護やR２Pをめぐる新たな視座とともに、国際政治学で広がる多様なアプローチや国際秩序構想、加えて国際政治学の中核的概念である国家や主権といった概念に立ち返る重要性にも気づかされる。

（１）上野、五頁。
（２）同上、七三頁。
（３）同上、七頁。
（４）ICISS, "The Responsibility to Protect: The Report of the International Commission on Intervention and State Sovereignty," (Ottawa: International Development Research Center, December 2001).
（５）Michael Ignatieff, "The Responsibility to Protect in a Changing World Order: Twenty Years since Its Inception," *Ethics & International Affairs* 35, no. 2 (2021), p. 178.
（６）ＩＣＩＳＳ報告書の公開は二〇〇一年一二月だが、同報告書内で九・一一の時には内容は固まっていたと言及されている。ICISS, *op. cit.*, p. VIII–IX.
（７）古矢旬『グローバル時代のアメリカ：冷戦時代から二十一世紀まで』岩波新書、二〇二〇年、二八九頁。
（８）同上、二九二頁。
（９）上野、二八頁。
（10）同上、二四九―二五〇頁。
（11）同上、二六三頁。

(12) 西海、二三三頁。

(13) Simon Chesterman and David M. Malone, "The Prevention–Intervention Dichotomy: Two Sides of the Same Coin?" in William Maley, Charles Sampford, and Ramesh Thakur, eds. *From Civil Strife to Civil Society: Civil and Military Responsibilities in Disrupted States*, (Tokyo: United Nations University Press, 2003), p. 74.

(14) Simon Chesterman, "R2P and Humanitarian Intervention: From Apology to Utopia and Back Again," in Robin Geiß & Nils Melzer, eds., *The Oxford Handbook on the International Law of Global Security*, (Oxford: Oxford University Press, 2021), p. 819.

(15) *Ibid.*, p. 820.

(16) Jennifer M. Welsh, "Implementing the Responsibility to Protect: Where Expectations Meet Reality," *Ethics & International Affairs* 24, no. 4, (Winter 2010), pp. 415–430; Jennifer M. Welsh, "The Responsibility to Protect at Ten: Glass Half Empty or Half Full?" *The International Spectator* (Special issue on the Responsibility to Protect) 51, Issue 2 (2016), pp. 1–8.

(17) 上野、二五七頁。

(18) Jacinta O'Hagan and Miwa Hirono, "Fragmentation of the International Humanitarian Order? Understanding 'Cultures of Humanitarianism' in East Asia," *Ethics & International Affairs* 28, Issue 4, (Winter 2014), pp. 409–424.

(19) Daniel G Maxwell and Kirsten Gelsdorf, *Understanding the Humanitarian World*, (New York, NY: Routledge, 2019), chapter 1.

(20) Amitav Acharya, "Idea-shift: how ideas from the rest are reshaping global order," *Third World Quarterly* 37, Issue 7, (2016), pp. 1156–1170; Sarah Teitt, "Asia Pacific and South Asia," in Alex J. Bellamy and Tim Dunne, eds., *The Oxford Handbook of Responsibility to Protect*, (Oxford: Oxford University Press, 2016), pp. 373–390; Brook Coe, *Sovereignty in South: Intrusive Regionalism in Africa, Latin America, and Southeast Asia*, (Cambridge: Cambridge University Press, 2019); Coralie Pison Hindawi, "Decolonizing the Responsibility to Protect: On pervasive Eurocentrism, Southern agency and struggles over universal," *Security Dialogue* 53, Issue.1 (2022), pp. 38–56.

(21) マーク・マゾワー(依田卓巳訳)『国際協調の先駆者たち——理想と現実の二百年』NTT出版、二〇一五年、三五一頁[Mark Mazower, *Governing the World: The History of Idea*, (New York: The Penguin Press, 2012)]。

(22) Welsh, 2010, *op. cit.*

(23) Adekeye Adebajo, "The revolt against the West: intervention and sovereignty," *Third World Quarterly* 37, Issue 7, (2016), pp. 1187–1202. アフリカと国連を論じるAdekeye Adebajo ed. *From Global Apartheid to Global Village: Africa and the United Nations*, (Scottsville: University of KwaZulu-Natal Press, 2009)には、デンによるR2P論も所収されている。

(24) 西海、二六四頁。

(25) 上野、五頁。

(26) 西海、六六—六九頁。

(27) 同上、二六五頁。

(28) 上野、七—八頁。

(29) 西海、六一—六五、二六四—二六六頁。

(30) グローバル・ガバナンス研究の展開について優れた整理は、西谷真規子「序章　現代グローバル・ガバナンスの特徴」西谷真規子・山田高敬編著『新時代のグローバル・ガバナンス論』ミネルヴァ書房、二〇二一年、一—一五頁。

(31) 例えば *International Affairs*, January 94, Issue 1 (2018) や、

International Security 43, Issue 4 (2019) で特集が組まれている。

（32） Edward C. Luck, "The Responsibility to Protect: The First Decade," *Global Responsibility to Protect* 3, no. 4, (2011), p. 387.

（33） 政所大輔『保護する責任――変容する主権と人道の国際規範』勁草書房、二〇二〇年と、同書内に掲載される先行研究も有用である。

（34） United Nations Development Programme (UNDP), Global Launch of the 2022 Special Report on Human Security "New threats to human security in the Anthropocene: Demanding greater solidarity," New York: UNDP, February 8, 2022, https://hdr.undp.org/sites/default/files/srhs2022.pdf, (accessed April 28, 2022).

〔付記〕本論文は、ＪＳＰＳ科研費（20K13432）の助成を受けたものである。

（こばやし　あやこ　上智大学）

日本国際政治学会編『国際政治』第211号「ヘルスをめぐる国際政治」（二〇二三年一一月）

〈書評論文〉

東南アジア大陸部における人びとの戦争史

下條尚志著『国家の「余白」メコンデルタ 生き残りの社会史』（京都大学出版会、二〇二一年、xii頁＋五五八頁）
瀬戸裕之・河野泰之編著『東南アジア大陸部の戦争と地域住民の生存戦略――避難民・女性・少数民族・投降者からの視点』（明石書店、二〇二〇年、三二四頁）

谷口美代子

はじめに

激戦地としての東南アジア。現在、世界の成長センターの一角を担う東南アジア諸国は、近現代史において、第二次世界大戦（太平洋戦争）、ナショナリズム、独立戦争、冷戦、分離独立紛争、民族紛争などの複層的な動乱の「主人公」としての歴史の側面を持つ。

グローバル、ナショナルな秩序再編と連動するこれらの戦争については、その被害や犠牲者の大きさから、(1) 主に外交史（国際政治史）、紛争研究の分野で国家や戦争・政治指導者の視点から政策決定過程の分析や回顧録、革命思想や軍事戦略などを中心に描かれてきた。しかしながら、この激戦地で、人びとがどのように生き残り策を講じ、どのように日常を取り戻していったのかについては、これまで研究対象になってこなかった。それは、その問題に対して関心が払われなかったというよりは、政治的規制や治安上、研究倫理上の理由から外国人が参与観測に基づく定点調査を行うことが困難だったこと、対象地域での治安の経済が不安定で、調査対象者側にも過去を語れるだけの余裕がなかったことなどに起因している。

本稿で取り上げる二つの研究書は、いずれも東南アジア大陸部での戦時下における（無名の）人びと、特に領域国家における国内少数派や脆弱層を（無力な）「戦争の犠牲者」ではなく、自らの生き方を積極的に選択しながら生き抜いた「主体者」として捉え直したものである。ここで示す「人びと」とはイデオロギーやナショナリズムのために総力戦を戦った平面的かつ同質的な「国民」ではない。これまで、戦時下での人びとの日常な生活実践に着目し、対象社会を内在的視点から記述分析する民族誌は人類学者の手によって描出されてきた[2]。これに対して本書は、オーラル・ヒストリーの手法を用いて、人びとの断片的な過去の語りの意味を、その地域の文化や社会、政治情勢との関係から丹念に紡ぎだし、民族誌の域を超えて、巨視的な政治動態と微視的な人びとの日常生活との相互作用を解明しようと試みたところに特徴がある。

別の見方をすれば、本書は、政治学の中心命題でもある「国家とは何か」を再考することにもつながりうる[3]。すなわち、現在の東南アジア大陸部諸国を、領域に規定される主権国家（国民国家）を前提としたものでなく、長期的かつ内生的な国家形成過程とみると新たな視界が開けてくる[4]。実際、世界各国を見渡しても、国家の統治が及ばない、国家の政治的正統性が確立していない国は少なくない[5]。他方、戦争は人的・物理的被害、制度的破壊、社会的亀裂をもたらす一方で、国家の統治能力を高め、国家や社会の動態的変化を生起させる側面もある[6]。したがって、東南アジア大陸部諸国の一連の動乱を、人びとの視点から、国境に規定されない領域、時間軸、価値観を考察の中に含み、国・地域の固有性、内生性、歴史性も含む経路依存的な国家形成過程と捉え直すことで、「下からの視座」[7]を踏まえた国家のあり方について検討することにもなりうる。

こうした視点に立ち、本稿は、人びとの視点から戦争を読み解いた二つの著作の内容を相対化しながら概観しつつ、前書で提示された「国家の余白」（＝ローカルな秩序）を国家と社会関係を示す分析概念として捉え、その適用可能性を後書で検討する。そのうえで、最後にこれらの成果を踏まえた今後の研究の方向性と課題について述べる。

一　メコンデルタ南部のローカルな秩序空間としての「国家の余白」

最初に取り上げるのが、下條尚志著『国家の「余白」メコンデルタ 生き残りの社会史』（京都大学出版会、二〇二一年）である。著者は、少数民族や国境付近に着目し、人びとの視点に立脚した研究を志し、ベトナム南部のメコンデルタに位置するソクチャン省フータン社（クメール人を多数派とする多民族社会）を拠点として、長期間[8]にわたるフィールドワークと文献調査によって微視的な個人の断片的な記憶を積み上げ、巨視的な政治動態との相互作用を明らかにしている。

著者が本書を通して一貫して目指したのは、一村落であるフータン社を舞台に、主にクメール人によって織り成されてきた「小さな歴史」からナショナルかつグローバルな政治動態による「大きな歴史」を問い直し、現在に通底する過去の歴史を再構成することである。それは、人びとや地域社会を歴史の中心に据え、「大きな歴史」の陰に隠れた人びとの生き残り策や国家の立体感を浮かび上がらせる試みである。印象深いのは、本書が民族誌として人びとの日常を描いた「厚い記述」によるものであるのにもかかわらず、著者の筆力と構成力によって、読者に無理なく通読させることに成功していることである。

ところで、東南アジア地域研究、国家と社会関係の文脈で、「国家の余白」と聞いて想起するのは、イェール大学の政治学部・人類学部教授であるジェームズ・C・スコットの「ゾミア（Zomia）」であろう。[9]「ゾミア」とは、地理的にベトナム中央高原からインド北東部にかけて広がり、ベトナム、カンボジア、ラオス、タイ、ビルマと中国の南部四省を含む丘陵地帯のことである。スコットのそれは、長らく国家の中心部から逃れ、国家に組み込まれることなく、主体的に自律・自治を維持してきた、平地国家に統合されない人びとの「避難地帯（Zones of Refugee）」という政治的概念である。

だが、本書で提示する「余白」は、「避難地帯」とは異なる。著者の主張を要約すると、「大都市に近く一定の人口を持ち農業生産が行われているにも関わらず、国家の力が及ばないままローカルな秩序が保たれている空間」である。すなわち、「余白」は、閉鎖された「ゾミア」とは異なり、メコンデルタ南部の多民族社会における「流動性の高い開かれた空間」のことを指す。著者は、この「余白」を用いて、「人びとは、動乱に巻き込まれながらも市場や寺院などのわずかな空間（余白）を利用し、そこで生成された新旧の人間関係を基にローカルな秩序を柔軟に再編成し、生き残りを図り、動乱収束後も国家と社会を規定している」[10]と説く。このように「余白」は、「ゾミア」における村落共同体による生命維持装置と異なる。

ここで示す「大きな歴史」としての動乱には、世界でも最も激しく繰り広げられた、インドシナ戦争、ベトナム戦争、社会主義改革による混乱、周辺国（カンボジアと中国など）との戦争などが含まれる。著者は、こうした動乱によってベトナム南部が不安定な「開拓社会」として抽象化され、人びとが動乱に巻き込まれ翻弄され、もしくはナショナリズム、革命運動に積極的に呼応する人びとの姿が描かれることによって、民族的・宗教的な多様性や国家形成過程の多様性や複雑性が捨象されてきたと主張する。[11]こうしたメコンデルタ南部の地域社会や人びとへの一面的な理解に対して、著者は、人びとの生存を奪うリスクと隣り合わせの戦争のリアリティに接近し、人びとの視点から国家の立体感を描き出したのである。

対象地となったソクチャン省フータン社は、植民地化以前から多民族社会である。一七世紀頃から国家の最周辺部だったメコンデルタ各地を、ベトナムや中国、シャム（タイ）、マレーシアなどの多様な出身者の人びとが河川や海流を介して往来した「ウォーター・フロンティア」[12]だった。なかでもソクチャン省は、一九世紀以降、クメールと上座仏教の世界に包摂され、東南アジア各国を結ぶ生産流通網を通して人びとが往来し、民族的に混淆とした社会が形成され、国境を越えた広域世界と文化的・経済的に結びついていた。こうした特性を維持しつつも、脱植民地化と均質性な統合を目指す国民国家の時代が到来し、二〇世紀半ば以降、ベトナムという領域国家の中で動乱に巻き込まれたのである[13]。

戦争がこの混淆とした多民族社会にもたらしたものは、政治イデオロギーや民族性という人びとの間を引き裂く境界であった[14]。戦争・紛争前は、通婚や通商などの交流を通して、その民族的帰属は変動かつ多重であることが地域社会に許容されていた。しかし、インドシナ地域全体のナショナリズムの高揚を背景に、民族という概念が硬直的に国家と不可分の共同体として考えられるようになり、実体のない対立構造が紛争とともに集合的記憶として人びとに語り継がれるようになったのである。

こうした「歴史」的背景を基に、人びとの視点から国家の「余白」を捉えると合理的な説明が可能となる。その「余白」とされる、徴兵逃れの場となった上座仏教寺院や社会主義改造を避けるために生成された闇市、食糧隠しの場となった家や精米所などの物理的空間は、人びとにとって生存維持のみならず、宗教実践、帰属意識、道徳などを規定する心理的・思想的・情緒的空間ともいえる。その空間では、外部（国家）から持ち込まれた国境の壁や民族・政治的立場による境界に対する人びとの意識は高くない。ましてや、国家によって生存が保障されなければ、国家が身体を規律化しえない[15]。さらに、対象地域では人びとの移動性によって、互酬的関係を基盤とする伝統的共同体が生命維持装置の機能を果たしていない。こうした状況のもとで、人びとは一時的な協力関係を構築し、ローカルな秩序に基づく「余白」を生成する。これが著書の主張（論理構成）である。

著者によると、この「余白」の生成を可能にしたのが、国家と地域社会の媒介者である地方幹部（＝国家エージェント）である。国家エージェントは、国家に完全には服従せず、反政府勢力や宗教組織と敵対せずに協力したり、政策の違反者に寛容な態度を示したり、時に自身が国家施策を履行せず国外へ逃亡するなど政変によって生じうる身の危険を低減してきた[16]。なぜなら、各地で反政府勢力が活動し、宗教組織が強い影響力を持っていたメコンデルタ多民族社会では、単一の政治勢力に服従し続けることもリスクだったからである。著者は、時間の経過とともに国家政策への違反行為が許容される雰囲気が拡大していく中、国家エージェントが地方社会の側の論理に引き込まれていき、ローカルな秩序の形成が可能となったと説く。

それでは、そもそも「国家」（為政者）はどのようにこの地域を統治しようとしたのだろうか。著者は、根本的に、ベトナム戦争中のアメリカの政策論者の考えとベトナム戦争後の共産党政府の考えには違いがないと論じる。具体的には、前者は合理的農民論に立ち、国家の強いリーダーシップのもと、農地改革と「緑の革命」で自立的で近代的な農民を確立して経済的利益を提示すれば、最終的に農民を南ベトナム政府側へ動員できるとし、後者も社会主義改造で富を平等に配分し、党がリーダーシップを発揮すれば社会全体の公益のために共同行動できると考えた。すなわち、両者とも、政治的立場を曖昧にすることで死のリスクを回避しようとした住民側の生存の論理を想定していなかったのである。こうした認識のずれは、冷戦的イデオロギーよりもむしろ地域社会のあり方（地主小作関係やコメ取引関係、上座仏教、民族関係など）やそれを支える価値（生存保障のあり方や宗教的倫理観、民族帰属認識）から生じたものとされる(17)。

このような統治する側・統治される側の論理の違いは平時でも観察されるものである。しかし、戦時下、国家が人びとの生存を保障できない状況下において、人びとは政治状況の変化に応じて組織から離脱または転向し、時に複数の組織に同時に属することで国家が介入しにくい秩序空間を生成し、生存のリスクを回避してきたという。これは、地域の問題を共有する国家エージェントが「道徳的に」あるいは「社会通念上」、時に自身の生命確保のためにも、人びとの生存に不可欠な行為を黙認せざるを得なくなり、結果としてローカルな秩序を制御できなくなったためである。

本書は、民族誌を通して、戦時下で国家の力が及ばない領域において、人びとが単に生存維持だけでなく、宗教信仰の自由を含めた生き方・あり方の主体的選択のために、多様な人びとの協力関係からなる物理的・精神的空間を「国家の余白」と概念化した点で新規性が高い。

これらを踏まえたうえで、その分析概念としての適用可能性（汎用性）という視点から以下を指摘する。まず、「国家の余白」の収縮・拡大の規定要因が明確でないことである。「国家の余白」は、戦時下で人びとが生存の危機に直面することで拡大した一方で、二一世紀以降は生存という問題の縮小と国家による管理強化とともに国境地域へと収斂されつつあるとする(18)。しかし、ローカルな秩序は、戦争という危機下だけでなく、動乱後の国家建設あるいは国民統合の過程でも形態を変えて日常的に再編・生成され、リージョナル、ナショナルな秩序に影響を与えうるものではないだろうか。また、巨視的な政治動態と微視的な人びとの日常生活との相互作用について、ベトナムでも「特徴的」とされる一村落の事例をもってそれがナショナルな政治動態に影響を与えたという主張は、本書で示された論拠からは説得的ではない。以上の指摘を踏まえ、今後、他の要因（説明変数）や対象地域を含めるなど調査手法を改定し、より包括的に議論することが求められよう。

こうした研究成果を基に、次節では、七つの事例から構成される著書を対象に、「国家の空白」を分析概念として援用し、前書と相対化しながら評することとする。

二　重層的・越境的な戦争に対する人びとの多様な生存戦略

次に取り上げる『東南アジア大陸部の戦争と地域住民の生存戦略――避難民・女性・少数民族・投降者からの視点』（明石書店、二〇二〇年）は、戦争の舞台となったベトナム、ラオス、カンボジア、北タイ、東北タイ、ミャンマーなどの広範囲な地域を「長期にわたる戦争により地域住民の生活が大きな影響を被った地域（被戦争社会[19]」と位置付け、戦中期から戦後に至る社会変化について、戦争を経験した生活者の視点に基づいて再考することを試みた研究書である。前書と同様に、本書でも多くの犠牲者を出した戦争を経験した住民をその「犠牲者」でなく、地域変化の「主体者」として捉える。そのうえで、過去からの延長線上にある現在の被戦争社会が、「戦争を経験した地域住民の生存戦略が作り上げた社会である[20]」という新たな視点を提示する。

本書は以下の点でも前書とは異なる。まず、多様な国・地域における事例研究を基に地域住民の視点からその生存戦略と戦中・戦後の連続的な社会変容について帰納的に類型化したことである。この点で、戦中に現地入りすることができた限られた人類学者やジャーナリストによるモノグラフとも異なる。その特徴は、地域社会に深い理解と知見を持つ研究者が、これまで注目されてこなかった、避難民、女性、少数民族、投降者に照射し、戦中・戦後の主体的な生存戦略と現在に至る地域社会の変化を明らかにしていることである。

次に、対象となった東南アジア大陸部の戦争の捉え方である。対象地域の戦争の特徴は、戦争の期間の長さと被害の甚大さだけでなく、その重層性と超境性である。この地域の戦争というと、二〇世紀後半のベトナム戦争を想起するが、その主戦場はベトナム、カンボジア、ラオスだけでなくタイ（米軍駐留）、東南アジア諸地域（共産ゲリラと国軍）、それに触発された反戦・学生運動が活発化したという意味で世界各地を含む。そのため、戦争の複層性、共時性、超越性、相互連関性などに着目し、対象となった戦争は、①植民地からの独立戦争（インドシナ戦争）、②東西冷戦下の代理戦争（ベトナム戦争・抗米戦争）、③地政学的な国際関係や東南アジア各国の利害に基づいた「地域紛争」（カンボジア紛争、中越戦争）などである。

これら個別具体的な事例を横断的に分析するための鍵概念となるのが、地域住民の「生存戦略」である。ここではジェームズ・C・スコットが主張する「生存戦略」とも重なりつつも、国家に面従腹背というよりは国家の政策や国軍の意図を逆手にとって生存を模索する主体的な存在であると位置付けることで、スコットのそれとは異なる。ここでの「生存」は、戦争中に発生する戦闘や虐殺などの命に対する緊急の危険から逃れるという意味の「生き残り、生存」（Survival）と、戦中・戦後の困窮・貧困などの困難の中で生存するという「生活、存続、生計の道」（Subsistence）を含意する。本書では、「生計」という視点を加えることで、生存戦略が戦中だけでなく戦後から現在までの連続的な地域の発展や変化に影響を与えるものと捉える[21]。

事例から導出された地域住民の生存戦略は次の通りである。第一の戦略は、国家政策に対して、人びとが服従もしくは不服従を主体的に選択したことである。北ベトナムの事例では、総力戦下、女性は家族の生活やケアを維持するために、国営の集団農業よりも闇商売を優先する「逸脱行為」を図ったものの、戦後、国家の圧力から解放されて個人利益を追求できるようになったことが示されている。

他方、東北タイの事例では、反政府側の元革命活動家が投降後、政府・国軍との交渉によって新たな土地を獲得し、環境保護区の中で違法伐採して開墾するという生活再建過程が描かれている。

次は、戦時下での強制・自主的移動にともない、新たな環境・条件下で生業転換することで生存を図る戦略である。ラオス中部の事例は、軍・王国政府によって強制的・自主的な避難民が、海外の親族ネットワークを利用して主体的に生業転換を図り、戦後、地域を再興する主体となったことを示している。カンボジア・シェムリアップの事例は、内戦が生んだ寡婦たちが、従来の小規模な商業活動を維持しながら発展させて家計を維持し、戦後、先駆的に地域を再建したとする。さらに、タイ北部山地では、戦争による移住で新たに発見した生業（山茶）によって地域の民族構成（先住民、中国国民党残党、タイ・右派民兵組織）が変化し、コミュニティの形成・発展に寄与したことが例示される。

最後は、宗教や信仰による生存戦略である。上座仏教が信仰されているミャンマー北部中国国境地域の事例では、自治を目指す少数民族の武装勢力（タアーン民族解放軍）による抑圧や戦闘から逃れるために、出家者が不足する都市部の寺院に出家したり、越境して中国に出稼ぎに行ったりして、宗教活動の維持と経済発展とが関係した社会変容が示されている。これに対し、戦後のベトナム社会では当初抑圧されていたカトリック信徒が労働機会を求めて移住したことで宗教コミュニティが形成・拡大し、その影響力のために宗教活動が公認されることでカトリック教徒が新しく「国民」となったとする。これらの事例は、宗教が戦争回避の役割を果たす一方、周縁化された戦争避難民が社会的地位とアイデンティティを回復させたことを明らかにしたものである。

著者は、各事例から描き出された結果を基に、被戦争社会とは、「戦争を契機とする分断と協働が複雑に入り組み、新たな生業の展開と社会関係が構築されつつある社会」[22]と定義する。この定義は次に示す点で前書とも軌を一にするものである。まず、戦争は外部からイデオロギーや政治的立場を持ち込むことによって、住民間に分断を生み出すことである。戦時下にあって多くの地域住民はイデオロギーよりは生存を優先し、政治対立が複雑な状況下において曖昧な立場をとってリスクを回避しようとする。ここにナショナル・ヒストリーにはない総力戦下の「人びとにとっての」戦争の歴史が浮かび上がる。

さらに、地域住民は、異なった民族や宗教集団の間での「水平的な協働関係」と政府・軍との「垂直的な協働関係」を構築して積極的に生存を維持しようとする。これは、前書の「ローカルな秩序」との親和性が高い[23]。他方、本書は、戦時下で構築された秩序が生存のための一時的な関係に終わるのではなく、戦時下にあっても主体的に生き抜く力が戦後の地域社会の再興の原動力となっていることを提示している。その秩序が人びとの主体的選択として、自身の生き方やあり方を含むという点でウェルビーング（よりよく生きる）の議論にも通じる。

このように本書全体を通して、戦中・戦後に、国内少数派や脆弱層とみられる人びとによるローカルな秩序、すなわち「国家の余白」が生起することを確認できた。特に、戦中に生成された秩序が地域復興の原動力になったことを解き明かしたことは意義深い。他方、複雑な要素が絡み合う戦争という事象に対して、オーラル・ヒストリーの手法を用いた事例から帰納法的に全体を読み解くという研究は端緒に就いたばかりといえる。本書で提示された仮説を出発点として、先行研究の知の蓄積も活用しながら本研究の位置付けを明確にし、仮説検証とその規定要因をより綿密に特定するなど、検証結果をより精緻化（一般化）することが求められよう。

おわりに――研究の意義、今後の方向性と課題

本稿では、グローバル、ナショナル・ヒストリーに記されない、イデオロギーやナショナリズムとは無縁の人びとの語りから紡ぎ出される戦争史ともいえる研究書を取り上げた。その意義は、戦時下、人びとが生命の危機に瀕する中でも自身の思想・価値・帰属意識を基に生き方・あり方を主体的に選択し、多様な協力関係を構築して生存を維持し、その関係を基に戦後復興にも貢献していることを実証したことである。忘却されかねない「人びと」の歴史を記録することは、ともすれば歴史修正主義ともいえる、歪められた言説がデジタル空間で影響力を増し、実体のものとして置き換えられ、国際・国内秩序が再編されていく現代社会において史料的価値が高い。さらに、このことは、世界各国で発生している戦争に対して、「下からの視座」を踏まえた内生的な戦後復興のあり方を再考することにもつながる。こうした視点から、今後の研究の方向性と課題について以下に述べる。

まず、国家と社会関係についてである。本書は、これまで国家―社会、支配者―被支配者と二項対立的に捉えてきた東南アジアにおける国家論（国家と社会関係）[24]を再考することにつながる。戦中・戦後のローカルとナショナルの秩序のずれは国家と地域社会に緊張や軋轢をもたらす一方、その交渉や折衝の過程で新たな秩序を形成する機会にもなりうる。たとえば、本書の対象国では現在、経済成長とともに「強い国家化」（国境管理の厳格化など）の傾向がある一方で、国家がそれまで抑圧していた宗教信仰者などを「国民」として包摂していく事象もみられる。したがって、近代国家を前提とするのではなく、戦後、これらの地域で、どのような秩序の下で（多様な）「社会」と国家との垂直的関係、もしくは「社会」間の水平的関係が構築され、どのように新たな国家性が析出されてきたのかを検証することは、今後、多様な国家のあり方を再定義するためにも示唆的である。

次に、地域研究という学術領域を超えての研究の発展である。本書は、対象社会の歴史的形成過程に着目し、地域の「個性を発見し解明する」[25]という意味で地域研究に位置付けられる[26]。こうした地域研究の中心的課題は、国際政治学および比較政治学が志向する一般理論との緊張関係を生み、両者間には「潜在的な論争」[27]がある。一方で、現在、日本の地域研究者が比較政治を志向する、あるいはそうした理論的研究動向と無縁ではいられないという認識が高まっている[28]。その意味で、本書で提示された、人びとの日常性・非日常性、すなわち同質的な「国民」ではない具体的な「生」[29]と、国際情勢を

関連付けて論じるという視角は、地域研究と国際政治の融合の進展[30]と両者間の協働の可能性を内包している。[31]

最後に、戦争を扱う研究の課題として研究倫理を挙げる。地域研究者の強みは、現地語で対話できるというだけでなく、対象地域の歴史や文化を理解していることである。文化は、特色のある共通言語だけでなく、宗教や音楽、スポーツ、食べ物、価値観という隠語的言語でもある[32]。こうした現地社会の文化とそこから生まれる人びとの思考の論理を背景として、ようやくオーラル・ヒストリーによる調査が可能となる。他方、悲惨な体験をもつ戦争経験者に外国人が調査することは、人びとの日常を非日常化することを意味する。戦争経験者には心の傷が残っていることが少なくなく、戦争が生み出した対立が現在まで禍根を残している場合があり[33]、現在の政治状況によっては発言しにくいこともある。そのために、調査に際しては倫理的な配慮が求められる。

さらに、戦時中、あるいは戦後のローカルな政治秩序が再編されているときには、外部者、特に外国人は（無自覚のうちに）その存在自体が対象コミュニティもしくは調査対象者にとって政治的資源となりえる。言い換えれば、外部者の存在が特定のコミュニティや個人を権威付け、このことが地域社会での緊張を高め、新たな紛争の火種になりかねない。国際的にも民族誌による紛争・平和研究の有効性と倫理をめぐる課題が提起されているように[34]、今後、より効果的な調査手法の開発とともに、学会などで倫理審査基準についての新たな議論や制度化なども必要となろう。

（1）戦争は、第二次世界大戦以前の時期を除いて約五十年間にわたって継続し、ベトナム戦争だけをとってもその死者が三八〇万人以上にものぼる。瀬戸裕之・河野泰之「序論 東南アジアの大陸部の戦争と地域住民の生存戦略をみる視点」瀬戸裕之・河野泰之編著『東南アジア大陸部の戦争と地域住民の生存戦略——避難民・女性・少数民族・投降者からの視点』明石書店、二〇二〇年、一八頁。

（2）近年の著書には、以下が含まれる。橋本栄莉『エ・クウォス——南スーダン・ヌエル社会における予言と受難の民族誌』九州大学出版会、二〇一八年、佐川徹『暴力と歓待の民族誌——東アフリカ牧畜社会の戦争と平和』昭和堂、二〇一一年、藤井真一『生成される平和の民族誌：ソロモン諸島における「民族紛争」日常性』大阪大学出版会、二〇二一年。

（3）近年、一般の人びとの認識というミクロ・レベルから、今日の世界における国家の多様なあり方を検討し、理念型の国家を自明視するのではなく、埋め込まれた関係性に着目することで、経験的な国家の実態を解明しようとする研究もある。末近浩太・遠藤貢編『紛争が変える国家』岩波書店、二〇二〇年。

（4）こうした国家の概念と統治者と被統治者の関係や政治秩序などの統治形態の歴史分析を行い、現在の分離独立紛争（垂直的紛争）と氏族間抗争（水平的紛争）に通底する構造的要因とそれを可能にする統治構造を読み解いたものに、谷口美代子『平和構築を支援する——ミンダナオ紛争と和平への道』名古屋大学出版会、二〇二〇年、がある。

（5）主権国家の要件として、対外主権と対内主権が一致していることが挙げられるが、必ずしも一致していない国もある。例えば、紛争勃発後のアフガニスタン、ソマリア、シリア、リビア、イエメンなどである。末近浩太・遠藤貢「序章 紛争が変える国家——この新たな現象をどのように捉えるべきか」末近・遠藤前掲書、二〇二〇年、六頁。紛争だけでなく、中央アジア、コーカサス諸国などでは旧ソ連からの独立によって体制転換が図られる中、国家が機能不全となり、それを代替する形で有力氏族が台頭した例もある。Collins, Kathleen, *Clan Politics and Regime Transition in Central Asia* (New York: Cambridge University Press, 2006).

(6) 武内進一『現代アフリカの紛争と国家——ポストコロニアル家産制国家とルワンダ・ジェノサイド』明石書店、二〇〇九年。

(7) 末近・遠藤前掲書、一〇頁。

(8) 二〇一〇年一一月から二〇一二年三月までの約一年三カ月、単身で住み込み調査を行い、その後も現在まで短期調査を実施している。下條前掲書、八頁。

(9) スコット、ジェームズ・C・『ゾミア：脱国家の世界史』佐藤仁監訳、みすず書房、二〇一三年。

(10) 下條前掲書、六六頁。

(11) 下條前掲書、一一頁。

(12) Li, Tana, "The Water Frontier: An Introduction," in Nola Cooke and Li Tana ed., *Water Frontier: Commerce and the Chinese in the Lower Mekong Region, 1750–1880* (Singapore: Rowman & Littlefield Publishers, Inc.), p. 1–17.

(13) 下條前掲書、一〇頁。

(14) 下條前掲書、一六〇頁。

(15) 下條前掲書、五六頁。

(16) 下條前掲書、五二頁。

(17) 下條前掲書、四九七頁。

(18) 下條前掲書、五〇二頁。

(19) 瀬戸・河野前掲書、三頁。

(20) 瀬戸・河野前掲書、一九頁。

(21) 瀬戸・河野前掲書、二七頁。

(22) 瀬戸・河野前掲書、二二九頁。

(23) このような、垂直的関係と水平的関係の構築を通したローカルな秩序の形成と紛争後社会の平和構築についての事例は、フィリピン南部ミンダナオなどでもみられる現象である。谷口前掲書。

(24) ジョエル・ミグダルは、欧米とは異なる発展途上国の国家と社会の関係を、単一の社会統制を実現したいとする国家指導者と特定地域で独自に社会統制を掌握する地方有力者が競合関係にあることを「弱い国家と強い社会」として提起した。Migdal, Joel S., *Strong Societies and Weak States: State-Society Relations and State Capabilities in the Third World* (Princeton: Princeton University Press, 1988). Migdal, Joel S., *State in Society: Studying How States and Societies Transform and Constitute One Another* (Cambridge: Cambridge University Press, 2001). ベネディクト・カークリフトは、ミグダルの国家と社会関係の概念を援用し、ベトナムでの国家と社会関係の特徴を、「支配的国家」、「動員的権威主義的国家」、「対話的国家」と、三つに分類して両者の関係の動態性を説明している。Kerkvliet, Benedict J. Tria, "Government Repression and Toleration of Dissidents in Contemporary Vietnam," in Jonathan D. London ed., *Politics in Contemporary Vietnam Party, State, and Authority Relations* (Hampshire: Palgrave Macmillan, 2014).

(25) 国分良成「地域研究と国際政治学の間」国分良成、酒井啓子、遠藤貢責任編集『日本の国際政治学——地域から見た国際政治』有斐閣、二〇〇九年、一六頁。

(26) 著者は本研究について「社会史であり、民族誌でもある」（一六頁）と述べている。下條前掲書。

(27) 田中明彦「日本の国際政治学——『棲み分け』を超えて」田中明彦・中西寛・飯田敬輔編『日本の国際政治学一　学としての国際政治』有斐閣、二〇〇九年、一—一九頁。

(28) 大島美穂「序章　地域研究と国際政治の間」日本国際政治学会編『国際政治』第一八九号「地域研究と国際政治の間」、二〇一七年、一―一一頁。

（29）初瀬龍平『国際関係論――日常性で考える』法律文化社、二〇一一年。

（30）武内進一「アフリカ研究者の紛争研究――日本の国際政治学と地域研究」日本国際政治学会編『国際政治』第二〇〇号「オルタナティヴの模索――問い直す国際政治学」、二〇二〇年、二三―三六頁。

（31）川名晋史『共振する国際政治学と地域研究：基地、紛争、秩序』勁草書房、二〇一九年。

（32）リチャード・イングリッシュ『近代戦争論』（矢吹啓訳）創元社、二〇二〇年、三四頁。

（33）瀬戸・河野前掲書、三六頁。

（34）Mac Ginty, Roger; Brett, Roddy and Vogel, Birte ed., *The Companion to Peace and Conflict Fieldwork* (Cham: Palgrave Macmillan, 2021).

（たにぐち　みよこ　宮崎公立大学）

書評

イワン・クラステフ／スティーヴン・ホームズ著、立石洋子訳

『模倣の罠――自由主義の没落』

（中央公論新社、二〇二一年、三三六頁）

遠藤乾

本書はThe Light That Failed: A Reckoning（Penguin, 2019）の訳書である。直訳すると、『失敗した光――その清算』とでも題すべきであろうか。邦訳にあたって、その「光」が「自由主義」であることが明記され、本書のライトモチーフである「模倣」が主題に掲げられている。

著者によれば、「模倣（emulation）」は原義からして「冷酷な競争」（二一頁、以下数字のみで略）の要素を含む概念であり、心理的に「劇的な事件」（三四）となる。そこにおいては、模倣者が被模倣者とルサンチマンや憤りに満ち、屈曲した非対称的な関係を結ぶだけでなく、被模倣者もまた模倣者の競争にさらされ、不安に苛まされる。

冷戦と冷戦後を彩ったドラマツルギーは、まさにそうした模倣にかかわる。冷戦に勝利したアメリカと西側は、自由主義の道徳的優越を確信する。そこから始まる三〇年は、「模倣の時代」（一一）であった。代替案の存在しない一極化の息苦しさのなかで、その模倣は各地で精神史的ダイナミズムをもたらす。本書は、中欧、ロシア、アメリカ、そして中国に焦点をあわせ、その様をひとつひとつ説きおこしていく。

第一章で取り上げられるハンガリーやポーランドのような中欧では、模倣は「正常」として西側の定義する自由主義への追随のかたちをとり、そこへの復帰こそが目指すべき理想となる（三六以下）。しかし、その内実は苦渋に満ちたものだ。理想とされた自由主義は、自由であること、自ら決めたふりをすることを、外から押しつけられるという矛盾とストレスを抱える。それは、原理的に移動の自由と成果主義をなかに含み、機会を求める国民の流出を伴うが、それにより国家と国境の防衛に無頓着となる。ブルガリア（＝クラステフの母国）の人口は毎年五万人を失い、二〇四〇年までに二七％も減少すると予想されている。「国民が消滅するかもしれない」（五九）という恐怖は、あながち根拠のないことでもない。国内に残る「敗者の感覚」（五一）はおのずと屈曲したまなざしをもたらす。さらにその「正常」は、中絶やＬＧＢＴの権利を積極的に認めるもので、みずからの文化的伝統を軽々と否定していく（気にさせられる）。やがてその苦渋は、西洋の道徳的優越感と説教臭さへの憤りにゆきつく。ＥＵはその外在的な押しつけの象徴であり、民族性の否定の権化として敵視されていく。こうして、当初の模倣は暗転するのである。

このEU流「正常」にいたる過程は、かつてソ連の支配を容認させられる「正常化」とパラレルに映る。のみならず、EUの中心にすわるドイツが「(正常への）改宗のチャンピオン」（八二）として自身同様の改宗をせまるとき、それは「新たなドイツ・イデオロギー」（八一）の色を帯びる。ここに「模倣の命令」（一〇八）は、一世紀前のトリアノン条約同様、反発の対象となる。筆者は、ここに、「一九八九年革命の知的貧困」（一〇一）を見てとる。ジョージ・オーウェルいわく「すべての革命は失敗する」（三七）のであり、本書はその終わり方を掘り下げるのである。

模倣のドラマツルギーは、第二章で分析するロシアでは「復讐」（一一五）のかたちをとる。そこでロシアは、西洋を外観だけ模倣し、形式を転用したうえで「兵器化」（一六〇）し、外交政策に取り入れることになる。まるで、ラ・ロシュフコーが「唯一の良い模倣とは、粗悪なオリジナルの不条理を露呈する模倣だ」（一一三）と喝破したのを、地で行くようだ。冷戦後のアメリカや西側のもつ偽善を暴くように、その論理と手法を模倣し、「西側の物語をひっくりかえす」（一二八）のである。たとえば、ミロシェヴィッチのセルビアやサダム・フセインのイラクに対して軍事力を行使する際に持ち出す人道的介入や大量破壊兵器開発の阻止といった事由をそっくりそのまま転用し、コソボ独立の際に使われた住民投票のツールを逆用しながら、プーチンはオセチアに侵攻し、クリミアを簒奪する。本書が書かれた後に起きたウクライナ侵略戦争においても、東部ドンバス地方の二州における「独立」を認める国家承認、ウクライナによる親露系住民の「ジェノサイド」を阻止するための人道的介入と「非ナチ化」、そして同じくウクライナによる大量破壊兵器の開発疑惑に伴う「非軍事化」など、これまでアメリカがしてきたことの意趣返しのような「論理」構成となっている。

民主的選挙も同様だ。プーチンにとって、それは権力者の基盤を固める装置でしかなく、民衆は常に操作の対象だ。彼にかかれば、アラブの春も反プーチン・デモも、アメリカの地政学的な野心を覆い隠す工作の帰結でしかない。民主主義を後生大事にしてきた西側の仮面は、選挙自体にサイバー空間経由で介入することで剥がし、その信用を落とすことに執拗にこだわることになる。

背後には、プーチンのロシアが抱えてきた「トラウマ」（一二二）がある。それは、冷戦終結時、共産主義というイデオロギーというより、ソ連という国家が西側による軍事攻撃を受けなかったにもかかわらず一夜にして瓦解してしまったという「喪失と痛みの感覚」（一二三）に起因する。その後のロシアでは、医療体制の劣化や薬物・アルコール依存などにより、平均寿命が一九八九年の七〇歳から九五年の六四歳に低下した。ソ連崩壊後、二千五百万ものロシア人が教育や雇用を求めて外国に移住し、「西洋がロシアのエリートの子供たちを盗んでいる」（一七五）といった被害者意識をつのらせることとなる。戦略的考慮というよりルサンチマンに満ち、「蜜より甘い」復讐に執着するプーチンの今後を、筆者は「戦略的に意味のない敵意を増大させている」（一九四）と危険視している。クレムリンが望むのは、「一九八九年～九一年にソ連の軍事同盟とソ連自体に起こったのとまさに同じように、粉々に粉砕するまで西側を運ぶこと」（一九六一―一九七）とここでは見積もられている。その悲観は不幸なことに、執筆後三年後に起きたウクライナ侵攻で的中することになる。

第三章「強奪としての模倣」で検討するアメリカは、また異なる拗れ方をする。かの国は、「模倣の時代」の起点にして、その模倣に対して深く困惑している珍しい国である。ここでは、世界各地で自国のモデルを模倣することが、この国では熾烈な競争の末に自国を打ち負かす「強奪」の試みとして受けとられている。

トランプは、その手の認識の現れにほかならず、それを本能的にキャッチし、増幅したに過ぎない。かつて主流だった例外主義、すなわちアメリカこそが自由のたいまつを高く掲げ、その例に世界中が倣うという自意識は、断固として放棄される。代わりに頭をもたげるのは、世界による模倣の「最大の犠牲者」（二〇四）という自画像である。周辺国はもちろん、かつての（日独のような）敵国による模倣すらもアメリカを傷つけている。英語の使用を含めた自国モデルの輸出は、アメリカが世界を理解できないのに他国はアメリカを理解するという非対称性を生み、雇用と技術の国外流出をもたらし、移民や難民をつうじて自国への侵入につながる。ここで脅かされているのは、政治的偽善に隠されていた（高卒）白人による部族ナショナリズムである。

比較すれば、ハンガリーのオルバンが、自国の（白人・キリスト教的）民族性を守るためにEUなどの「外」敵を指さすのに対して、トランプは、自国「内」にいる既得権益・エリート層を狙う。その「内」敵がアメリカの例外主義を信奉した結果、他国との競争に負けたということになる。

その他国の中で最大の存在が中国である。著者は終章で、冷戦後三〇年続いた「模倣の時代」は中国の興隆（の仕方）をもって終わったとする。トランプとともにアメリカが模倣元であることを放棄する一方、習近平の中国は、アメリカの経済的繁栄・技術的優越性の手段を借用しつつ、政治的に模倣しようなどとは夢にも思わない。自由や民主といったモデルを説教じみたやり方で輸出することもない。それは、いわば「盗用としての模倣」（二七九以下）であり、そのことで転向（の苦悩に服）することなく「模倣の時代」を中国は飛び越えてゆく。それを助けたのは他でもないアメリカ・西側そのものであり、それがトランプ（支持者）をいらだたせるのである。

共著者ホームズの力も借りた本書では、クラステフの前作『アフター・ヨーロッパ』で主たる題材としていたヨーロッパから、ロシア、アメリカ、そして中国へと分析の対象を拡張しつつ、「模倣」のドラマを主軸に据えることで、統一的な読み物に仕上げている。

著者は、実証不足などを気にするそぶりも見せるが（一三）、本書の眼目はなぜ非・反自由主義が興隆するのか、その内在的な理由を探し当てることに専念する精神史的な考察にある。それは、何かを証明するというより、理解したうえで洞察をシェアするのである。

前作でのモチーフである移動と成果主義はここでも顔をのぞかせ

る。それが土着性と親密性を脅かし、人びとを不安にさせる。しかし、何といっても本書の切れ味は、「模倣」という営みを、冷戦後の各国比較の中で概観し、ダイナミズムと多面性もろとも一筆書きした点にあろう。なかでも評者が最も唸ったのは、プーチンの精神世界の理解の仕方である。いまやウクライナ侵略で明らかになった感はあるが、ロシア語遣いの著者クラステフは、その怒りの内実と投射の仕方を余すことなく明らかにしている。

さらに、「冷戦とはアメリカの公共哲学だった」(二一九)はもう一つの深い洞察である。抑圧的な全体主義と対峙する中で、その向こうを張りながら自由主義は鍛えられていった。そこから解放された途端、アメリカは民主と人権を国家アイデンティティの中心から外したように見えるという。この書は、近年における自由主義のゆくえを考察したものであるのと同時に、冷戦とその終結について、いまだ解明されていない思想的な含意を掘り下げた作品でもある。

プーチンのロシアが怒気で我を失い、習近平の中国がしゅくしゅくと力を養い、権威主義を深めていくなか、著者は自由主義が競争を取り戻すべくあらためて自己を鍛えなおす展望を見失いはしない。世界が多元的であるという当たり前の風景の中にこそ、一極集中と押しつけの中で失った思想的な豊饒さを取り戻す機会が潜んでいる。

こうして読者は「模倣の時代」後の思想的な芽吹きを注視したくなるにちがいない。

(えんどう　けん　東京大学)

網谷龍介著

『計画なき調整――戦後西ドイツ政治経済体制と経済民主化構想』

(東京大学出版会、二〇二一年、三五二頁)

坪郷　實

ドイツでは、福祉国家を意味する「社会国家」とともに、高度成長をもたらした「社会的市場経済」が、キーワードとして使われる。このオルド自由主義的経済政策を前提とする社会的市場経済は、しばしばそのシンボル・理念と現実との齟齬が指摘され、さらに現在は、エコロジー的社会的市場経済への移行が政治課題となっている。

本書は、左右両勢力の妥協に基づいて、戦後西ドイツでコーポラティズム的政治経済体制という新秩序が実現可能であったのではないかという「解釈」を跡付け、「ドイツにおける『共同決定』問題の偏重とコーポラティズム的審議機関の欠如」という「二重の例外性」がなぜ生じたのかを解明する。著者によると、ワイマール憲法に全国経済協議会の規定がある歴史的背景を考慮すれば、戦後ドイツが経済審議機関と計画の欠如の体制となったのは「奇妙」である。他方、ドイツでは、戦後の極めて早い時期(一九五一・五二年)に労働者代表が監査役会に代表を派遣する共同決定という特徴的な制度が法制化された。つまり、本書は、現実にはコーポラティズム的要素の加わった社会的市場経済が成立したことを、既存の研究のように通貨改革やアデナウアー政権の成立に限定せず、労働運動の「経済民主化構想」の消長に焦点をあて、その裏面から検討する。

著者は、ドイツにおけるコーポラティズムの成立条件として二つのシナリオを考える。第一に、政党間レベルで「大連合協和型の政治運営」がなされている場合である。第二に、政党間の協調的関係がなく、政党による促進要因が存在しない場合、主要な推進主体（本書では労働組合）が依拠しうるのは主として自らの資源である。ドイツの特徴は「政党と労組の亀裂」にあり、両者の戦略選択の相互作用を検討することが必要であり、「もう一つの重要な亀裂」は労働組合頂上団体と産業別単組の分断である。

このような視角から、本書は、多くの研究が一九四九年までに限定するのに対して、「より長いタイムスパン」の「一九四五年から一九五三年までの政治的構想と政治過程」を研究対象にする。この時期を取り上げる場合、必ず問題となるのは、占領軍政府とドイツ側政治主体との関係であり、現在は、「史料状況の改善と研究の増加と共に、『押しつけか自発性か』の二項対立は後景に退き、問題毎に占領軍・ドイツ側関係とドイツ側主体間関係の各々の影響が検討される段階」である。著者は「ドイツ側に一定の行動の余地」があり、「『朝鮮戦争危機』と共同決定問題が重なる一九五二年までは、現実の体制とは異なる体制にも、労組の独自のリソースを通じて実現可能性があったと想定」する。

序章で、上記のような多角的な政治理論的視点が明示された上で、次の各章が続く。

第一章では、ナチ体制からの解放後の体制について諸主体の構想を検討し、戦後期の体制構想の分析を労働運動を中心に行い、コーポラティズム型政治経済秩序構想が一定程度の重要性と実現可能性を持った主題であり、国家と社会の関係をめぐる対抗軸が存在していることを示す。

第二章では、政党と労働組合の組織建設が検討され、大連合型の運営に親和的な「労働党」構想があったが、宗派を超えた労働者利益代表政党の統一はならず、社会民主党とキリスト教民主党（キリスト教民主同盟・社会同盟）を中心とする「左右」の対抗を生みやすい政党配置が作られたこと、労働組合側では、キリスト教系と社会民主主義系の間の統一がなされ頂上団体ができたが、組織内では、頂上組織指導部と各産業別単組の緊張関係が初期から存在していたこと、こうした点が各主体の行動を制約する要因であることが、明らかにされる。

第三章では、主として政党政治のアリーナに光が当てられ、州レベルの大連合型の運営から米英合同地区での二大政党競合型の運営へと重点が次第に移行していく過程が跡付けられる。州憲法の分析では、公有化や企業内共同決定は論争的であるが、コーポラティズム的機関は相対的に合意の側面が強い。しかし、西ドイツ規模の政治が形成されていく中で、政党政治のアリーナでは左右の二大勢力が競合する構図が前景化する。一九四七年の社会民主党の下野後、西ドイツ基本法の社会経済条項は極めて希薄であり、これは社会民主党の多数派獲得による政策の実行戦略の帰結であり、労働組合も従わざるを得なかった。

第四章では、社会民主党下野後の時期においても、依然として大連合型の政治による政策決定や、労使協調、労働組合の政策形成参加を促進するような政策の推進がみられたことを、経済会議所をめぐる一定程度の合意と対立、石炭・鉄鋼業における共同決定の導入、労働契約法をめぐる労使合意を素材として示す。一九四九年選挙前の段階で、大連合型の政治運営の可能性や、左右の合意に基づくコーポラティズム型の制度構築に向かう流れもなお存在した。

第五章では、一九四九年連邦議会選挙後の政治過程が分析される。アデナウアー中道右派政権の成立と社会民主党の下野により政治運営が二ブロック化の方向に傾く中、労働組合は自らの資源のみに基づく政権との交渉という戦略をとり、一定程度の成果を収めた。この成果は、ルール問題、経済危機、政権からの外交支持要請が重畳するいわゆる朝鮮戦争危機が生じたからである。この過程で連邦経済協議会の設立が何度も大枠合意されたにもかかわらず、労働組合は既得権である石炭・鉄鋼業における経営レベル共同決定権を優先し、経済全体に係るコーポラティズム的協議枠組の獲得を劣後させ、具体的な制度化に動かなかった。

第六章では、労働組合にとって有利な条件が消滅していく中で、経営レベル共同決定を全産業に拡張することに失敗し、コーポラティズム型秩序の構想それ自体が失われる。労働組合が社会民主党を支持して臨んだ一九五三年連邦議会選挙で社会民主党が大敗し、体制の性格が確定した。経済民主化構想の実現は完全に挫折し、経営レベルでは一定程度の成果を確保したものの、国民経済レベルでは「計画」「社会化」のみならず、可能性の残っていた「共同決定」(連邦経済協議会)のいずれに関しても成果を上げられなかった。労働組合はもっぱら産業レベルの賃金政策に活路を求め、一方社会民主党は、労働組合の参加を軽視し、国家と社会の分離を基調としたオルド自由主義的社会像を受容し、キリスト教民主党との相違はケインズ主義政策の導入にのみ求められることになる。この構図は、同時代の西ヨーロッパ諸国から西ドイツを分かつ顕著な特徴である。

終章では、一九五三年までの体制決定の解釈を基に、その後の連邦共和国の政治経済に関する展望を示す。それ以後の様々な構想は、マクロ・レベルでの国家と社会の分離というここで確定した秩序モデルを基礎としたものとなり、「計画」の導入の試みも本格化せず、労働組合側ではもっぱら単組を主役とした賃金交渉や共同決定が中心となる。そこで欠けているのは、マクロ・レベルで政治経済を調整する枠組みであり、そのことが諸国とは異なって、ドイツにおいて「上からの」労働市場・福祉改革へと繋がっていくという見通しを示唆する。

本書は、従来の研究動向を丹念に踏まえ、類書にはない労働運動の経済民主化構想の消長をテーマ化し、社会民主党と労働組合の亀裂、労働組合総同盟内の亀裂を考慮し、アデナウアー政権との交渉を含み、可塑性のある動的変動に注目する点が特筆される。そして、研究文献、公刊史料、社会民主党や労働組合関係の未公刊史料を使う点で着実な実証研究であり、説得力のある労作である。最後に、本書のテーマに関連して二点述べたい。

第一に、本書は、労働運動の経済民主化構想が、石炭・鉄鋼業における経営レベル共同決定権という部分的成果をあげたものの、連邦経済協議会という連邦レベルでの共同決定を実現できず、コーポラティズム型秩序形成に挫折し、「国家と社会の分離」を基調とするオルド自由主義的経済政策を前提とする社会的市場経済が成立したと述べる。「ヨーロッパの中のドイツ」の視点からみると、この時期は、超国家機関を創出するヨーロッパ統合の始まりであるシューマンプランへの途上であり、朝鮮戦争危機の時期であった。シューマンプランをめぐるキリスト教民主党・アデナウアー首相と社会民主党の対立がある中で、労働組合は、一九五一年の鉱山・鉄鋼業共同決定法の成立後、五月七日にシューマンプラン支持を正式に決定する。本書では、この点は背景として触れられるだけであるが、ヨーロッパ統合の始まりとドイツでのコーポラティズム的要素の加わった社会的市場経済の成立期の同時代の言説を、内政と外交のリンクも含めて両面から分析するという興味ある課題がある。

第二に、ドイツ統一後も、社会的市場経済はそのシンボルと現実の齟齬がありながら、共通の枠組みである。シュレーダー「赤と緑」の連立政権、メルケル首相の下での大連立、保守リベラル連立、二度の大連立政権を経て、二〇二一年末に成立したショルツ信号連立政権は、保守リベラルと左翼という二大陣営（ブロック）を越えた初の三党連立（社会民主党、九〇年同盟・緑の党、自由民主党）である。メルケル大連立政権は、二〇二〇年六月に、コロナ危機と気候危機を同時に克服するために、緑の景気プログラムであり、社会的エコロジー的転換を進める「グリーン・リカバリー（緑の復興）」政策を決定した。これは、EUのヨーロッパ・グリーン・ディールとリンクしている。かように、ドイツは社会的市場経済から「エコロジー的社会的市場経済」への移行プロセスにある。戦後の秩序形成の推進主体は労働運動であったが、ここでは環境団体をはじめとする市民社会の多様な主体が推進主体であり、構造転換のための政策制度の実施が要になっている。そして、グローバル、EU・国、州・自治体、それぞれのレベルでの政府、市場、市民社会三部門によるガバナンス、つまり重層的ガバナンスの展開が必要である。この観点から先の「国家と社会の分離」を再考する構想が必要であろう。

（つぼごう　みのる　早稲田大学）

西谷真規子編著

『国際規範はどう実現されるか――複合化するグローバル・ガバナンスの動態』

（ミネルヴァ書房、二〇一七年、三七七頁）

堀井里子

一九八〇年代後半に「コンストラクティヴィズム的転回」が起こってから、国際規範研究は国際関係論の中で重要な位置を占めてきた。本書はコンストラクティヴィズムとグローバル・ガバナンス論を理論的背景とし、国際秩序の基盤となる国際規範がどのように生成、進展、変容しているかを第一線で活躍する九名の研究者が論じたものである。本書評では、各章の構成や論点を紹介し、次に本書が提起している点をいくつか論じたい。

本書の構成と論点

本書は、序章のほか規範の形成・伝播に注目した第Ⅰ部（第一章～第五章）と規範の履行を検討する第Ⅱ部（第六章～第九章）の二部構成となっている。まず序章では、こんにちの国際関係を問題領域・関与主体・手法の複合性とガバナンスの多層性によって特徴づけ、その実相を捉えるためにフィネモアとシキンクが提唱した「規範のライフサイクル・モデル」を理論枠組みとして導入、説明している。続けて第一章では企業と人権の関係にフォーカスし、「国連企業と人権に関する枠組み（以下、ラギー・フレームワーク）」とその「指導原則」が国連でいかに採択されたかを解明している。山田は、採択の要因として、競合関係にあった規範とラギー・フレームワークに質的な差異があったこと、途上国での経済活動における制度的空白が存在したこと、NGOと企業の協働関係が構築されたことなどを挙げる。また、パブリック・レジームとプライベート・レジームという異なる制度間でも調整が行われステークホルダーが納得できる均衡点を見出したことが、規範成立に貢献したと主張する。

第二章は武器貿易条約（以下、ATT）を事例として、条約成立に向けた交渉過程での規範の競合と調整の様態を分析する。同条約は輸出入管理や人権・人道、開発・腐敗防止・ジェンダーなど複数の規範が交差し、手続き規範や規範を形成する「場」に関しても論争があった事例である。著者は、異なる選好を持つ国家が合意に至った要因として、議長およびファシリテーターを担当した国家が各分野で「合意可能な規範の外縁」の画定作業を行った点や「サイレント・マジョリティ」が支持したことを挙げる。特に後者は、規範推進主体や異議申し立て主体ではなく「自国の立場を声高に主張しな（八一頁）」い国々の動向に注目したことが特筆される。

次に、競合規範が相互に補完・発展しうることを指摘したのが第三章である。本章は、冷戦後に国連が生み出した紛争予防規範と平和構築規範を事例に、両規範がその時々の国連事務総長の姿勢などを反映し変容してきたこと、現在までに実務性や法的地位など異なる側面で互いに優位性を確立していることを明らかにする。また、非国家主体が意思決定に参画するマルチステークホルダー・プロセス（ＭＳＰ）が国連に導入され、それが規範構築の重要な構成要素となっていることも明かされる。

第四章は、米国はなぜ期待した速さと規模で日本を再軍備させられなかったのか、という問いを出発点に規範の競合が一国の政策を規定する過程を論じている。具体的には、平和主義的民主主義から再軍備を主張する反共主義的民主主義に移行した一方で、再軍備抑制を進める自由主義的資本主義も国内で確立したため、再軍備に関して異なるベクトルを持つ二つの規範が競合することになった。競合規範はどちらかが「勝ち」もう一方が消滅するという事態には発展せず、「抑制された再軍備」という新たな規範とともに政策が打ち出された。ここでは、規範提起者である米国と日本の国内主体（金融当局）が日本の文脈に合うよう規範を再編成したことが明らかにされている。

開発援助分野におけるガバナンスの競合を検討するのが、第五章である。著者は、国家が意思決定を行う二つのフォーラムが競合関係にあると捉える。両フォーラムの違いは「民主的正当性／包摂性」と「機能的正当性／有効性」という特徴にあり、競合しているのはまさに正当性だとみることもできる。著者は、フォーラム・ショッピングや対抗レジーム回避のメカニズムを分析し、日・中・韓三カ国の協調が開発援助グローバル・ガバナンスの実現に重要であることを指摘する。

以降第Ⅱ部では規範の遵守が焦点となる。第六章は、多中心的ガバナンスでの国際機関によるオーケストレーションにかかる課題を論じる。事例として著者が挙げる腐敗防止グローバル・ガバナンスは、権威が多元化した分権的なレジーム複合体だが、制度の断片化を回避し規範の履行を促すため、国連薬物犯罪事務所（ＵＮＯＤＣ）をオーケストレーターとして様々な形態を用いて諸組織間の協調と調和を図っていることが分析されている。一見有効にみえるオーケストレーションだが、調整能力の不足や組織益を追求される弊害なども、課題として提示されている。

第七章は米国の開発援助制度を取り上げ、「実効性を伴わない『形式的内面化』」であった状態から「実効性を伴う法制度」に進化した要因を分析する。著者は、新制度論の概念枠組みを用い、競合する成長規範と貧困規範が交互に優越するなかで、専門家集団としての非国家主体がその流れを漸進的に変え、実効性を強める形で制度を進化させたとみる。

第八章では、ポスト・ウェストファリア時代の公共圏において、ＮＧＯがグローバル規範と国内政治の媒介者として捉えられ、分析される。ここでは、ＮＧＯが様々な戦術を駆使しグローバル規範を国内へ再埋め込みしようとする。筆者が事例とした日本のＯＤＡ政策では、ＮＧＯと外務省が競合関係にありながら、他方で相互に補完し合い、相乗性を生んでいることが強調されている。

ここまでの章と異なり、第九章は規範をパワーとして利用する欧州連合（ＥＵ）のあり方を検討するものである。規範パワーとは、国際社会において何が規範であるかを定義する能力であり、自らのスタンダードを国際ルールに仕立て上げる力であり、規範創造者として規範追随者を増やしていく魅力でもある（二二九頁）。著者は、マルチアクターシップ、規範の対内的・対外的一貫性、リーガリゼーション、多政策領域の包括的整合的アプローチなどの側面を分析し、ＥＵの規範パワーの根底にあるユーロリーガリズムは大きくゆらいでおらず、ＥＵが自らの実存的危機にあっても、規範パワーとしてあり続けようとする政治的意思をもっていることを確認できるという。一方で、著者は、植民地主義のグローバルな展開など支配被支配関係を正当化するような価値規範が内包されていないか、規範の党派性を問い続ける必要性を訴えている。

本書が提起する問い

ここまでみてきたように、各章は異なる視点と事例をもって、国際規範がどのように形成、伝播し、また、その実効性が高まるのかについて論じている。競合規範の相互作用を分析することで、規範のライフサイクル・モデルが複線的な経路をたどることもうまく示している。ここからは、本書が提起する論点について、マルチステークホルダーシップ、規範の衰退、規範の内面化を中心に述べたい。

まず、本書全体を通して強調されているのが、多様な主体をガバナンスに参画させるマルチステークホルダーシップの重要性である。多元的な利害が反映され、民主的な参加を推進するという点から望ましいが、各主体の対等な参画がなければガバナンスの正統性について問題をはらむ可能性がある。他方で、現実には主権国家の意思決定権限や果たす役割の重要性は減じられておらず、対等な参画といっても国家とそのほかの主体が全くの対等な力関係にあるとは想定しがたい。ガバナンス論ではそうした実態の分析がより求められている。二点目は、規範の変容と衰退についてである。規範は内面化されればあとは永続的に維持されるというわけではない。複数の章が論じているように、競合する規範同士が新しい規範を創出するケースもあるが、規範の一部または全体に対する受容度が減じ、規範が衰退する場合もある。規範の頑健性は相対的なもので一概には言えないところもあるが、どのような条件下で規範、規範に立脚したレジームやガバナンスは弱まるのか。たとえば、異議申し立てが規範そのものに対して向けられるときと、規範の運用方法に向けられる場合で異なるのか。また、内政不干渉原則に代表される、国際秩序を規定する上位規範との関係性はいかなる影響を及ぼすのか。規範のライフサイクル・モデルにおける「川下」、すなわち規範の内面化以後の動態へも関心を払っていく必要がある。三点目は、規範の内面化と規範履行の関係性についてである。本章では、規範の内面化が必ずしも規範の遵守・履行につながらないケースが検討された。とくに第七章では、形式的内面化という概念が提示され、国家が規範を内面化することは「利益認識と不可分」であり、国家が実質的な内面化を果たすことは「きわめて難しい」（二七五頁）という見方が提示された。これは、適切性の論理をベースとした規範受容のモデルにのみ依拠することに対して再考を促すものである。国際規範をめぐる研究は社会学などの知見を受け容れ発展してきたが、今後も他分野との対話を通してアプローチを模索する姿勢が求められよう。

二〇二二年のロシアによるウクライナ侵攻は衝撃をもって受け止められ、国際社会が時間をかけて積み重ねてきた国際規範の重みをあらためて認識する契機ともなった。国際規範に関する書籍は数多く出版されているが、本書は理論・実証両面における優れた分析がなされている点で際立っている。今後の国際秩序とそれを支える規範のあり方を考える上で、本書は必読の一冊である。

（ほりい　さとこ　国際教養大学）

編集後記

世界大に拡大した新型コロナウイルス感染症を背景に、二〇二〇年末、編集委員会から、本テーマでの特集号についての依頼をいただいた。編集委員会からは、国際秩序の変容や各国の対応、理論的なインプリケーションなどが射程に入りうること、テーマとしては健康・厚生・衛生問題等にも拡大しうること、非伝統的安全保障や人間の安全保障との関連性といった可能性を含めて検討しうることを助言いただき、特集号の公募を行った。ヘルス特集号についての論文募集の呼びかけに対して一〇本の申請があった。八名の方の申請をプロポーザル段階で採用し、職場や出産育児の事情から途中でやむを得なく辞退された分を除き、最終的には六本が掲載されることとなった。また秋山会員には依頼論文という形で執筆をお願いし、計七本の研究論文を掲載している。

募集当時、ヘルスをめぐる国際関係という研究課題への関心自体は高かったであろうが、残念ながら十分な応募数があったとはいえない理由を愚考してみた。一つには、大学が授業のオンライン化を迫られた時期で多くの研究者にとって研究時間の確保が難しかったこともあっただろう。また、ヘルスというテーマが国際関係論にとっては新しく、必ずしも研究のストックがあるわけではないこと、最近の若手研究者の場合には英文学術誌に投稿することを選択する傾向にあることなども関係したかもしれない。とはいえ、ヘルスという分野は今後の国際関係においても重要性を維持していくように思われ、理論的分析、データに基づく分析の蓄積が今後待たれるところである。今回の特集号でも、国家間の政治過程のみでなく、ローカルな政治過程からプラネタリー・ヘルスまで多様な分析レベルに目を向ける必要性があることが分かり、興味深かった。

最後になるが、特集号の査読者の方々には、御多忙の中に時間をとって大変丁寧に論文に目を通していただき、論文の質の向上に大きく貢献をいただいたことを、改めて御礼申し上げる。本特集号の公刊は予定よりも数カ月遅れることになったが、ひとえに編者の管理能力の問題であり、公刊をお待ちくださった会員の皆様におわびを申し上げたい。最後の編集作業にあたった一年内に、ちょうど母と父が相次いで他界し、自分自身のヘルスのコントロールや時間のやりくりが難しい時期でもあった。不出来な編者にもかかわらず、期日を守って論文を提出くださった執筆者のみなさま、忍耐強くお待ちくださった中西印刷の小口様、適切なご助言を下さった編集委員会の遠藤（前）主任と宮城（現）主任にも心より御礼を申し上げる。

（栗栖薫子）

編集委員会からのお知らせ

独立論文応募のお願い

『国際政治』に投稿された独立論文は、年度末に刊行する独立論文号への掲載を優先する必要性から、投稿から掲載まで時間を要しがちで、早期掲載の希望が寄せられておりました。その要望に応え、Newsletter 167号でもすでに理事会便りとしてご案内差し上げたように、二〇二一年度よりすべての独立論文を各特集号に掲載し、独立論文号の刊行は停止し、年間三号の刊行となります。それに伴って、各特集号のページ数は掲載論文数に応じて拡大することとなりますので、『国際政治』の年間総ページ数は従来通りとなります。

なお、独立論文の査読・掲載条件等には、何ら変更はありませんので、会員の皆様の積極的な投稿をお待ちしています。

論文の執筆にあたっては、日本国際政治学会のホームページに掲載している「掲載原稿執筆要領」に従ってください。特に字数制限にはご注意ください。投稿いただいた原稿は、「独立論文投稿原稿審査要領」に従って審査いたします。

独立論文の投稿原稿は、メールで『国際政治』編集委員会に宛てて提出して下さい。

メールアドレス　jair-edit@jair.or.jp

特集号のご案内

編集委員会では、以下の特集号の編集作業を進めています。

212号「二国間と多国間をめぐる日本外交」（編集担当・高橋和宏会員）

213号「アメリカ——対外政策の変容と国際秩序（仮題）」（編集担当・西山隆行会員）

214号「地球環境ガヴァナンス研究の最先端（仮題）」（編集担当・阪口功会員）

215号「国際政治のなかの日米関係——同盟深化の過程（仮題）」（編集担当・楠綾子会員）

216号「地域主義の新局面（仮題）」（編集担当・勝間田弘会員）

編集委員会（二〇二二—二〇二四）

宮城　大蔵（主任）
井上　正也（副主任、独立論文担当）
大林　一広（副主任、独立論文担当）
柄谷利恵子（副主任、書評担当）

『国際政治』編集担当者
福田　円（研究分科会・ブロックA〔歴史系〕幹事）
青木　まき（研究分科会・ブロックB〔地域系〕幹事）
齊藤　孝祐（研究分科会・ブロックC〔理論系〕幹事）
古沢希代子（研究分科会・ブロックD〔非国家主体系〕幹事）

書評小委員会

柄谷利恵子（委員長）
大山　貴稔　小浜　祥子　河越　真帆　小林　昭菜
佐々木雄一　大道寺隆也　手塚　沙織　藤山　一樹
松尾　昌樹　三船　恵美

ヘルスをめぐる国際政治　『国際政治』211号

令和５年11月10日　印刷
令和５年11月25日　発行

〒187-0045　東京都小平市学園西町一丁目29番１号
一橋大学小平国際キャンパス国際共同研究センター２階
発行所　一般財団法人　日本国際政治学会
電　話　042(576)7110

〒101-0051　東京都千代田区神田神保町2-17
発売所　株式会社　有　斐　閣
振替口座　00160-9-370
https://www.yuhikaku.co.jp/

ISBN 978-4-641-49003-1　印刷・中西印刷株式会社

CONTRIBUTORS

KURUSU Kaoru	*Professor, Kobe University, Hyogo*
AKAHOSHI Sho	*Associate Professor, Kobe University, Hyogo*
KOMATSU Shiro	*Associate Professor, University of Yamanashi, Yamanashi*
KATSUMA Yasushi	*Professor, Waseda University, Tokyo*
AKIYAMA Nobumasa	*Professor, Hitotsubashi University, Tokyo*
TAMAI Takashi	*Associate Professor, Tokyo Woman's Christian University, Tokyo*
NISHIMURA Megumi	*Professor, Ritsumeikan University, Kyoto*
TOSA Hiroyuki	*Professor, Kobe University, Hyogo*
ASADA Masafumi	*Associate Professor, Iwate University, Iwate*
KOBAYASHI Ayako	*Assistant Professor by Special Appointment, Sophia University, Tokyo*
TANIGUCHI Miyoko	*Professor, Miyazaki Municipal University, Miyazaki*
ENDO Ken	*Professor, The University of Tokyo, Tokyo*
TSUBOGO Minoru	*Emeritus Professor, Waseda University, Tokyo*
HORII Satoko	*Associate Professor, Akita International University, Akita*

Summary

Introduction: International Relations of Health

KURUSU Kaoru

The global spread of COVID-19 infections since the beginning of 2020 has brought about significant changes in every society. Whether it had a transformative impact on the existing international structure and actors' fundamental interests needs further scrutiny. Since the COVID-19 pandemic was ongoing during editing, this special issue covers various approaches to the theme of IR and health. How can global politics of health be analyzed using existing concepts and models of international relations? Or does global politics of health contribute to the development of new debates in IR?

The articles in this volume deal with the following research themes. The first group of research focuses on global health institutions and norms. Such topics include forming and disseminating international health norms through multilateral processes (Katsuma) and the complex nature of multi-level health governance—double fragmentations of global health governance—constraining policy implementation (Akahoshi). Furthermore, Akiyama inquired how the institutional constraints, especially information exchange and confidence-building, affected the response to the pandemic. As a related study, Komatsu investigated the essential roles of experts in implementing International Health Regulations (IHR).

Area studies can contribute to elucidating how global health policies are implemented in local societies. Tamai analyzes the distinctive and complex nature of vaccination promotion processes in Nigeria.

While previous articles have adopted a positivist approach, this issue also includes studies that attempt to expose the power structure behind global health and international relations by adopting an interpretivist approach. Nishimura critically analyzes the securitization processes of pandemics. The last article by Tosa argues the need to rethink our relationship with non-humans by adopting planetary health approaches.

Further development of the study of global politics of health, such as more collaborative theoretical and empirical projects, will be awaited.

Double Fragmentations of Global Health Governance: HIV/AIDS, COVID-19, and Ebola

AKAHOSHI Sho

Global Health Governance is considered “a crowded, complex, and fragmented field.” “Health sanctuaries” comprising only World Health Organization (WHO) and health experts no longer exist. Therefore, WHO faces challenges in coordination with other actors, including pharmaceutical companies, foundations, and NGOs. Furthermore, WHO faces an “internal” fragmentation between headquarters and regional or national offices, which implies that WHO is not a “unitary”—but a “collective”—actor. In sum, WHO must deal with horizontal (with other actors) as well as vertical (within the organization) fragmentations under the Global Health Governance architectures.

This study conceptualizes these two fragmentations as “double fragmentations.” Although double fragmentations may precipitate both negative and positive consequences, this study elucidates a novel possible explanation of partnership-building between WHO and other actors. Some programs and regional or national offices of WHO as a collective actor can act independently, which enables them to directly cooperate with other international organizations or NGOs. This phenomenon is akin to “transgovernmental networks,” coined by Anne-Marie Slaughter, which describe disaggregated states and interactions with sub-state actors to deal with global issues. This study illustrates the concept of “double fragmentations” and its mechanisms through three cases of Global Health Governance—namely, HIV/AIDS, COVID-19, and Ebola Crisis (West Africa, 2014–2016).

Regarding HIV/AIDS, Global Programme on AIDS (GPA) within WHO acted independently from its headquarters. Simultaneously, other UN agencies and World Bank initiated their own HIV/AIDS programs due to the multidimensional characteristics of HIV/AIDS effects. Under the pressure from states to unite these different programs into a single body, Peter Piot, the vice-director of GPA, actively communicated with other international organizations toward maintaining their autonomy, which promoted the establishment of the Joint UN Programme on HIV/AIDS as a “joint program” of several UN agencies and the World Bank.

A similar phenomenon is observed in the COVID-19 response. WHO Health Emergency Programme (WHE) is considered a “family” within WHO: WHE directly allocated its budget into regional and national offices to create regional and national WHEs, in order to prevent the interruption of WHE activities owing to internal opposition. WHE collaborated with Access to COVID-19 Tools Accelerator and the UN Office for the Coordination of Humanitarian Affairs (OCHA) to develop coherent policies pertaining to the COVID-19 response.

Contrarily, during the Ebola crisis, which demonstrated WHO's incapability to address health crises, UN member states attempted to resolve "double fragmentations" for better coordination by establishing a new organization—UN Mission for Ebola Emergency Response. However, this "top-down" coordination did not work efficiently as it precipitated confusion by averting existing OCHA-led coordination mechanisms and excluded local and grassroots NGOs from the mission.

Science-Informed International Cooperation for Travel Restrictions: The Role of the WHO after COVID-19

KOMATSU Shiro

This article aims to identify the first priority of the institutional reform in international society regarding control measures against infectious diseases. Since early 2020, the COVID-19 pandemic has exposed our insufficient preparedness and response. International Relations should not overlook this problem because we found that international cooperation is important in containing the spread of virus and it is difficult to be realized. To explore the current state and outlook of international cooperation, this article employs an interdisciplinary approach linking International Relations and Epidemiology with a focus on border controls, especially travel restrictions.

International Health Regulations (IHR) constitute the key component of the international institutions in the field of infectious disease. They contain "the rule of restriction on travel restrictions": states should refrain from imposing unnecessary travel restrictions upon other states. In other words, the IHR does not recommend closing borders as an effective means to address the international spread of virus. This principle is important regarding information sharing as travel restrictions could decrease states' incentives for it.

In the cases of the three major outbreaks, SARS (2003), H1N1 Influenza (2009), and Ebola Disease (2014), the WHO acted according to the principle of the IHR, denying travel restrictions as a control measure and paying attention to the link between the restrictions and information sharing. Meanwhile, it became clear that the WHO does not have sufficient power to make states comply with the rule of restriction on travel restrictions. We observed the same problem in the case of COVID-19. The number of states implementing full border closure, the most stringent travel restrictions, was the highest ever.

When it comes to the science behind travel restrictions, an important change has been underway since 2020. With the case of COVID-19, epidemiological

studies have increasingly argued for the positive effect of restrictions compared to previous knowledge, which had deemed the effect very low. This research trend prompts us to rethink what science-informed international cooperation means.

It follows that the international community should change the rule on travel restrictions. In this context, strengthening the powers of the WHO is imperative for its role as a control tower that supports or conducts relevant expert studies and dialogue worldwide. This can be theoretically explained by referencing the Epistemic Community literature in International Relations. The role of the WHO after COVID-19 is to bundle the multiple communities and protect their autonomy against power politics among states. That is the first priority for the institutional reform currently under discussion.

Global Health Diplomacy on the Norms and Goals in International Health Affairs: From the "Right to Health" to the SDGs and UHC

KATSUMA Yasushi

The international norms and goals related to health have been widely diffused after the World War II. Global health diplomacy at the WHO and the United Nations (UN) has played important roles in such norm diffusion. On one hand, the norm diffusion is increasingly characterized as multi-disciplinary, from human rights to development and health, for example. On the other hand, the diplomatic arenas for global health are expanding from global inter-governmental organizations, such as the WHO and the UN, to the G7 and G20 Summits.

After the World War II, the right to health, an international human rights norm, was promoted at the WHO and the UN. The right to the highest attainable standard of health, initially appeared in the WHO Charter, was elaborated further at the Office of the UN High Commissioner for Human Rights.

This human rights norm was diffused to an international development norm, the Health for All (HFA), implying the needs for development cooperation. The HFA norm was then translated into more specific international development goals at the UN, such as the Millennium Development Goals (MDGs) in 2000, and the Sustainable Development Goals (SDGs) in 2015. The Goal 3 of the SDGs has the Target 3.8 to achieve Universal Health Coverage (UHC) that may be considered as a health policy.

The UHC has been discussed as a health policy among health ministers at the WHO's World Health Assembly in Geneva. However, at the 2017 G20 Summit in Osaka, in June, the first joint meeting of health ministers and finance ministers

was organized to discuss health financing for UHC, in which the concept of UHC was expanded as investment in human resources. It was argued that health financing would be important for equitable social development. Then, in September of the same year, the first UN High-Level Meeting on UHC was held in New York where heads of state and government endorsed UHC as a political priority.

Similarly, in May 2023, at the G7 Summit in Hiroshima, the UHC was on the agenda, as Japan promotes it as an issue of human security. It is expected that G7 members will engage in global health diplomacy at the second UN High-Level Meeting on UHC in September 2023, expanding and strengthening partnership for UHC among all UN member states.

Institutional Analyses of Investigation and Verification Authority of the Global Health Regime: In Comparison with Non-Proliferation Regimes

AKIYAMA Nobumasa

The COVID-19 pandemic has exposed shortcomings in the global health regime's crisis response system under the International Health Regulation (IHR), overseen by the World Health Organization (WHO). This paper focuses on analyzing the constraints within the WHO-centric approach to global health, particularly in the areas of information exchange, and confidence-building through institutional analyses.

Specialized international institutions that rely on technical expertise as a basis of superiority over national sovereignty are vulnerable to highly politicized issues. In designing new institutions (measures) to enhance pandemic preparedness and response and to ensure the effectiveness of the regime, the treatment of the tension between the values provided by the international regime and the principle of emphasis on state sovereignty and institutions to ensure the effectiveness of norms is an important issue.

This paper first discusses how WMD non-proliferation regimes where scientific credibility and objectivity are the basis for the regime's effectiveness and legitimacy, equipped with intrusive safeguards and inspection mechanisms that limit state sovereignty. By doing so, it identifies the conditions that have enabled the creation of safeguards and inspection regimes with strong authoritative provisions, substantially limiting some aspects of sovereignty, to international organizations. It also assesses the function and failure of mechanisms meant to curb sovereign states from exerting undue influence over international organizations.

Using this analytical framework, this paper will analyze how the global health

regime, a framework for international cooperation formed through "de-securitization" of infectious disease issue, has been subject to globalization and the "re-securitization" of the issues, and how provisions embedded in the system that leave discretionary authority to states reveal the limits of the regime's effectiveness. In the global health regime, when the security aspect became apparent in the response to the pandemic ("re-securitization"), the device embedded in the regime that guarantees the discretion of state sovereignty functioned predominantly, unlike the expectation of the regime that international organizations would respond based on their scientific expertise. There, even if "effectiveness of compliance" is ensured in accordance with the procedures stipulated in the regime, it does not lead to "effectiveness of results," and the credibility of the regime's reliance on scientific expertise is undermined.

Since it is difficult for international organizations to be provided greater discretion to international organizations and limit sovereign power, one possible complementary measure would be to strengthen review mechanisms for ongoing, *ex post facto* responses to situations. In addition to the potential benefits of a post-event review mechanism to deter future noncompliance by states and to encourage compliance with norms, such review mechanisms would allow for more transparent and timely efforts to enhance the effectiveness of responses through international cooperation.

The Political Dynamics of Vaccination: The Case of the Polio Eradication Initiative in Nigeria

TAMAI Takashi

Promoting mass vaccination against certain infectious diseases is not easy for governments, despite clarity regarding the nature of the disease or innovative advancements in medical technology. In developing countries, where health systems are not well developed and the international community has invested much aid, complex political dynamics exist in the interaction between international organizations, governments, communities, and individuals, as several resources are mobilized to promote vaccination. Since the 1990s, particularly polio has been addressed by several international actors. Therefore, this study examines the political dynamics surrounding polio vaccination in Nigeria, the last polio-endemic country in Africa, which achieved eradication in 2020. It focuses on the reasons and mechanisms of Nigeria's polio eradication efforts that have had a major impact on both promoting vaccination, which was their original purpose, and expanding general healthcare services to improve the people's health problems

in local communities.

Global health governance involves two approaches to tackle infectious diseases and improve health systems: the vertical approach, which relies on top-down implementation of specific disease control measures according to manuals provided by the international community and governments; and the horizontal approach, which aims to solve people's health problems with the participation and cooperation of local communities. Thus, polio is considered a typical example of a vertical approach, where national governments implemented mass vaccination in a top-down manner.

Despite this, it is noteworthy that polio eradication initiatives in Nigeria were based on a horizontal approach, considering the overall health environment of the local community and extending healthcare services to the population. Most studies have focused on the technical aspects of medical and public health policy. In countries without adequate modern Western means of population control, including Nigeria, the health infrastructure is inadequate and the number of children targeted for vaccination is inaccurate. Since the late 2000s, policies based on the horizontal approach have been implemented in Nigeria because they have empirically demonstrated to be the most effective means of developing statistical data on the target population and ensuring vaccination. In contrast, this study argues that vaccination efforts in Nigeria were implemented as a tool of colonial power, resulting in a strong distrust of modern medicine in local society and massive vaccine refusal. Further, the study argues that the measures to consider the healthcare environment in local communities were implemented to address the conflict caused by such vertical approach-based policies.

Human Security and the Political Process of Infectious Pandemics

NISHIMURA Megumi

This study examines the discursive impacts of human security on the securitization of disease pandemics. While state-centered understandings of communicable disease pandemics are not new phenomena, the Cold War brought the institutionalization of international surveillance procedures through the World Health Organization's (WHO) International Health Regulation, as well as the legitimate discourse of human security.

Human security refers to individual-centered security, which represents the protection of human rights and the humanitarian discourse after the Cold War. The United Nations (UN) institutions as well as the Western powers find human

security legitimate, as it includes the protection of people from the fears against state collapse and international terrorism, although academics criticize it due to the vagueness and all-inclusive nature of this concept.

This study shows that the all-inclusive nature of the human security concept brings unintended contradictions. That is, once one aspect of this concept, such as the fight against communicable disease, is realized, it tramples upon individuals' freedom and human rights. Furthermore, this concept remains incomplete, as it only protects the individual rights, not the group rights of the vulnerable.

Neoliberalism and the Copenhagen School explain the securitization process of pandemics of infectious diseases. Neoliberalism assumes the coherent and independent role of an epistemic community composed of experts in public health and doctors as teachers of institutional innovations, such as the International Health Regulations. In contrast, the Copenhagen School recognizes that securitizing actors, mostly the power holders of a country, have made the most of the discursive power of the epistemic community. According to the Copenhagen School, the epistemic community has been the object of securitizing actors to convince the audience that the outbreak of disease is an existential threat to the country.

This study furthers discursive interactions with international structures and institutions. It argues that human security has deepened the othering of developing countries and the most repressive groups. After the Cold War, neoliberalism became the hegemonic discourse as the debt crisis in the Third World deepened. The WHO member states, especially in developing countries, perceive the international epistemic community as the instruments of neo-colonialism that have represented the interests of megapharmaceutical companies and deterred the access of local citizens to the best medicines. The end results of this vicious cycle showed that the virus has continuously mutated and has never reached endemic of the disease.

Planetary Health Crisis and New 'Developo-genic Diseases': Reflections on Politics of <Health/Disease>

TOSA Hiroyuki

First, this article argues that new emerging and re-emerging infectious disease pandemics are partly caused by excessive extractivism against the nature while pointing out the problematic politics of dualism between health and disease from the Foucauldian perspective. Second, we confirm the fact that politics of bio-security, caused by pandemics, promotes the ubiquitous surveillance apparatus (algorithmic governmentality) based upon absolute unequal gazing

power relations as well as multiplications of walls and social divisions. In sum, we point out that the current excessive anthropocentric capitalism leads to planetary health crisis including 'developo-genic diseases' as well as the politics of bio-security (illiberal surveillance society). Finally, we argue that we need rethink our relation with non-humans by adopting one health or planetary health approaches in order to avoid repetitive infectious disease pandemics as well as the crisis of the Anthropocene age.

Soviet Partition and Occupation of Japan and the Straits Management Plan: A Review from New Historical Documents

ASADA Masafumi

The fact that Stalin demanded the northern half of Hokkaido from President Truman on August 16, 1945, and was denied is evidence of the Soviet Union's strong interest in influencing and occupying of the main islands of Japan.

The conflict between the U.S. and the Soviet Union over the occupation of Hokkaido has been vividly described in many previous studies, such as Tsuyoshi Hasegawa, *Racing the Enemy: Stalin, Truman, and the Surrender of Japan* (2005), but the point of contention in those accounts has been the occupation of the Kuril Islands and the relationship of this action to Siberian internment. Generally, such works have examined the documented correspondence between the leaders of the U.S. and the Soviet Union published in *Foreign Relations of the United States*. In the time since the collapse of the Soviet Union, there have not been many newly published historical records. However, it has been suggested that the Soviet Union's request for the northern half of Hokkaido was intended to extract a concession from the U.S. in the form of the occupation of all the Kuril Islands.

This underestimation of the seriousness of the Soviet demand has been put forward in the absence of studies treating the discussions that took place within the Soviet Union before and after the demand for Hokkaido. The author has found historical documents in the Foreign Policy Archives of the Russian Federation that shed light on these issues.

These new documents show, first, that the Soviet military hoped to occupy the entirety of Hokkaido, but this was reduced within the Kremlin to the northern half. Furthermore, even after Truman's rejection of the demand, the Soviet military continued to consider occupying the island. In addition, there were other areas besides Hokkaido within the realm of Soviet ambition. Specifically, the Soviets showed strong interest in the management of the Tsushima Straits, the

Tsugaru Straits, and the Soya Straits. In connection with the Tsushima Straits, Soviet military officers and diplomats also included in their memorandums of understanding entering Pusan, Jeju Island, and Tsushima Island. Stalin's request for the northern half of Hokkaido also appears to have been part of a strait security initiative.

To the best of our knowledge, the series of historical documents utilized in this article have not formed a part of any published research hitherto. Improved knowledge of Soviet plans for the partition and occupation of Japan should also provide additional insight into the territorial origins of the Japan that emerged into the postwar period.

日本国際政治学会編　**国際政治　既刊**

120 国際政治のなかの沖縄
121 宗教と国際政治
122 両大戦間期の国際関係史
123 転換期のアフリカ
124 国際政治理論の再構築
125 「民主化」と国際政治・経済
126 冷戦の終焉と六〇年代性
127 南アジアの国家と国際関係
128 比較政治と国際政治の間
129 国際政治と文化研究
130 現代史としてのベトナム戦争
131 「民主化」以後のラテンアメリカ政治
132 国際関係の制度化
133 多国間主義の検証
134 冷戦史の再検討
135 東アジアの地域協力と安全保障
136 国際政治研究の先端1
137 グローバルな公共秩序の理論をめざして──国連・国家・市民社会──
138 中央アジア・カフカス
139 日本外交の国際認識と秩序構想
140 国際政治研究の先端2
141 国際政治のなかの中東
142 新しいヨーロッパ──拡大EUの諸相
143 規範と国際政治理論
144 国際政治研究の先端3
145 天安門事件後の中国
146 二〇世紀アジア広域史の可能性
147 国際秩序と国内秩序の共振
148 国際政治研究の先端4
149 周縁からの国際政治
150 冷戦後世界とアメリカ外交
151 吉田路線の再検証
152 国際政治研究の先端5
153 グローバル経済と国際政治
154 近現代の日本外交と強制力
155 現代国際政治理論の相克と対話
156 国際政治研究の先端6
157 冷戦の終焉とヨーロッパ
158 東アジア新秩序への道程
159 グローバル化の中のアフリカ
160 国際政治研究の先端7
161 ジェンダーの国際政治
162 ボーダースタディーズの胎動
163 「核」とアメリカの平和
164 国際政治研究の先端8
165 開発と政治・紛争──新しい視角
166 環境とグローバル・ポリティクス
167 安全保障・戦略文化の比較研究
168 国際政治研究の先端9
169 市民社会からみたアジア
170 戦後日本外交とナショナリズム
171 正義と国際社会
172 国際政治研究の先端10
173 戦後イギリス外交の多元重層化
174 紛争後の国家建設
175 歴史的文脈の中の国際政治理論
176 国際政治研究の先端11
177 政権交代と外交
178 中東の政治変動
179 科学技術と現代国際関係
180 国際政治研究の先端12
181 国際政治における合理的選択
182 転換期のヨーロッパ統合
183 新興国台頭と国際秩序の変遷
184 国際政治研究の先端13
185 変動期東南アジアの内政と外交
186 国際援助・国際協力の実践と課題
187 歴史認識と国際政治
188 国際政治研究の先端14
189 地域研究と国際政治の間
190 移民・難民をめぐるグローバル・ポリティクス
191 グローバルヒストリーから見た世界秩序の再考
192 国際政治研究の先端15
193 歴史のなかの平和的国際機構
194 体制移行と暴力──世界秩序の行方
195 関係回復の論理と実証
196 国際政治研究の先端16
197 国際政治と中国
198 「ウィルソン主義」の一〇〇年
199 国際政治研究の先端17
200 オルタナティヴの模索──問い直す国際政治学──
201 ソ連研究の新たな地平
202 一九三〇年代の国際秩序構想
203 核と国際政治
204 国際政治研究の先端18
205 検証エコノミック・ステイトクラフト
206 国際政治のなかの同盟
207 ラテンアメリカ──内政と国際関係の再検証──
208 SDGsとグローバル・ガバナンス
209 冷戦と日本外交
210 岐路に立つアフリカ

日本国際政治学会編　**国際政治**　**既刊**

一九五七年度―二〇二三年度

1 平和と戦争の研究
2 日本外交の分析
3 日本外交史研究―明治時代―
4 現代国際政治の構造
5 宇宙兵器と国際政治
6 日本外交史研究―大正時代―
7 二つの世界とナショナリズム
8 現代国際政治史
9 国際政治学の体系
10 集団安全保障の研究
11 日本外交史研究―昭和時代―
12 ソ連外交政策の分析
13 アメリカ外交政策の分析
14 日本外交史研究―幕末・維新時代―
15 日中関係の展開
16 東南アジアの研究
17 日米関係の展開
18 アフリカの研究
19 日本外交史研究―日清・日露戦争―
20 国際政治の理論と思想
21 共産圏の研究
22 日韓関係の展開
23 日本外交史研究―第一次世界大戦―
24 国連と日本外交
25 現代国際政治の基本問題
26 日本外交史の諸問題 I
27 欧州統合の研究
28 日本外交史の諸問題 II
29 中ソ対立とその影響
30 東西世界の統合と分裂
31 日露・日ソ関係の展望
32 軍縮問題の研究
33 日本外交史研究―外交指導者論―
34 日米関係のイメージ
35 現代ヨーロッパ国際政治史
36 開発途上国の政治・社会構造
37 日本外交史の諸問題 III
38 平和と戦争の研究 II
39 第三世界
40 中東
41 日本外交史研究―外交と世論―
42 国際政治の理論と方法
43 満洲事変
44 戦後東欧の政治と経済
45 戦争終結の条件
46 国際政治と国内政治の連繋
47 日中戦争と国際的対応
48 国際社会の統合と構造変動
49 世界政治とマルクス主義
50 国際政治学のアプローチ
51 日本外交の国際認識
52 沖縄返還交渉の政治過程
53 「冷戦」―その虚構と実像―
54 「平和研究」―その方法と課題―
55 国際紛争の研究
56 一九三〇年代の日本外交
57 第三世界政治家研究
58 日英関係の史的展開
59 非国家的行為体と国際関係
60 国際経済の政治学
61・62 戦後日本の国際政治学
63 現代の安全保障
64 国際開発論
65 社会主義とナショナリズム
66 変動期における東アジアと日本
67 相互浸透システムと国際理論
68 日豪関係の史的展開
69 国際関係思想
70 冷戦期アメリカ外交の再検討
71 日本外交の思想
72 第二次大戦前夜
73 中東―一九七〇年代の政治変動―
74 日本外交の非正式チャンネル
75 国際政治の理論と実証
76 国際組織と体制変化
77 国際統合の研究
78 東アジアの新しい国際環境
79 日本・カナダ関係の史的展開
80 現代の軍縮問題
81 ソ連圏諸国の内政と外交
82 世界システム論
83 科学技術と国際政治
30周年記念号 平和と安全―日本の選択―
84 アジアの民族と国家
85 日本占領の多角的研究
86 地域紛争と国際理論
87 国際社会における人間の移動
88 現代アフリカの政治と国際関係
89 第二次大戦終結の諸相
90 転換期の核抑止と軍備管理
91 日中戦争から日英米戦争へ
92 朝鮮半島の国際政治
93 国際政治経済学の模索
94 政治統合に向かうEC
95 中ソ関係と国際環境
96 一九二〇年代欧州の国際関係
97 昭和期における外交と経済
98 ラテンアメリカ
99 共産圏の崩壊と社会主義
100 冷戦とその後　第100号記念特別号
101 国家主権と国際関係論
102 環太平洋国際関係史のイメージ
103 変容する国際社会と国連
104 CISの行方
105 一九五〇年代の国際政治
106 システム変動期の国際協調
107 冷戦変容期の国際政治
108 武器移転の研究
109 終戦外交と戦後構想
110 エスニシティとEU
111 グローバル・システムの変容
112 改革・開放以後の中国
113 マルチメディア時代の国際政治
114 グローバリズム・リージョナリズム・ナショナリズム
115 日米安保体制―持続と変容―
116 ASEAN全体像の検証
117 安全保障の理論と政策
118 米中関係史
119 国際的行為主体の再検討

INTERNATIONAL RELATIONS

THE JAPAN ASSOCIATION OF INTERNAITONAL RELATIONS
BOARD OF DIRECTORS (2022-2024)

PRESIDENT: IIDA Keisuke, The University of Tokyo; VICE PRESIDENT: ENDO Mitsugi, The University of Tokyo; SECRETARY GENERAL: IKEUCHI Satoshi, The University of Tokyo; TREASURER: TSURU Yasuko, Sophia University; ASSOCIATE TREASURER: KUZUYA Aya, Meiji Gakuin University; PROGRAM CHAIRPERSON: OSHIMA Miho, Tsuda University; PROGRAM VICE CHAIRPERSON: ITABASHI Takumi, The University of Tokyo; EDITOR-IN-CHIEF: MIYAGI Taizo, Sophia University; ASSOCIATE EDITOR-IN-CHIEF: INOUE Masaya, Keio University, and OBAYASHI Kazuhiro, Hitotsubashi University; ENGLISH JOURNAL EDITOR: SUZUKI Motoshi, Kyoto University; INTERNATIONAL ACTIVITIES CHAIRPERSON: KUSUNOKI Ayako, International Research Center for Japanese Studies; PUBLIC RELATIONS CHAIRPERSON: KURASHINA Itsuki, Doshisha University; PUBLIC RELATIONS VICE CHAIRPERSON: WADA Hironori, Aoyama Gakuin University

MEMBERSHIP INFORMATION: *International Relations* (*Kokusaiseiji*), published three times annually—around August, November, and February—and *International Relations of the Asia-Pacific*, published three times—January, May and August—are official publications of the Japan Association of International Relations (JAIR) and supplied to all JAIR members. The annual due is ¥14,000. Foreign currency at the official exchange rate will be accepted for foreign subscriptions and foreign fees. The equivalent of ¥1,000 per year for international postage should be added for foreign subscriptions. Current issues (within two years of publication) of *International Relations* (*Kokusaiseiji*) are priced at ¥2,200 per copy and available at Yuhikaku Publishing Co., Ltd., 2-17 Jinbo-cho, Kanda, Chiyoda-ku, Tokyo 101-0051, Japan, http://www.yuhikaku.co.jp; for the back issues, please visit J-STAGE at https://www.jstage.jst.go.jp/browse/kokusaiseiji. Regarding *International Relations of the Asia-Pacific*, please visit Oxford University Press website at http://www.irap.oupjournals.org for further information. Applications for membership, remittances, or notice of address changes should be addressed to the Secretary, the Japan Association of International Relations, c/o 2nd floor, Center for International Joint Research, Kodaira International Campus, Hitotsubashi University, 1-29-1, Gakuennishimachi, Kodaira-shi, Tokyo 187-0045, Japan.

Review Articles

Protection of Civilians and the Responsibility to Protect Twenty Years On: From Coercion to Non-Coercion, From Intervention to Prevention …… KOBAYASHI Ayako…140

The History of War for People in the Southeast Asian Continent …… TANIGUCHI Miyoko…150

Book Reviews

KRASTEV, Ivan, and Stephen HOLMES, *The Light that Failed: A Reckoning* …… ENDO Ken…161

AMIYA-NAKADA Ryosuke, *Coordination without Planning: The Postwar West German Political Economy and Visions of Economic Democracy* … TSUBOGO Minoru…164

NISHITANI Makiko, *How International Norms are Realized: The Dynamics of Complex Global Governance* …… HORII Satoko…168

Copyright © 2023 by The Japan Association of International Relations (ISSN-0454-2215).

INTERNATIONAL RELATIONS

Volume 211 **November 2023**

Health and International Relations

CONTENTS

Introduction: International Relations of Health
…… KURUSU Kaoru… 1

Double Fragmentations of Global Health Governance: HIV/AIDS, COVID-19, and Ebola …… AKAHOSHI Sho… 7

Science-Informed International Cooperation for Travel Restrictions: The Role of the WHO after COVID-19 … KOMATSU Shiro… 24

Global Health Diplomacy on the Norms and Goals in International Health Affairs: From the "Right to Health" to the SDGs and UHC
…… KATSUMA Yasushi… 41

Institutional Analyses of Investigation and Verification Authority of the Global Health Regime: In Comparison with Non-Proliferation Regimes
…… AKIYAMA Nobumasa… 58

The Political Dynamics of Vaccination: The Case of the Polio Eradication Initiative in Nigeria
…… TAMAI Takashi… 74

Human Security and the Political Process of Infectious Pandemics …… NISHIMURA Megumi… 90

Planetary Health Crisis and New 'Developo-genic Diseases': Reflections on Politics of <Health/Disease>
…… TOSA Hiroyuki… 107

Soviet Partition and Occupation of Japan and the Straits Management Plan: A Review from New Historical Documents
…… ASADA Masafumi… 123